LABIT ET POLIN

# L'Hygiène Scolaire

ET

LES MALADIES SCOLAIRES

Georges Carré et C. Naud

Éditeurs

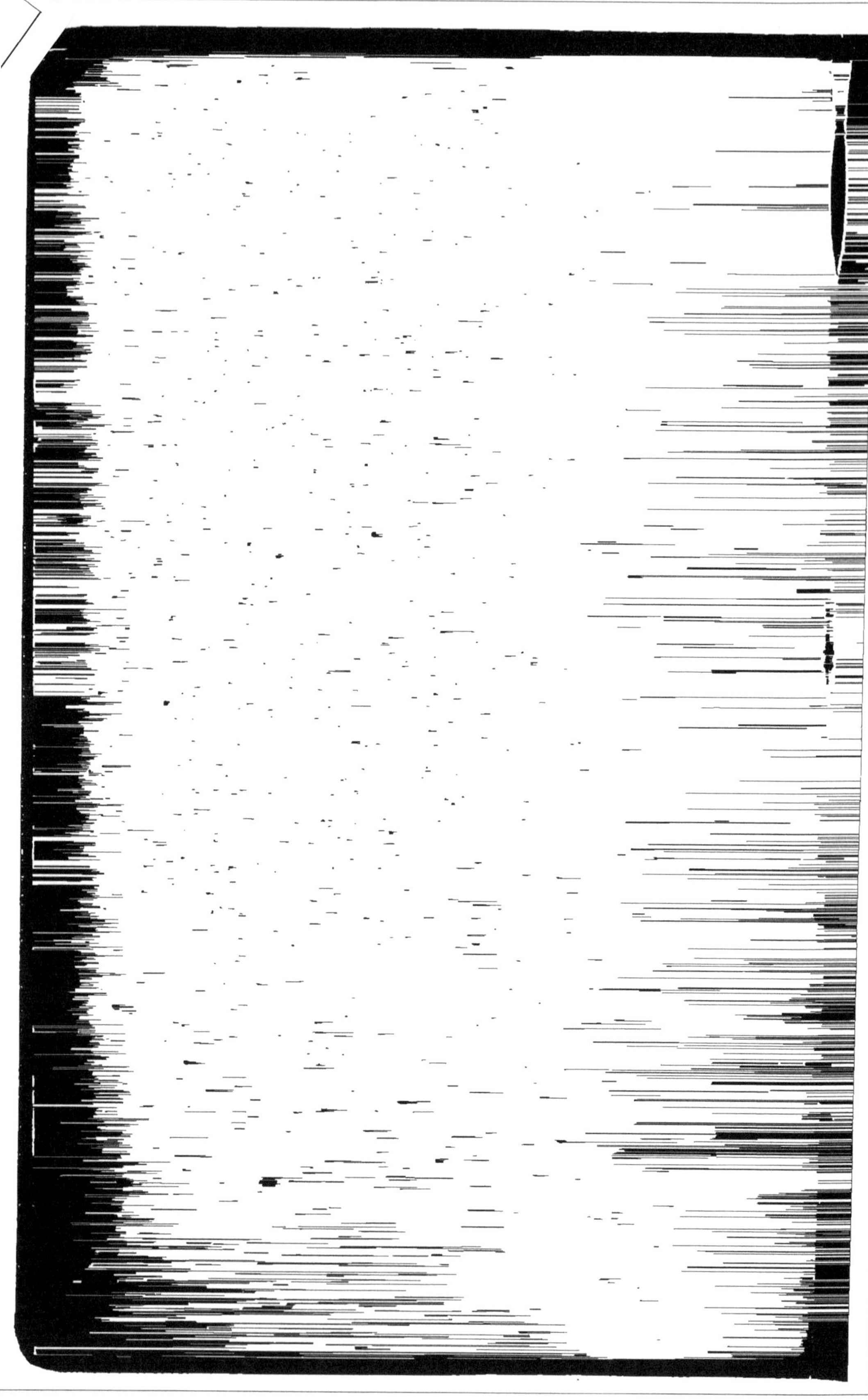

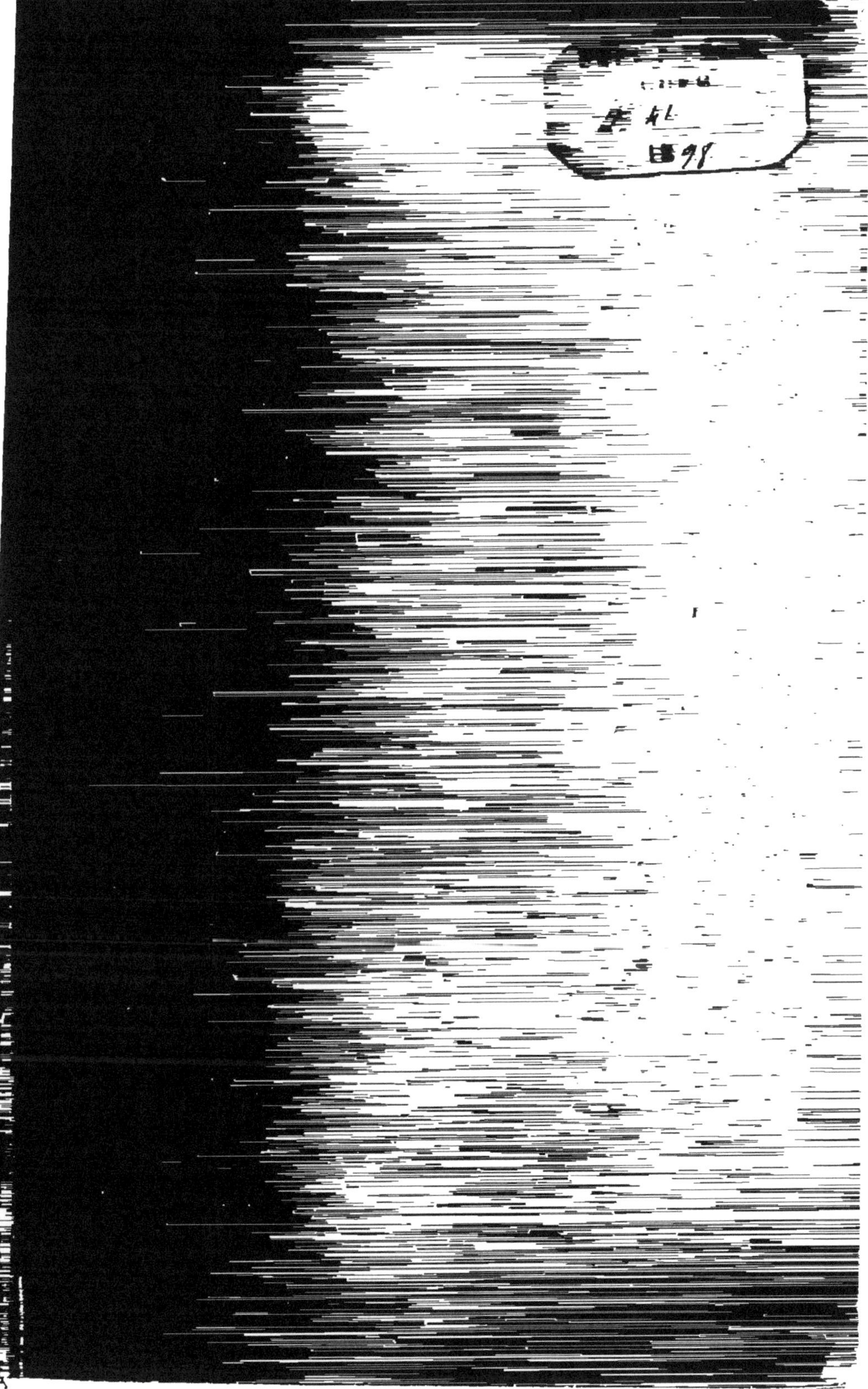

# L'Hygiène Scolaire

# L'Hygiène Scolaire



PAR LES DOCTEURS

LABIT ET H. POLIN

Médecins-Majors de l'armée
Lauréats de l'Académie de Médecine
Membres de la Société de Médecine publique
et d'Hygiène Professionnelle

## II. LES MALADIES SCOLAIRES

GEORGES CARRÉ ET C. NAUD, ÉDITEURS
5, RUE RACINE, PARIS

1896

# INTRODUCTION

## LES CAUSES SCOLAIRES

On observe, pendant la période scolaire, deux ordres de maladies.

Les unes, infectieuses, éruptives le plus souvent, contagieuses et épidémiques, n'y offrent une fréquence anormale qu'en raison de l'âge des sujets et des conditions exceptionnelles de propagation qu'elles rencontrent dans un milieu homogène, vierge d'atteintes antérieures, où les contacts sont immédiats et incessants. Ce sont, si l'on veut, des maladies évitables, mais seulement dans une certaine mesure, et qui sont du domaine de la prophylaxie. L'État aura rempli tout son devoir vis-à-vis des écoliers lorsque, par des instructions précises d'exécution obligatoire et surveillée, basées sur la science et l'expérience, il aura donné aux directeurs d'écoles, aussi bien qu'aux médecins chargés de les inspecter, les moyens de restreindre l'extension de ces maladies dans la limite du possible. Nous leur consacrerons une partie de ce volume.

Les autres, sporadiques, individuelles, souvent liées à quelque prédisposition héréditaire ou acquise dont elles favorisent la mise en jeu, apparaissent sous l'influence de certaines conditions défectueuses que les enfants rencontrent à l'école, et méritent, à proprement parler, le nom de *maladies scolaires*. Elles sont évitables encore bien mieux que les précédentes et appartiennent à l'hygiène, qui peut beaucoup pour les prévenir. Vis-à-vis d'elles, la responsabilité de l'État est pleinement engagée : elles sont communes, mais il n'est pas exact de dire, avec Dind, que le préjudice causé par l'école est hors de proportion avec le bénéfice qu'on en retire.

Nous allons étudier les maladies scolaires et tenter de déterminer le point de départ de chacune d'elles. Ce qu'il convient, dès à présent, de faire ressortir, c'est que les causes dont elles naissent s'associent le plus souvent entre elles et qu'il n'y a pas une seule de ces maladies qui ne procède de plusieurs influences réunies. La prophylaxie s'en trouve, en réalité, simplifiée, car les causes scolaires ne sont pas en nombre indéfini, et, en les atteignant dans leur ensemble, on est sûr de supprimer la totalité des maladies. Cette œuvre nécessite le concours de l'architecte, de l'ingénieur, du pédagogue et du médecin, chacun en ce qui le concerne.

La myopie scolaire, les déformations du rachis, la céphalalgie, l'épistaxis, les troubles digestifs et nerveux, les maladies qu'on inscrit au passif du surmenage et de la sédentarité, les troubles des organes génito-urinaires, le goître scolaire, telles sont les affections dont nous aurons successivement à nous occuper.

# L'HYGIÈNE SCOLAIRE

## CHAPITRE PREMIER

### LA MYOPIE SCOLAIRE

a. *La myopie scolaire existe.* Le fait est hors de doute, et démontré par d'imposantes statistiques. P. Frank au siècle dernier, J. Wares au commencement de celui-ci, en avaient déjà fait la remarque.

Seggel, sur 1810 conscrits bavarois, constate :

| | | | |
|---|---|---|---|
| Jeunes gens instruits . . . | Volontaires . . . . . | 56,7 % | myopes |
| | Négociants . . . . . | | |
| | Scribes. . . . . . . | | |
| | Typographes. . . . . | | |
| Jeunes gens non instruits . . | ouvriers d'art . . . . | 8,7 % | myopes |
| | » de la ville . . | 4,0 % | |
| | » de la campagne. | 2,4 % | |

Tscherning, dans une statistique de 7564 recrues, par professions :

| | | | |
|---|---|---|---|
| Etudiants, pharmaciens, professeurs . | 32,38 % | myopes |
| Employés de commerce . . . . . | 15,76 | » | » |
| Gens instruits de la classe moyenne . | 13,33 | » | » |
| Ouvriers occupés à un travail fin . . | 11,66 | » | » |

| | | |
|---|---|---|
| Ouvriers occupés à un travail grossier | 5,24 % | myopes |
| Paysans, pêcheurs . . . . . . . . | 2,45 » | » |

On s'accorde à reconnaître que la myopie est extrêmement rare dans l'enfance, inconnue chez les peuples primitifs, qui sont plus souvent même hypermétropes qu'emmétropes, exceptionnelle dans les campagnes, où la moyenne des myopes ne dépasse pas 1 à 1 1/2 %, d'après Cohn. Chez les peuples civilisés et à la ville, au contraire, elle est extrêmement commune, et s'accroît en raison directe du degré de culture intellectuelle. C'est l'Allemagne qui paraît compter le plus de myopes en Europe : elle en compte en moyenne un tiers de plus que la France, et elle n'est pas loin de s'en faire un titre de gloire. La proportion, en ville, s'élève à 20, 30 ou 40 % (1). Motais en signale l'accroissement constant et estime à 34 ou 37 % la moyenne des myopes dans les classes élevées de l'enseignement secondaire (2). Despagnet en trouve 35 % (3), Wirchow 55 %.

Ces chiffres sont démonstratifs. Mais l'instruction est-elle bien la cause du mal ?

b. *La myopie s'accroît avec la somme de travail oculaire exigée.* Le tableau suivant, comportant un nombre très considérable d'observations, en donnera la démonstration (4).

(1) STŒBER. — *Rev. médic. de l'Est*, T. XX, n° 7, 1888, p. 205.

(2) Congrès de Paris, 1893.

(3) Soc. franç. d'ophtalmologie, 6 oct. 1891.

(4) SCHUBERT. — *Handwerterbuch des Gesundheitspflege*, *Dammier*, 1891.

| Observateurs | Pays | Nombre des examens | Écoles élémentaires | Institution de jeunes filles | Écoles de l'enseignement spécial | Collèges | Universités |
|---|---|---|---|---|---|---|---|
| Cohn | Sehlesien | 10 060 | 1,4 %; 6,7 % | 7,7 % | 10,3 %; 19,7 % | 26,2 % | 54 |
| V. Hoffmann | Wiesbaden | 1 227 | » | 20 % | 20 % | 38 % | » |
| Koppe | Dorpat | 666 | 2 % | » | 11 % | 30 % | » |
| Pflüger | Luzun | 1 840 | 5,8 % | » | 36 % | 52 % | » |
| Kotelmann. | Hambourg | 1 901 | 12 % | 17 % | 25 %; 26 % | 38 % | » |
| | a) Russie | 1 258 | 2 % | 30 % | » | 38 % | » |
| | b) Arménie | | 14 % | 24 % | » | 45 % | » |
| | c) Géorgie | | 14 % | 21 % | » | 48 % | » |
| Just | Zittau | 1 229 | » | 24 % | 15 %; 40 % | 48 % | » |
| Nicati | Marseille | 1 717 | 8 %; 7 % | » | 22 % | 35 % | » |
| Netolierzka | Graz | 6 179 | 8 %; 4 % | 13 %; 10 % | 33 % | 35 % | » |
| Weber | Darmstadt | 1 398 | » | 42 % | 27 %; 41 % | 44 % | » |
| Berthen | Drontheim | 550 | 6 % | » | 18 %; 14 % | 27 % | » |
| Manz. | Friburg | 3 981 | 6,2 %; 7,2 % | 11 % | 19 % | 29 % | » |
| Hirsing | Mulhouse | 1 786 | 3 %; 12 %; 16 % | » | | | » |
| Mittendorf | New-York | 201 | » | » | 23 | | 35 |
| Gärtner | Tubingen | 713 | » | » | » | | 78 |

Dans ce tableau, il ne faut tenir compte que des lignes horizontales, et les écarts qu'on remarque entre les chiffres d'une même colonne verticale proviennent de ce que beaucoup d'auteurs n'ont tenu compte que des degrés élevés et moyens de la myopie.

Schurzmayer, dans le Grand duché de Bade, en 1840, constatait :

| | |
|---|---|
| Dans les classes élémentaires. | 4,9 % myopes |
| Dans les classes supérieures et les gymnases . . . . . | 18 % dans les petites classes. 25 a 50 % dans les classes élevées. |

Plus tard, de Becker, dans le même duché :

| | |
|---|---|
| Dans les écoles municipales . . . . . . . . | 13 % |
| Dans les gymnases . . . . . . . . . . . | 35 % |

Erismann donne les chiffres suivants (Saint-Pétersbourg) :

| | | | | | |
|---|---|---|---|---|---|
| Ecole préparatoire. | 13,6 % | III$^{e}$ | 30,7 % | VI$^{e}$ | 42 % |
| I$^{e}$ | 15,8 % | IV$^{e}$ | 38,4 % | VII$^{e}$ | 42,8 |
| II$^{e}$ | 22,4 % | V$^{e}$ | 22,4 % | C.P$^{e}$ | 41,7 |

Les élèves internes comptent plus de myopes, relativement, que les externes :

| | | |
|---|---|---|
| Erismann : internes. . . . | 42 %; | Externes. 35,4 % |
| Lycée de Lyon : internes . | 33 %; | Externes. 18 % |

c. *Le nombre des myopes s'accroît d'une classe à une classe plus élevée.*

| Observateurs | Endroits | Classes | | | |
|---|---|---|---|---|---|
| | | 9e | 8e | 7e | 6e |
| Serokalski. . | Lycée Charlemagne (18.8) . . . . | 3,1 % | | | |
| Nordenson. . | Ecole Alsacienne (1881-82) . . . | 6,8 % | | | |

| Observateurs | Endroits | Classes | | | | | Moyenne générale |
|---|---|---|---|---|---|---|---|
| | | 5e | 4e | 3e | 2e | au-dessus | |
| Serokalski. . | Lycée Charlemagne (1848) . . . . | 7,3 % | 9,0 % | 12,7 % | 11,3 % | 61,3 % | 11,0 % |
| Nordenson. . | Ecole Alsacienne (188.-82) . . . | 17,8 % | | | | 50,0 % | 14,6 % |

Smith Rimpler, dans 7 collèges et sur 1,710 élèves (Schubert) :

| Classes | Francfort Cours Michel | Francfort Cours Pâques | Montabaur | Fulda | Wiesbaden | Lieubourg | Geisenheim |
|---|---|---|---|---|---|---|---|
| VI . . . . | 15 % | 17 % | » % | 16 % | 16 % | 4 % | 5 % |
| V. . . . . | 17 | 15 | 10 | 20 | 20 | 13 | 2 |
| IV . . . . | 28 | 12 | 21 | 50 | 20 | 29 | 19 |
| III$^b$ . . . . | 22 | 33 | 26 | 51 | 22 | 34 | 44 |
| III$^a$ . . . . | 35 | 41 | 19 | 34 | 37 | 64 | 22 |
| II$^b$ . . . . | 52 | 53 | 47 | 42 | 29 | 47 | 45 |
| II$^a$ . . . . | 35 | 48 | 54 | 71 | 50 | 67 | 20 |
| I$^b$ . . . . | 65 | 50 | 40 | 58 | 53 | » | » |
| I$^a$ . . . . | 58 | 66 | 55 | 60 | 25 | » | » |

Wirchow (1) dans plusieurs collèges :

| 6e | 5e | 4e | 3e | 2e | 1e |
|---|---|---|---|---|---|
| 12,5 | 18,2 | 23.7 | 31,0 | 41,3 | 55,8 |

(1) *Ann. d'Hyg.* 1869, 2e série, T. XXXII, p. 344.

Divers, résumés dans le tableau suivant :

| Observateurs | Lieux d'observation | Petites classes | Grandes classes |
|---|---|---|---|
| Scheiding . . . . | Bavière . . . | 28 % | 80 % |
| Krüger . . . . . | Bavière . . . | 17 à 20 % | 54 à 65 % |
| Just . . . . . . | Zittau . . . | 34 % | 63 % |
| V. Hoffmann . . . | Wiesbaden. . | 22 % | 47 % |
| Reuss. . . . . . | Vienne . . . | 44 % | 52 % |
| Conrad . . . . | Kœnigsberg . | 4 à 11 % | 52 à 62 % |
| Dobrowoski . . . | Sibérie . . . | 7,27 % | 40 % |
| Erismann. . . . . | St-Pétersbourg | 13,6 % | 41 % |

Ne tenir compte, dans ce tableau encore, que des lignes horizontales.

Despagnet, au collège Rollin :

| | | | | | |
|---|---|---|---|---|---|
| Classe primaire | 12,5 % | Quatrième | 40 % | 6e année | 40,0 % |
| Neuvième | 10,0 | Troisième | 30 % | Mat. élé. | 28,5 |
| Huitième | 15,3 | 3e année | 32,5 | Philos. | 55,5 |
| Septième | 25,0 | 4e année | 37,5 | St-Cyr. | 72,7 |
| Sixième | 47,8 | Seconde | 52,5 | | |
| 1re année | 40,0 | Mat. prép. | 12,5 | Polytec. | 44,0 |
| Cinquième | 37,0 | 3e année | 41,6 | Centrale | 15,3 |
| 2e année | 41,4 | Rhétorique | 51,8 | | |

Les candidats aux écoles du gouvernement offrent une moyenne particulièrement élevée. Giraud-Teulon, sur une promotion de polytechnique, a trouvé 35 % de myopes ; Claudot et Pierrot, de 1881 à 1887, 33 % ; Perrin, la même proportion sur une promotion du Val-de-grâce ; Strauss, à la même école, 38 sur 78. Voici la statistique de Saint-Cyr depuis plusieurs années (1) :

| Années | Nombre d'élèves | Myopes | Proportions % |
|---|---|---|---|
| 1880 . . . . . . . . . | 352 | 80 | 22,72 |
| 1881 . . . . . . . . . | 319 | 107 | 30,40 |
| 1882 . . . . . . . . . | 271 | 157 | 57.93 |
| 1883 . . . . . . . . . | 342 | 137 | 40.05 |
| 1884 . . . . . . . . . | 406 | 108 | 26.60 |
| 1885 . . . . . . . . . | 411 | 98 | 23,84 |
| 1886 . . . . . . . . . | 397 | 105 | 26,44 |
| 1887 . . . . . . . . . | 394 | 106 | 26,90 |
| 1888 . . . . . . . . . | 406 | 150 | 36.94 |
| 1889 . . . . . . . . . | 446 | 171 | 38,34 |
| 1890 . . . . . . . . . | 437 | 159 | 36,38 |
| 1891 . . . . . . . . . | 447 | 161 | 36,02 |
| 1892 . . . . . . . . . | 454 | 140 | 30,83 |

d. *Le nombre des myopes s'accroît avec l'âge des écoliers, c'est-à-dire avec le nombre d'années passées à l'école.*

Reck (Brunswick) :

A 9 ans 6 % — de 10 à 15 ans 9,5 % — de 16 à 20 ans 11 %.

(1) Toussaint. — Note manuscrite.

Cohn :

| | 7 à 8 ans | de 11 à 14 ans | 15 à 20 ans |
|---|---|---|---|
| Ecoles de campagnes. . | 0,8 | 2,4 | » |
| » élémentaires . . | 4,2 | 7,8 | » |
| » sup. de filles . . | 4,2 | 9,8 | 10,8 |
| » intermédiaires. . | 6,0 | 7,6 | 25,0 |
| Realschule et gymnases. | 7,5 | 20,4 | 49,0 |
| Moyenne . . . . | 4,5 | 9,6 | 28,6 |

Seggel, école des cadets à Munich :

| Classes | Age des cadets | Début des études | Fin des études | Augmentation 0/0 | Moyenne |
|---|---|---|---|---|---|
| I. . . . | 13 | 22,4 0/0 | 27,6 0/0 | 5,2 0/0 | |
| II . . . | 14 1/2 | 31,7 | 32,9 | 1,2 | |
| III . . . | 15 1/2 | 29,6 | 33,8 | 4,2 | |
| IV . . . | 16 1/2 | 38,2 | 42,6 | 4,4 | 25,2 0/0 |
| V. . . . | 17 1/2 | 31,4 | 32,9 | 1,5 | |
| VI . . . | 18 1/2 | 35,7 | 35,7 | » | |

Smith Rimpler trouve, pour les mêmes élèves, de la 1er à la 5e année, 15,5 %; de la 6e à la 10e, 31,9 %; à partir de 11 ans 51,3 %. Emmert, au collège de Saint-Pétersbourg, aux écoles préparatoires et aux écoles allemandes, de la 1ere à la 4e année, 24,3 %; de la 5e à la 8e 35,4 %; pendant la 9e 38,3 % — Widmarck, à Stockolm, à 7 ans 0 %, de 8 à 11 ans 10 %; à partir de cet âge, accroissement progressif exprimé par les chiffres 15, 14, 22, 40 % de la 15e à la 16e année; 36 à 52 à 18 ans, 47,55 à 20 ans. Le degré de l'amétropie suit une marche parallèle.

Diverses autres observations sont condensées dans le tableau suivant :

| Auteurs | Lieux | Nombre | 7 ans | 8 ans | 9 ans | 10 ans | 11 ans | 12 ans | 13 ans | 14 ans |
|---|---|---|---|---|---|---|---|---|---|---|
| | | | % | % | % | % | % | % | % | % |
| Dor . . . | Lyon . . . | 1 016 | 7 | 11 | 1 | 18 | 14 | 18 | 12 | 25 |
| Dor . . . | Berne . . . | » | » | » | 15 | 18 | 18 | 17 | 27 | 35 |
| Pflüger . . | Lucerne . . | » | » | » | 5 | 7 | 8 | 7 | 10 | 15 |
| Loring et Derby . . | New-York . | 2 265 | 3 | 4 | 7 | 8 | 11 | 12 | 10 | 3 |

| Auteurs | Lieux | Nombre | 15 ans | 16 ans | 17 ans | 18 ans | 19 ans | 20 ans | 21 ans | » |
|---|---|---|---|---|---|---|---|---|---|---|
| | | | % | % | % | % | % | % | % | % |
| Dor . . . | Lyon . . . | 1 016 | 41 | 32 | 34 | 25 | 10 | 4 | 10 | » |
| Dor . . . | Berne . . . | » | 45 | 33 | 45 | 57 | 60 | » | » | » |
| Pflüger . . | Lucerne . . | » | 25 | 30 | 43 | 55 | 57 | 40 | 60 | » |
| Loring et Derby . . | New-York . | 2 265 | 3 | 13 | 18 | 23 | 26 | 27 | » | » |

La fréquence de la myopie augmente encore avec la durée quotidienne de l'étude (Erismann) :

| | | | |
|---|---|---|---|
| Pour 2 heures d'études | . . . . . . . . | 17 % |
| » 4 » » | . . . . . . . . | 29 % |
| » 6 » » | . . . . . . . . | 40 % |

e. *Le degré de la myopie s'accroît avec la durée de fréquentation de l'école.* Derby, sur 90 myopies, en a vu 68 s'accroître.

Smith Rimpler, en ne tenant compte que des degrés moyens et forts, a dressé le tableau suivant :

| | 3 à 6 Dioptrics | Au-dessus de 6D |
|---|---|---|
| De la 1re à la 5e année scolaire . . . . . . . . . | 3,5 0/0 | 0,2 0/0 |
| De la 6e à la 10e année scolaire . . . . . . . . . | 11,0 0/0 | 2,2 0/0 |
| De la 11e et au-dessus . . | 21,9 0/0 | 5,9 0/0 |

Erismann, de son côté, a réuni ses observations dans le tableau très complet ci-dessous, résumé de 1,317 observations :

| | E.P. | I | II | III | IV | V | VI | VII | C.P. |
|---|---|---|---|---|---|---|---|---|---|
| 1 ∞ à 1/24 . . . . . | 75 | 78,2 | 69,6 | 55,8 | 53,1 | 41,2 | 37,5 | 29,1 | 20 |
| 1/24 à 1/12 . . . . . | » | 14,5 | 20,8 | 26,3 | 23,3 | 32,1 | 28,1 | 37,3 | 20 |
| 1/12 à 1/9 . . . . . | » | 5,7 | 5,1 | 8,4 | 11,8 | 12,1 | 13,4 | 10,9 | 24 |
| 1/9 à 1/7 . . . . . | » | 0,8 | 1,5 | 3,4 | 7,4 | 10,2 | 10,2 | 12,7 | 12 |
| 1/7 à 1/6 . . . . . | 12,5 | » | 1,5 | 3,8 | 3,5 | 3,4 | 7 | 4,5 | 16 |
| plus de 1/6 . . . . | 12,5 | 0,8 | 1,5 | 2,3 | 0,9 | 1 | 3,8 | 5,5 | 8 |
| | 8 | 124 | 197 | 262 | 228 | 206 | 157 | 110 | 25 |

et dans cet autre, non moins intéressant, d'après le nombre des années passées à l'école :

| | 1 et 2 | 3 et 4 | 5 et 6 | 7 et 8 | au-delà de 8 |
|---|---|---|---|---|---|
| Jusqu'à 1/24 . . . | 65,5 | 57 | 50,1 | 39,6 | 40,2 |
| » 1/12 . . . | 23,4 | 26,2 | 20,2 | 27,6 | 31,2 |
| » 1/9 . . . | 7,6 | 7,7 | 11,0 | 12,1 | 11,7 |
| » 1/7 . . . | 1,5 | 5,3 | 7,2 | 12,1 | 5,2 |
| » 1/6 . . . | 2,0 | 1,5 | 4,1 | 5,6 | 7,8 |
| Au-delà de 1/6 . . | » | 2,3 | 1,4 | 3 | 3,9 |
| | 197 | 339 | 363 | 232 | » |

Selon Hippel, le nombre des myopies faibles (de 1 à 3 D) s'accroît, de la 6e classe à la 1e, de 4,2 à 23,6 % ; celui des myopies moyennes (3 à 8 D) de 0 à 4,8 % ; et celui des myopies très fortes (au-dessus de 8 D) de 0 à 3,4 %. Widmarck admet que la moyenne de — 1 à 6 D à 15 ans s'élève à — 3 D à 18 ans, à — 2, D 6 de 19 à 20 ans.

f. *Le sexe n'a pas d'influence sensible si les conditions sont les mêmes.* On croit communément que le sexe féminin jouit d'une certaine immunité. Les statistiques suivantes démontrent qu'il n'en est rien et qu'au contraire les filles, toutes choses égales d'ailleurs, sont toujours un peu plus atteintes que les garçons ; on peut expliquer cela en rappelant que les filles emploient une partie de leurs loisirs à des ouvrages fins qui exigent des efforts d'accommodation. Pour établir la réalité de cette proposition, il faut avoir soin de ne comparer que des catégories analogues d'élèves.

Florschütz (Cobourg 1886). École bourgeoise :

| | |
|---|---|
| Moyenne des garçons myopes. . . . . | 12 0/0 |
| Moyenne des filles myopes. . . . . . | 14 0/0 |

Manz (Fribourg en Brisgau) :

| | |
|---|---|
| Ecole de garçons, 8 classes : myopes . . . | 6,2 0/0 |
| Ecole de filles, 8 classes : myopes . . . | 7,2 0/0 |

Just (Zittau, 1879) :

| | Basses classes | Classes supérieures |
|---|---|---|
| Garçons . . . . . | 10 0/0 | 25 0/0 |
| Filles . . . . . . | 11 0/0 | 34 0/0 |

Reck (Ecole de Wolfenbütel, Brunswick) :

| | 9 ans | 10 à 15 ans | 16 à 20 ans |
|---|---|---|---|
| Garçons . . . | 6 0/0 | 9,5 0/0 | 11 0/0 |
| | | 10 à 13 ans | 14 à 15 ans |
| Filles . . . . . . | | 11 0/0 | 16 0/0 |

Rüte (Ecoles communales de Leipsick) (mêmes âges) :

| | | | |
|---|---|---|---|
| Garçons . . . . . . . . . . . | 2,3 | 1,5 | 1,9 |
| Filles . . . . . . . . . . . . | 3,6 | 1,3 | 2,45 |

Nectoliezka, a Gratz :

| | Ecoles rurales | Ecoles urbaines |
|---|---|---|
| Garçons . . . . | 4 0/0 | 10 0/0 |
| Filles . . . . . | 8 0/0 | 13 0/0 |

Romiée (1) (Écoles de Liège) :

| | |
|---|---|
| Myopie chez les garçons . . . . . . . | 0,7 o/o |
| » chez les filles . . . . . . . . | 1,74 °/o |

De Metz (2), sur 7.000 enfants :

| | Avant 10 ans | Après 10 ans |
|---|---|---|
| Garçons. . . . . | 1,33 °/o | 2,37 °/o |
| Filles . . . . . | 0,99 | 3,88 |

Erismann (Écoles allemandes de Saint-Pétersbourg) :

| | |
|---|---|
| Myopie chez les garçons . . . . . . . | 31,1 °/o |
| » chez les filles . . . . . . . . | 27.5 °/o |

Widmarck (3), chez 742 jeunes filles appartenant à des écoles d'un rang assez élevé, trouve 33 °/o myopes avec une myopie moyenne de — 2 D 5. Dans une institution de demoiselles, il en note jusqu'à 66 °/o avec — 4, D 16 en moyenne. Dans les classes d'institutrices, la moyenne est de 54,28 °/o avec — 3, D 36, tandis que chez les garçons d'âge correspondant (20 ans) la proportion est de 47,55 °/o avec — 2 D, 5.

Dans les nombreuses statistiques que nous avons sous les yeux, nous trouvons bien peu de faits contraires à la prédominance de la myopie, relativement, chez les filles ; et si, d'une façon

(1) Soc. franç. d'ophtalm. mai 1892.
(2) *Journ. d'hygiène*, septembre 1892.
(3) *Nordiskt Medicinisket Arkiv.* 1886, T. XVIII, p. 5 du C. R. M. français.

absolue on rencontre plus de myopes chez les garçons, c'est qu'on exige de leur part plus de travail. Les écoles mal éclairées sont, naturellement, les plus éprouvées (de Metz).

Javal croit que c'est la proportion plutôt que le nombre absolu des myopes qui s'accroît chaque année, et il explique cela par ce fait qu'un certain nombre d'emmétropes ou d'hypermétropes quitte chaque année l'école pour se livrer à l'agriculture, au commerce et à l'industrie, tandis que la plupart des myopes continuent leurs études. L'explication nous paraît spécieuse.

g. *La myopie est variable avec les races.* Celles de couleur y sont peu prédisposées. L'Angleterre, l'Amérique, sont moins atteintes que la Russie, la Suisse, la Suède, la France, l'Autriche et l'Allemagne, qui suivent un ordre croissant. Weber (1) estime la myopie en Angleterre à $^1/_6$ de ce qu'elle est en Allemagne et attribue une partie de cette différence à ce que les livres anglais sont mieux imprimés et imprimés en caractères latins. Les observations de Boudin, Devot, Lagneau, restent exactes. Nimier les a reprises récemment au point de vue de la répartition, en France, de la myopie supérieure à — 6 et l'a trouvée plus fréquente dans le bassin de la Garonne et une autre zone longeant les frontières belge et allemande (2). Motais, pour-

(1) Congrès de méd. interne de Berlin, 1884.
(2) Soc. franç. d'ophtalm. 5 janv. 1892.

tant, conteste l'influence de la race, et attribue le rang occupé par l'Allemagne dans les statistiques à ce que l'instruction y est plus répandue, et à ce que cette influence, s'exerçant déjà depuis de nombreuses années, a renforcé l'hérédité à laquelle il fait jouer un grand rôle : il est de fait qu'en Alsace, depuis l'annexion, les enfants myopes sont devenus très nombreux (1). Faut-il faire jouer un rôle, avec Boucheron (2), à la luminosité et admettre que la myopie prédomine dans les pays brumeux ? Les éléments nous manquent pour résoudre une aussi délicate question.

## Pathogénie de la myopie scolaire.

Javal, Motais, Fieuzal, Galézowski, Trousseau, Vignes, d'Espagnet, Gorecki, Chevallereau, Parinaud, Landolt, Baginski, Bouchardat, reconnaissent que le développement de la myopie est lié à des efforts habituels d'accommodation et de convergence nécessités par la vision rapprochée d'objets petits, mal placés par rapport aux yeux, ou mal éclairés. Elle est, dit Motais (3), la conséquence de la loi générale d'adaptation des organes à leur fonction. Les mammifères, les primitifs, sont hypermétropes,

(1) Sous. — *Hyg. de la vue*, 1883.
(2) Soc. franç. d'ophtal. I, x, 91.
(3) Congrès d'hygiène de Paris, 1889.

les paysans le plus souvent aussi pendant leur enfance. Les élèves des écoles primaires des villes deviennent emmétropes, ce qui est déjà un commencement d'adaptation, et comme une sorte de candidature à la myopie ; ceux des collèges, après quelques années d'études, deviennent myopes. Fieuzal paraît avoir confirmé cette loi par des observations personnelles et estime la progression annuelle à 0, 50 D. Elle est contestée par Galézowski.

Quel est le mécanisme de l'adaptation ?

L'œil devient myope, ou, par suite d'un défaut de réfringence du cristallin, congénital ou acquis : cette forme est si rare qu'on a le droit de n'en pas tenir compte, dans le cas qui nous occupe ; — ou par suite d'un excès de longueur de son axe, d'où il résulte que les rayons réfractés par le cristallin vont faire leur foyer en avant de la rétine qui ne reçoit, dès lors, que des cercles de diffusion. C'est la myopie axile, la plus habituelle. Cette conformation est congénitale, exceptionnellement, dans 2 ou 3 % des cas (et c'est celle qu'on observe, indépendamment de toute autre cause, chez les agriculteurs), ou acquise. Cette dernière surtout nous intéresse.

Lorsqu'on regarde un objet rapproché, deux fonctions entrent simultanément en jeu : l'accommodation et la convergence. La première a pour organe le muscle ciliaire dont les fibres radiées aussi bien que les fibres circulaires ont pour effet d'augmenter la courbure du cristallin. Ce muscle s'attache, en arrière, à la partie antérieure de la choroïde à laquelle il fait suite au niveau de la zone de Zinn ; en avant, au pourtour du cristallin. La convergence s'effectue à l'aide de la contraction des muscles droits internes. Pendant ce mouvement, les antagonistes, droits externes, s'enroulent sur le globe de l'œil, se contractent pour résister, compriment le globe et le repoussent vers la face interne de l'orbite où il rencontre le muscle droit interne déjà tendu : d'où compression bilatérale. On sait de plus que la convergence a pour auxiliaires les droits supérieur et inférieur, d'où compression de haut en bas : au total, compression dans tous les sens. C'est à ce phénomène souvent répété qu'on attribue l'allongement antéro-postérieur de l'œil. Mais il n'est possible que si la sclérotique est affaiblie, et c'est là qu'il faut faire intervenir une laxité congénitale de cette membrane, transmise par hérédité (Galézowski), ou un trouble nutritif dont la contraction prolongée et le spasme si commun du muscle ciliaire serait l'origine, par les tiraillements qu'il exerce sur la choroïde (Motais) (ces tiraillements jouent un rôle dans les complications choroïdiennes de la myopie). En somme, toutes ces diverses causes convergent vers un résultat commun, et il est permis de se montrer éclectique quant à la théorie.

L'hérédité, admise par Parinaud dans 97 °/₀ des cas, par Motais dans 65 °/₀, par Galézowski, de Metz, ne se ferait par conséquent sentir que d'une façon indirecte. Elle engendrerait une prédisposition que les premiers efforts d'accommodation mettraient en jeu, et voilà pourquoi la myopie ne se manifeste qu'à la période scolaire, ou, si elle existait déjà, s'accroît rapidement pendant cette période. Javal relègue l'hérédité de la myopie au second plan et fait jouer le premier rôle à la transmission, beaucoup plus commune, de l'astigmatisme (1). Cette amétropie existe chez $^1/_{10}$ des vues faibles ; Nicati, sur 532 myopes en trouvait 72 atteints en même temps d'astigmatisme. Cette anomalie est corrigée, quand on ne lui applique pas un traitement approprié, par des efforts d'accommodation. Parinaud accorde un rôle important à la croissance, et Gillet de Grandmont, comparant la myopie à une sorte de « scoliose de l'œil », la met en partie sous la dépendance d'un état général mauvais. Les taies de la cornée, en forçant à regarder de près, ont leur part de l'étiologie de cette affection. La myopie héréditaire se distingue des autres formes par son apparition plus précoce, son développement plus prompt, la moyenne plus élevée de son degré, la fréquence et l'étendue de ses complications.

Les Allemands nient l'hérédité de la myopie et, de leurs statistiques, déduisent qu'elle ne revendique que 6 °/₀ des cas. Ils ne contestent pas l'in-

(1) *Les livres et la myopie.* Rev. scient. 1879, p. 495.

fluence de la prédisposition et doutent seulement de la transmission directe telle que la comprend Motais, et de l'hérédité de la myopie acquise.

Les efforts tentés pour trouver un signe de la prédisposition dans l'écartement insolite des yeux; dans un rapport tel entre la hauteur et la largeur de l'orbite (indice orbitaire) que cette cavité soit large et basse (Stilling) ; entre l'état de la réfraction et la couleur de l'iris, etc., ont été réduits à néant par des observations contraires, ou n'ont abouti à aucune démonstration : de sorte qu'on peut éliminer toute autre cause prédisposante que l'hérédité. Elle est assez faible, selon Loring et Derby, pour que des soins convenables en réduisent beaucoup l'influence, tandis qu'en son absence, la négligence des mêmes précautions a promptement l'amétropie pour conséquence. Eviter les efforts intempestifs d'accommodation, toute la solution du problème est là. Nombreuses en sont les occasions : avant tout, il faut accuser l'éclairage diurne ou nocturne insuffisant, le surmenage, les caractères trop fins, trop serrés, diffus, mal venus, les cartes murales irrationnelles, les ardoises détériorées et blanchies par un long usage, les pupitres-bancs disproportionnés à la taille, les attitudes vicieuses qu'ils imposent, c'est-à-dire le travail de près, l'inclinaison en avant et la congestion de la tête, les longs devoirs à la maison avec une lumière inférieure à celle de l'école.

Ce n'est pas tout : Sulzer (1), remarquant que les horlogers comptent peu de myopes bien qu'ils se livrent à des efforts continuels d'accommodation, et que les écoliers sont, presque sans exception, atteints monoculairement au début, cherche la raison de l'immunité des uns, de l'atteinte fréquente des autres, dans la différence de leur maintien. Tandis que les premiers placent symétriquement par rapport à leurs yeux l'objet qu'ils examinent, les seconds ont toujours un œil plus rapproché que l'autre de cet objet. Nous savons qu'en se livrant à l'écriture inclinée, ils penchent la tête à droite ou à gauche, pour donner à la ligne qui réunit leurs centres pupillaires une direction perpendiculaire à celle des pleins des caractères. Or, 60 % penchent la tête à gauche, 40 % à droite ; 60 % des myopes le sont plus à gauche qu'à droite et 40 % inversement. Ce n'est pas une coïncidence de hasard, et Sulzer l'explique parce que, dans l'inclinaison de la tête, les yeux sont placés à des distances inégales des points fixés. Pour obtenir deux images également distinctes, l'enfant fait un effort d'accommodation différent pour chaque œil. Pour les enfants qui se tiennent relativement bien, la distance de l'œil le plus éloigné au point fixé est de $0^m,35$ en moyenne, celle du plus rapproché de $0^m,335$, ce qui correspond à un effort accommodatif de 0.173 D. Avec un main-

(1) Soc. franç. d'ophtalm. mai 1893.

tien médiocre, les distances deviennent $0^m,24$ et $0^m,196$, correspondant à un effort de 0.97 D. Enfin, avec un mauvais maintien, les distances s'abaissent à 0.12 et 0.975 et l'effort d'accommodation devient 1.87 D. Or, des expériences récentes ont démontré que l'accommodation inégale dans les deux yeux était physiologiquement impossible : aussi voit-on l'œil le plus rapproché suppléer l'accommodation inégale par l'élongation. L'adoption de l'écriture droite serait un des meilleurs remèdes à la myopie scolaire. Vignes a constaté, comme Sulzer, la fréquence de l'anisométropie dans les écoles de Paris.

Voici une statistique intéressante de Javal et Cuissart, qui vient à l'appui de la même thèse.

| | Cours | | | | | | Total | Proportion 0/0 |
|---|---|---|---|---|---|---|---|---|
| | Élémentaire Divisions | | | Moyen Divisions | | Supr Div. | | |
| | 4e | 3e | 2e | 2e | 1re | 1re | | |
| Non myopes. . . . . | 106 | 47 | 47 | 45 | 154 | 66 | 465 | » |
| Myopes se tenant mal . | » | 3 | 4 | 4 | 13 | 9 | 33 | 6,5 |
| » se tenant bien . | » | » | » | 1 | 1 | 2 | 4 | » |
| Totaux . . . . | 106 | 50 | 51 | 50 | 168 | 77 | 502 | » |

Enfin, une des conditions de l'apparition et de

l'accroissement de la myopie est la correction habituellement défectueuse des amétropies, soit qu'on donne des verres trop faibles à un myope, ou, par inadvertance, des verres concaves à un hypermétrope. Les mêmes verres plus ou moins bien choisis servent indifféremment à la vision de près et de loin, à cause de la nécessité de suivre au tableau tout en prenant des notes. Dans ces conditions, le spasme accommodatif est la règle (1).

Malgré l'optimisme de quelques-uns, l'affection qui nous occupe n'est pas négligeable (Von Rothmund y voit en vain l'indice d'un grand développement crânien et une conformation propre aux savants (2) ; l'exactitude des faits sur lesquels repose cette singulière théorie est même contestée par Gudden). Outre l'inconvénient qu'elle impose de porter des lunettes, elle diminue l'acuité visuelle, devient grave quand elle suit une marche progressive, et entre pour une part assez importante dans les causes de cécité.

Voici, d'après Erismann, une statistique de l'acuité visuelle en rapport avec la myopie, sur 1,307 élèves.

(1) Nimier. — Soc. franç. d'opht. 5 juin 1891.
(2) Soc. de méd. de Munich, 1885.

| | $1/\infty$ à $1/24$ | $1/24$ à $1/12$ | $1/12$ à $1/9$ | $1/9$ à $1/7$ | $1/7$ à $1/6$ | $> 1/6$ |
|---|---|---|---|---|---|---|
| $S = 1$ . . . . . . . | 86,3 | 84,3 | 69,2 | 44,1 | 32,6 | 6,9 |
| $S = 2/3$ à 1 . . . . | 8,6 | 8,9 | 18,5 | 35,7 | 32,6 | 20,7 |
| $S = < 2/3$ . . . . | 5,1 | 6,8 | 12,3 | 20,2 | 34,8 | 72,4 |
| | 688 | 337 | 130 | 84 | 49 | 29 |

Giraud Teulon compte, dans la myopie de o à $1/5$, 1,25 % d'yeux affaiblis ; entre $1/4$ et $1/6$, 4, 43 % ; au-dessus de $1/3$, 28, 4 %. — Seggel admet qu'un quart seulement des myopes possède l'acuité visuelle normale, et Schubert que cette acuité n'atteint, en moyenne, chez eux, que $6/10$ de la valeur normale.

Horstmann, sur 3.581 yeux myopes, a réuni les complications suivantes.

| Degré de la myopie | Choroïdite maculaire | Choroïdite équatoriale | Choroïdite disséminée | Choroïdite avec cataracte | Décollement de la rétine |
|---|---|---|---|---|---|
| $>$ 1 D . . . . . . . . . . | 6 | 0 | 3 | 1 | 4 |
| 1 à 2 D . . . . . . . . . . | 3 | 4 | 6 | 3 | 3 |
| 2 à 4 D . . . . . . . . . . | 6 | 13 | 5 | 2 | 19 |
| 4 à 6 D . . . . . . . . . . | 6 | 4 | 8 | 4 | 10 |
| 6 à 8 D . . . . . . . . . . | 28 | 10 | 5 | 3 | 10 |
| 8 à 10 D . . . . . . . . . | 48 | 8 | 6 | 10 | 17 |
| $>$ 10 D . . . . . . . . . | 133 | 28 | 29 | 23 | 26 |
| Indéterminée . . . . . . . | » | » | » | » | 36 |

Erismann a montré les progrès du staphylôme choroïdien suivant les classes, l'âge, le degré de la myopie.

Enfin, Siedelmann, sur 1.000 aveugles, en a noté 34 atteints de décollement de la rétine, 14 de sclérochoroïdites myopiques (Trousseau).

C'est à partir de 20 ans que les complications deviennent surtout communes, et leur période de prédilection s'étend de cet âge à celui de 50 ans. Les myopies fortes n'en ont pas le monopole.

### Prophylaxie et traitement.

Il faut prévenir et traiter la myopie scolaire : il est indispensable de ne pas la confondre avec un spasme hypermétropique de l'accommodation. La prophylaxie des anomalies de la réfraction suppose une connaissance complète de l'état de la vision de chaque élève, et un examen semestriel au moins des modifications dont elle est l'objet. — Nous en reparlerons.

Les mesures de prophylaxie qui s'appliquent à tous les élèves indistinctement consistent :

1° A assurer un éclairage parfait de jour et de nuit.

2° A distribuer des livres bien imprimés, clairs, des cartes murales faciles à lire, des tableaux bien éclairés, des cahiers plutôt que des ardoises.

3° A user d'un mobilier tel qu'il corresponde exactement à la taille de chaque élève et s'oppose à toute attitude vicieuse, à toute tendance au travail de près.

4° A veiller à ce que les élèves ne s'approchent jamais à plus de $0^m,33$ à $0^m,35$ de l'objet qu'ils considèrent, à munir au besoin la tablette du pupitre d'un appareil d'arrêt.

5° A choisir une méthode d'écriture qui se concilie avec la rectitude de la tête.

6° A améliorer les conditions générales de bien-être et d'hygiène, pour réduire à ses moindres effets l'influence de l'état général; à ne pas reprendre les travaux trop tôt après la convalescence des maladies graves ; à développer la résistance organique par l'hygiène et l'exercice physique.

7° A diminuer la durée de l'effort imposé à la vision en réduisant le travail en classe et surtout à la maison.

8° A retarder le moment où la vue doit s'exercer sur des objets rapprochés.

Les mesures de prophylaxie spéciale se réduisent à la correction de la myopie chez ceux des élèves qui en sont atteints, et même chez ceux qui sont simplement prédisposés (1), par l'emploi de verres appropriés.

Javal distingue, parmi les myopes, deux catégories de sujets : 1° ceux à accommodation faible, pour

(1) JAVAL. — Acad. de méd. 4 oct. 1887.

lesquels la plus grande sévérité est de rigueur; 2° ceux à accommodation énergique, chez lesquels il est permis de ne corriger qu'une partie de la myopie et de conseiller des verres seulement pour la vision des objets éloignés.

Nous empruntons à Fieuzal (1) les règles générales suivantes :

1° La vision binoculaire sans le secours des verres ne saurait être impunément soutenue à une distance moindre de $0^{m},25$ à $0^{m},30$. On devrait s'efforcer d'atteindre $0^{m},35$.

2° Les verres de myopes commandent, pour l'objet de travail, un éloignement minimum qu'il est périlleux de ne pas observer scrupuleusement. On doit toujours tenir cet objet à une distance supérieure à celle qui exprime la force réfringente du verre employé. Un exemple fera mieux comprendre cette règle.

Supposons un enfant myope d'une dioptrie, c'est-à-dire lisant nettement le N° 6 de l'échelle typographique à 6 mètres avec un verre de — 1D, et reconnu myope par la série des épreuves ophthalmoscopiques (car un hypermétrope peut lire dans les mêmes conditions, en usant de son accommodation, et la correction par un verre concave lui serait très nuisible). Devra-t-on lui donner un verre pour voir de près ? Non, et voici pourquoi.

(1) *Hygiène de la vue dans les Écoles.* Rev. d'Hygiène, 1885, p. 201.

Le verre de — ID donne aux rayons partis des objets placés devant l'enfant la divergence qu'ils auraient si ces objets étaient placés à 1 mètre. Cela veut dire que, pour l'œil qui voit nettement au loin avec un tel verre, les rayons émanés des objets placés à 1 mètre vont faire leur foyer sur la rétine, tandis que les objets placés en deça vont former leur foyer en arrière de cette membrane, et d'autant plus en arrière qu'ils se rapprochent davantage, en vertu de la loi des foyers conjugués. Et si, avec un verre de — ID, le myope dont il s'agit veut voir des objets plus rapprochés qu'un mètre, il sera forcé de faire entrer en jeu son accommodation, pour neutraliser la force de dispersion du verre. Peu à peu, sa myopie augmentera et il devra changer de numéro ; on répèterait la même démonstration pour un verre d'un pouvoir réfringent quelconque.

On ne prescrira donc pas de verre de — ID pour travailler de près et on s'efforcera d'obtenir que l'élève n'approche son objet de travail qu'à $0^{m},30$ au plus. Pour voir de loin, on lui permettra un lorgnon ou une face-à-main.

S'agit-il d'une myopie faible de 2, 2 $^1/_2$, 3 D, l'enfant ne fera usage de verres que pour voir au delà de 50, 40 ou 35 centimètres. Tout travail effectué en deça de ces limites devra être fait sans lunettes, et on exigera qu'il tienne la tête droite ou à peine inclinée pour la vision de près. On usera au besoin de la règle frontale. Pour la vision éloignée, comme ci-dessus.

A-t-on affaire à une myopie moyenne, comprise entre — 3 et — 6 D, on ne peut plus exiger que la lecture et l'écriture s'effectuent à $0^{m},35$. On autorisera, pour les garçons, le port permanent des lunettes, avec recommandation de se tenir à $0^{m},35$ au moins de l'objet de travail : on s'oppose ainsi au progrès de la lésion. Pour les jeunes filles, on peut autoriser l'usage d'une face à main corrigeant exactement la myopie, pour voir de loin, et de lunettes ou d'un lorgnon de — 3 ou — 4 D, suivant les cas, pour le piano et le dessin au chevalet. Il faut exiger que le travail de près s'opère sans verre, en se tenant le plus loin possible de l'objet. Si on n'y parvient pas, on permet des verres correcteurs pour voir de près en recommandant de se tenir à au moins $0^{m},35$.

Enfin, dans la myopie forte de — 5 à — 7 D, il faut corriger exactement en prescrivant le port continuel de lunettes et la distance minimum comme ci-dessus : on conseillera des verres moins forts pour le dessin et la musique. Dans la myopie très forte, de 8 à 12 et même de 12 à 20 dioptries, on a affaire à un cas pathologique réclamant l'intervention de l'oculiste et qui équivaut à la cécité.

Quand aucun des moyens précédents ne réussit, il faut penser à l'astigmatisme.

Il faut avoir soin de placer les élèves d'après leur acuité visuelle et de rendre obligatoire le port des lunettes pour ceux qui en ont besoin, en dépit des préjugés populaires partagés par beaucoup de médecins qui s'y opposent.

Galézowski et Kopf conseillent d'adopter les règles suivantes non moins simples (1).

Port des verres toutes les fois que la vue ne permettra pas la lecture à $0^m,25$, car ils estiment qu'il vaut mieux lire à $0^m,25$ sans efforts avec correction, qu'à $0^m,15$ ou $0^m,20$ sans correction, en faisant une grande dépense de convergence et d'accommodation. Donc, chercher le verre qui permet de lire ainsi, sans viser à la correction totale de la myopie, et prescrire le numéro le plus faible, non le plus fort, qui donne la vision nette à cette distance : dans la myopie forte, dépassant — 6 D, deux sortes de verres, pour la vision de loin et la vision de près : dans la myopie extrême, port de verres décentrés, de façon que la vision s'exerçant par la partie interne du verre, qui représente un prisme à base nasale, la convergence soit diminuée. Enfin, dans la myopie progressive et compliquée de lésions choroïdiennes, suspension complète du travail.

A tous les degrés, profiter des périodes de repos ou de vacances pour pratiquer une cure de mydriatiques, qui atténue le spasme accommodatif.

Comme adjuvant aux traitements précédents, un séjour au bord de la mer, avec prescription

(1) *Hygiène de la vue.* Paris, 1888.

de l'exercice du regard au loin. Les grands horizons reposent la vue, et assurent aux gens de la campagne leur immunité reconnue au point de vue de l'amétropie dont nous arrêtons ici l'étude.

## CHAPITRE II

### LES DÉFORMATIONS DU RACHIS

A la naissance, le rachis ne présente pas de courbures : celles-ci se développent peu à peu, sous l'action de la station verticale. A l'âge adulte, il offre trois courbures antéro-postérieures, deux convexes en avant, cervicale et lombaire, une convexe en arrière, dorsale, et une légère voussure latérale, à convexité droite, que les uns attribuent à la présence de l'aorte du côté gauche, et les autres à l'usage prédominant du membre supérieur droit.

On peut observer, durant la période scolaire, plusieures ordres de déviation dont les origines, différentes dans le détail, sont toujours des attitudes défectueuses. Les déviations congénitales sont exceptionnelles. Il convient aussi d'éliminer de suite les scolioses et autres déformations rachitiques, qu'on voit apparaître dès l'enfance, sans relation avec les attitudes habituelles, beaucoup plus accentuées et irréparables, égales en fréquence dans les deux sexes, offrant, dans une égale proportion, leur convexité à gauche ou à droite, et intéressant le chirurgien plutôt que l'hygiéniste — Guérin en évalue le nombre à 9 % de la totalité des cas.

Les déviations essentielles, celles qui feront l'objet du présent chapitre, affectent deux sens différents : antéro-postérieur et latéral.

Dally (1) a dénoncé les déviations antéro-postérieures et montré le rôle qu'y joue la manie d'exiger, de la part des jeunes filles principalement, un degré excessif de cambrure lombaire, aussi bien dans la station debout, que dans la station assise. Il en résulte que la colonne lombaire, entraînée en avant par le poids des viscères qui s'y attachent, exagère sa convexité en avant, et que bientôt ce poids, cessant d'être supporté par les os du bassin, repose sur les parois abdominales qui se laissent vaincre et relacher. Par compensation, et pour ramener en arrière le centre de gravité, le haut du tronc se déjette en arrière, la convexité dorsale s'exagère, et le dos rond est constitué, tandis que la colonne cervicale, atteinte à son tour d'une courbure compensatrice, proémine en avant : la nuque s'écrase, la tête s'enfonce dans les épaules, le menton se relève et s'avance. C'est par la continuité de la même attitude qu'est surtout produite la déviation, et si une

(1) Soc. de Méd. publ. 23 juill. 1879.

légère cambrure lombaire est, jusqu'à un certain point, physiologique. c'est une raison de plus pour que, dans la station assise, qui est une attitude de repos, on laisse le rachis prendre une légère flexion, qui ramène le centre de gravité au niveau de la 2e vertèbre lombaire : le rachis offre alors une inflexion générale légèrement et régulièrement convexe, de la pointe du coccyx au sommet du crâne. En même temps, pour assurer au tronc une base de sustentation capable de résister au mieux à l'effet de la pesanteur, il faut que la partie des cuisses qui repose sur le banc comprenne les $^2/_3$ de leur longueur, en offrant un point d'appui aux ischions et au coccyx. Dans l'attitude du rein creux, au contraire, le centre de gravité vient tomber entre les cuisses, au centre d'une aire beaucoup plus circonscrite.

La station debout, pour être normale, exige que le plan vertical qui passe par les deux conduits auditifs se trouve dans le plan des crêtes iliaques supérieures et des axes des cavités cotyloïdes. L'apophyse lombaire la plus éloignée du plan tangentiel au dos, ne doit pas s'en écarter de plus de $0^m,03$. Le menton doit être au cou, et le regard dirigé horizontalement.

La cambrure des reins et les déformations dont elle est responsable, ont des conséquences désastreuses pour le sexe féminin. A mesure qu'elles s'accentuent, le sacrum est projeté en arrière par un mouvement de bascule, entraîne le bassin et l'abaisse : d'où prédisposition à l'obésité et quelquefois à la dystocie.

Les déviations dans le sens transversal sont connues sous le nom générique de *Scolioses* : on les qualifie d'essentielles, parce qu'elles ne sont liées à aucune altération saisissable de l'appareil locomoteur. Nous devons en étudier la fréquence, les formes, la pathogénie et la prophylaxie.

**A. Fréquence**. — Elle préoccupait déjà Mme de Maintenon quand elle s'occupait de surveiller l'école de Saint-Cyr.

« Nous visitions dernièrement, dit John Forbes, en 1833, dans une de nos grandes villes, un internat de jeunes filles renfermant 40 personnes, et nous apprenions, par une enquête attentive, qu'il n'y en avait pas une seule, parmi celles qui s'y trouvaient depuis plus de deux ans (et c'était la majorité d'entre elles), qui ne fût plus ou moins contournée (1). »

Une statistique dressée à Stuttgard, d'après les prescriptions d'une circulaire ministérielle de 1876, releva, sur 709 élèves de 10 à 18 ans, 640 déviations rachidiennes (90,26 %) (2). Guillaume, sur 731 écoliers, en trouva 218. Drachmann ne tenait évidemment compte que des degrés extrêmes de l'affection, quand il estimait à 1,3 % la proportion de sujets atteints sur 28 125 enfants qu'il

(1) H. SPENCER. — *De l'éducation.*
(2) THORENS. — Soc. de méd. publ. 1881.

avait examinés ; Kotelmann de même, quand, sur 515 élèves des gymnases, il ne comptait que 6 scoliotiques (1).

Elle est incomparablement plus commune chez les filles que chez les garçons (15-1 Dally) et toutes les statistiques suivantes en font la distinction dans les deux sexes.

Klopsch, sur 100 cas, en note 84 à 99 chez les filles ; Adams 151 sur 173, soit 87,28 %; Know 60 sur 72, ou 83, 33 % (2) ; Eulenburg 261 sur 300, ou 86,66 % ; Roth 185 sur 200, 90 % ; Ketsch 189 sur 229, 82,52 % ; Kölliker 577 sur 721, 80,0 %.

Guillaume, dans les écoles de Neufchâtel, rencontre la scoliose 62 fois sur 350 garçons (17,71 %), et 156 fois sur 381 filles (40,94 %), en tenant compte des degrés légers qui échappent à un examen superficiel. Il croit que la déviation est fatale, si les enfants sont soumis à des influences générales défavorables. Dans une école supérieure de filles de Paris, Dujardin-Beaumetz relève les proportions presqu'invraisemblables de 17/20, 20/20, pendant trois années consécutives ; Thorens confirme ses observations dans les classes supérieures des écoles communales du 8e arrondissement de Paris. Dubrisay, dans une école suisse de filles, arrive au chiffre de 640 sur 709. Au total,

(1) UFFELMANN. — *Traité d'Hygiène de l'enfance.*

(2) WIRCHOW. — *Hygiène des Écoles.* Ann. d'hygiène, 1869. 2e série, T. XXXII, p. 344.

J. Rochard conclut à la proportion de 30 %.

Au point de vue de l'âge, Eulenburg en compte 56,4 %, entre 7 et 14 ans ; Ketsch 51 %, entre 1 et 12 ans, 41 % de 12 à 18 ans. Les cas qui se développent au-delà de 18 ans ne figurent plus que pour 3,5 % (1). Parrow 60 %, de 8 à 14 ans (2).

Au point de vue du sens de la déviation, Adams en trouve 83 % à convexité droite, Eulenburg 92 %, et Parow 77 %.

**B. Formes et pathogénie.** — C'est bien pendant l'âge scolaire qu'apparaît la scoliose. Elle affecte plusieurs formes qui suivent, en quelque sorte, une gradation, et que nous passerons en revue, en commençant par la plus simple pour nous élever aux plus complexes.

*Scoliose à courbure unique.* La première est celle que Dally attribue à la station unifessière gauche, pendant l'exécution de l'écriture anglaise inclinée sur papier droit, que préconisent encore quelques maîtres de calligraphie.

Quand nous écrivons, nous nous plaçons de manière que les pleins de l'écriture soient perpendiculaires à l'axe de notre corps (Berlin). Si nous inclinons l'écriture, nous devons, pour réaliser cette condition, pencher le papier, par rapport au bord de la table, de la même quantité que nous inclinons les

(1) Duplay et Reclus. *Traité de chirurgie.*
(2) Wirchow. — Archiv. T. XXXI.

lettres par rapport à la verticale : le corps alors reste droit. Si, sans incliner le papier et le maintenant d'équerre avec le bord de la table, nous voulons écrire obliquement, ou bien les lignes se maintiennent mal en direction horizontale et tendent à monter de gauche à droite, pour compenser le défaut d'inclinaison, ou bien nous sommes obligés de contourner le haut du corps, de façon à rester dans les termes de la loi de Berlin. C'est cette position bizarre que prescrivent les maîtres auxquels nous avons fait allusion : le tronc incliné à gauche, le coude et l'avant-bras gauches appuyés transversalement sur le pupitre, le corps reposant sur la fesse gauche, et le pied gauche porté en avant. On y résiste assez bien, d'abord, parce qu'on change souvent de place, qu'on se livre à des exercices, etc. Mais elle finit, quand on la prolonge, par amener une déformation qui consiste en ceci : les vertèbres, tordues sur leur axe, en deux sens opposés aux lombes et au dos, se déforment, le rachis s'incline, le poids du corps se porte sur le coude appuyé, et la colonne verticale comprise entre deux supports, le coude et la fesse gauches, prend la forme d'un arc à convexité gauche. En effet, la pesanteur s'exerce obliquement par rapport à l'axe normal du corps ; les apophyses épineuses se tordent vers la droite, les corps vertébraux vers la gauche. Les têtes costales se compriment mutuellement du côté de la concavité de l'arc, s'arrêtent dans leur nutrition alors que, libres du côté opposé, elles se développent normalement. D'où, bientôt, voussure à gauche. Les côtes droites sont, en outre, comprimées par le coude correspondant, et s'aplatissent d'autant plus. La voussure des côtes gauches soulève l'épaule du même côté et projette en arrière l'omoplate. Le bassin exécute à son tour un mouvement de torsion (fig. 1). En fin de compte, il se

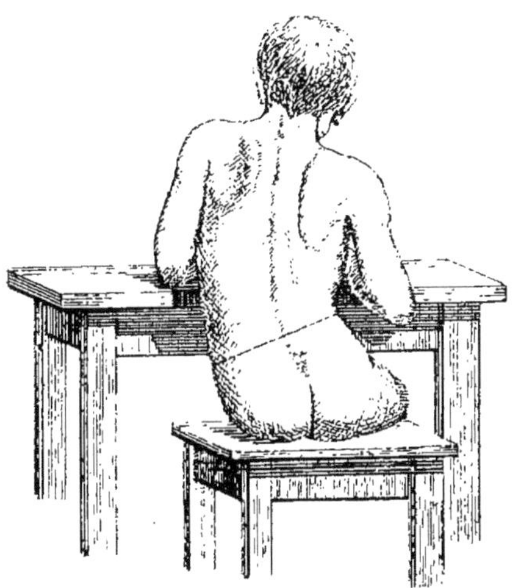

Fig. 1. — Station unifessière gauche.

produit une scoliose d'un type spécial, à courbure unique et à convexité gauche, qui a une tendance à se montrer prédominante en raison de sa cause. Elle est moins grave que le type à courbures multiples, surtout si l'enfant n'est pas trop chétif. Si la convexité gauche se montre la plus commune, c'est que l'habitude de la station unifessière gauche est la plus répandue. La station inverse produirait la même déformation en sens contraire, comme nous en donnerons la preuve.

Du type à courbure unique on passe aisément à la scoliose à triple ou quadruple courbure, si à la station unifessière gauche, avec torsion dorsale de gauche à droite, vient s'ajouter la torsion céphalique de droite à gauche.

La déformation s'efface de suite, si le sujet a des articulations robustes et s'il lui est loisible de varier ses attitudes, de se défendre, en un mot. Mais elle devient définitive par la continuité. C'est ainsi qu'on explique comment les jeunes filles, plus dociles, plus sédentaires, moins protégées que les garçons par l'influence bienfaisante de l'exercice physique, sont plus atteintes. L'hérédité dans quelques cas (25 % Eulenburg) la croissance rapide, la débilité qui signale le début de la fonction menstruelle, moment de prédilection de la chlorose, sont autant d'éléments prédisposants, et l'on sait que la scoliose a pour sujets de choix ceux qui sont longs et débiles. En voici un nouveau mécanisme : les jeunes filles peuvent garder longtemps, sans fatigue, la position unifessière, en calant avec leurs jupons la fesse qui est privée d'appui. C'est ordinairement la gauche, et voici l'explication qu'en donne Schildbach : dans les classes, l'éclairage venant ordinairement de gauche, l'entrée se trouve à droite. Pour gagner leurs places, les élèves entrent dans la table-banc par le côté droit, et, quand elles sont assises, ont sous elles une robe sans plis à gauche, tandis qu'à droite la jupe repliée forme une épaisseur de 1 à 2 pouces.

Comme causes accessoires on a invoqué encore, l'influence incontestable du « hancher » droit, corrélatif de la position unifessière et qui vient agir dans le même sens ; et la coutume de porter à la main un sac rempli de livres et de cahiers quand le chemin est long. A ce point de vue, on considère comme plus recommandable le sac fixé aux épaules.

Parow, sur 70 °/₀ des scolioses, n'a pu saisir aucune cause de maladie ; on n'observe rien de semblable, en dehors du rachitisme, chez les gens de la campagne non plus que chez les ouvriers se livrant à une profession sédentaire, même à mouvement musculaire partiel. On en voit quelques exemples chez les filles qui s'adonnent aux travaux d'aiguille, et qui ont beaucoup de propension à se mal tenir. Mais ce n'est pas à comparer avec les chiffres des statistiques précédentes. Dally a observé, en une seule année, plus de 30 cas de sa scoliose, dont l'origine scolaire se montrait jusqu'à l'évidence. Il estime que, parmi les filles diplômées de 16 ans, il n'y en a peut-être pas une qui n'offre un inégal développement des épaules, des omoplates ou de la poitrine. L'étude du piano mérite aussi d'être incriminée.

Une observation d'Ory a beaucoup de valeur pour la démonstration pathogénique de la scoliose à grande courbure. Deux sœurs travaillaient à une table trop étroite pour leur donner l'aisance des mouvements. La première, âgée de 15 ans, qui en occupait le côté gauche, avait l'habitude de se tenir sur la fesse gauche et montrait la convexité gauche typique. La seconde, âgée de 13 ans, se tenait, au contraire dans l'attitude unifessière droite, le corps reposant sur le coude et l'avant-bras correspondants, le poignet et la main gauches appuyés sur la table, parce que le voisinage trop immédiat de sa sœur l'empêchait d'écarter le coude. Elle portait une scoliose typique, à grande courbure convexe à droite. C'est la contre épreuve comme expérimentale de la théorie de Dally.

*Scoliose à courbures multiples.* La même attitude vicieuse peut, par un mécanisme un peu différent, engendrer la scoliose dorsale à convexité droite. Elle provoque d'abord une courbure lombaire à convexité gauche, et plus tard la courbure dorsale de compensation, inverse. Klopsch place le début de l'affection dans le développement inégal des os du bassin, par suite de troubles nutritifs dont la position vicieuse assume la responsabilité.

L'étude qui précède condamne encore l'écriture inclinée sur papier droit. L'écriture inclinée sur papier penché est assurément meilleure, mais elle est passible encore de quelques reproches, et revendique une des formes de la scoliose à plusieurs courbures.

L'enfant qui s'en sert, même en conservant la

rectitude du tronc, incline la tête à gauche ; cette manière de se tenir est si habituelle, que quand elle change de sens, c'est que l'enfant est atteint d'amétropie ou de strabisme intermittent. Pendant que la tête se penche à gauche, la face se tourne vers la droite, le corps, secondairement, du même côté ; l'épaule droite s'élève et la scoliose à convexité droite est constituée. Les courbures de compensation la complètent dans la suite. Fahrner accorde une grande importance à ce mécanisme : Gross, Cohn, ont, en effet, remarqué que les enfants restent droits, tant qu'on leur fait faire des bâtons verticaux, et se penchent, aussitôt qu'on leur fait tracer des traits obliques.

Voici encore un mécanisme de la déformation qui nous occupe. L'enfant qui travaille à une table trop haute lève l'épaule pour pouvoir y poser l'avant-bras ; la lassitude le force bientôt à prendre un point d'appui sur ce membre. Les vertèbres tournent autour de leur axe vertical, l'omoplate change de place, entraîne de son côté la colonne vertébrale et la déviation commence. La convexité dorsale est encore une fois tournée à droite. Il se forme plus tard, dans la colonne lombaire, une courbure inverse. En y regardant de plus près, on reconnaît qu'il s'agit encore d'une des conséquences de la station fessière unilatérale droite (fig 2) et qu'on en revient à la théorie de Dally.

De Bagnaux a accusé les bancs étroits, à distance positive exagérée, d'être la cause de cette même forme. L'origine première du mal est toujours, comme ci-dessus, l'insuffisance de la base de sustentation, l'élève étant amené à se placer, pour écrire, sur l'extrême bord de son banc.

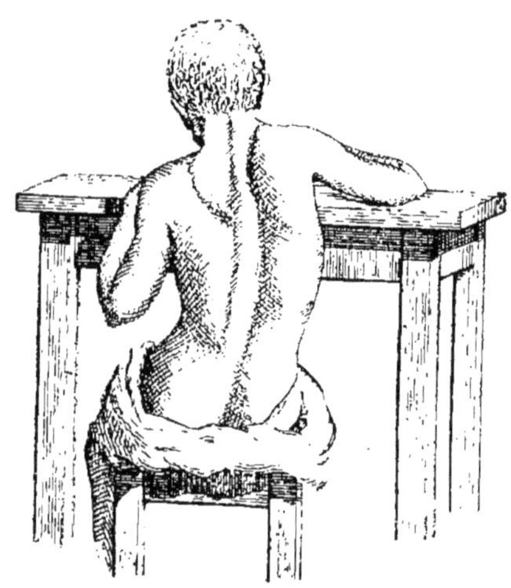

Fig. 2. — Scoliose par surélévation de la table.

Dans le type dont il s'agit, l'épaule droite est élevée, les côtes voussées du même côté et l'omoplate écarté de leur plan. La partie gauche du thorax et déprimée, le flanc creux.

Noble Smith, Mathias, Roth, Schenke, ont insisté sur le rôle des mauvaises attitudes dans la scoliose. « Si, dit Fahrner, on parvient à démontrer que 90 °/₀ des déviations se développent pendant les années scolaires, et qu'elles répondent exactement à la position qu'on prend en écrivant, on sera en droit d'accuser les maisons d'éducation d'être une des causes principales de la maladie. » Il nous semble que la démonstration dont il s'agit est contenue dans les lignes précédentes.

L'école n'est pas seule responsable des positions défectueuses; elles peuvent persister, ou naître, pendant l'accomplissement des devoirs à la maison, si l'installation n'est pas bonne. « Il y a beaucoup d'enfants, dit Uffelmam, qui font leurs devoirs, même leurs devoirs écrits, à l'appui de la fenêtre, dont la faible largeur les force à placer le cahier obliquement, tandis que la proximité du mur gêne les genoux de l'enfant et le force à se placer obliquement. Quand ce fait se renouvelle journellement, et c'est le cas d'un grand nombre d'écoliers, il y a là une cause d'affection scoliotique, encore plus dangereuse que la défectuosité de l'attitude pour écrire. Il en est de même de l'habitude de faire ses devoirs en d'autres endroits mal appropriés pour cela, par exemple sur une commode, sur un sopha, sur une table ronde ou même sur une chaise devant laquelle l'enfant est assis sur un banc. »

Les causes si multipliées de la scoliose à convexité dorsale droite en justifient la fréquence prédominante.

Une prédisposition aux déviations rachidiennes résulterait d'une réduction anormale des courbures physiologiques, ou, au contraire, d'une exagération de la cyphose dorsale habituelle. Une autre cause première, opérant dans le même sens, est l'obligation d'une immobilité prolongée et d'une attention soutenue, surtout si le sujet ne trouve aucun point d'appui derrière lui. Dans ces conditions, il se fatigue, relâche ses muscles vertébraux, et laisse tomber la tête sur l'une ou l'autre épaule ; il se laisse aller lui-même en avant et arrive à une position des plus incorrectes.

Nous n'avons pas à décrire ici les symptômes de la scoliose. Ils sont faciles à constater. Quelquefois légers, ils n'apparaissent que si on examine attentivement le sujet deshabillé, et surtout si on lui fait prendre sa mauvaise attitude habituelle. Parvenue à un degré avancé, elle s'impose à la vue et devient du ressort du chirurgien. Il importe de la reconnaître de bonne heure, car les désordres ne tardent pas à devenir irréparables. Le médecin inspecteur a le devoir de la rechercher, en examinant souvent les élèves, et ceux en particulier qui lui sont signalés comme fatigués, pâles, anémiés et persistant à se mal tenir en dépit des admonestations répétées.

La scoliose est une maladie sérieuse. Accentuée, elle réalise la plus disgracieuse des déformations ; elle diminue le champ de l'hématose en réduisant, aussi bien du côté de la convexité que de la concavité, l'espace réservé aux poumons : d'où essoufflement habituel, tendance aux affections pulmonaires ; elle gêne la circulation et entraîne des palpitations fréquentes, et, plus rarement, des affections organiques du cœur.

La pathogénie, dont nous venons de signaler les traits principaux, s'accommode mal des théories qui font jouer le premier rôle à l'affaiblissement des muscles et des ligaments ; on ne les défend plus guère. Elle s'appuie sur la théorie osseuse, soutenue par Bouvier, Bouland, et connue, en Allemagne, depuis Roser et Volkmann, sous le nom de « Théorie de la surcharge ». Par suite de la position vicieuse adoptée par l'enfant, durant les heures de classe, l'équilibre normal de la colonne vertébrale est rompu ; le poids du corps se fait sentir sur une des moitiés de cet organe, et produit, comme conséquence, la difformité persistante.

**C. Prophylaxie.** — On peut la déduire de ce qui vient d'être dit. Il faut :

1° Combattre l'effet de la prédisposition en assurant aux enfants les meilleures conditions d'hygiène, un exercice salutaire; en les surveillant surtout au moment de la puberté ; en diminuant la sédentarité.

2° S'opposer à l'action de l'immobilité prolongée, en interrompant les classes par des repos, en permettant les changements de position, en alternant judicieusement les exercices, en réduisant les devoirs à la maison.

3° Proportionner les pupitres-bancs à la taille des élèves, et donner à ces meubles les dispositions les plus conformes aux exigences de la physiologie ; exiger l'aplomb parfait de la base de sustentation, son appui sur une largeur suffisante ; assurer un bon éclairage, prévenir et corriger la myopie (1).

4° Renoncer aux méthodes d'écriture qui forcent à prendre une mauvaise attitude : le sujet est bien placé, lorsque la moitié supérieure de son corps est droite, le bassin et les épaules parallèles au bord de la table, la tête droite ou un peu inclinée en avant, l'avant-bras seul appuyé sur la table, également à droite et à gauche.

Le traitement est surtout prophylactique.

Dans les degrés légers, on obtient aisément la correction, en redressant les attitudes, et en associant à un traitement tonique les exercices gymnastiques appropriés. Dans les degrés plus avancés, dont on peut encore espérer la guérison, on a renoncé aux corsets mécaniques et aux appareils plus ou moins compliqués, qui se proposent d'exercer des pressions sur les parties saillantes, une traction du côté de la concavité de la courbure. Une série d'exercices de gymnastique orthopédique, la suspension aux anneaux, à la barre fixe, à l'échelle orthopédique, la station verticale contre le mur, le jeu des haltères, figurent parmi les moyens préférés de guérison. Nous n'insisterons pas, renvoyant aux livres spéciaux pour de plus longs détails (2).

(1) Cuignet a signalé le torticolis oculaire. Id. Landolt.

(2) Voir Bouvier et Bouland. — Dict. encyclop. des sc. méd.

# CHAPITRE III

## DES MALADIES ATTRIBUÉES AU SURMENAGE ET A LA SÉDENTARITÉ. — TROUBLES GÉNITO-URINAIRES. GOITRE SCOLAIRE

### I. Maladies du surmenage.

Le surmenage a donné lieu, depuis quinze ans, à un grand nombre de travaux. Il a été à l'Académie de médecine, en 1887, à l'occasion des communications de Lagneau et de Dujardin-Beaumetz, l'objet d'une savante discussion, d'où il se dégage qu'on ne saurait le rendre seul responsable des méfaits qu'on lui attribue. Le rôle complexe de la précocité et de l'exagération du travail intellectuel, de l'immobilité prolongée dans un milieu confiné et plus ou moins dépourvu des conditions hygiéniques indispensables, intervient dans la genèse des maladies dont on l'accuse. Fonssagrive en a donné la synthèse dans sa formule très complète (1) : « L'enfant travaille trop tôt ; il travaille mal ; il travaille dans de mauvaises conditions hygiéniques. » Vallin, Lereboullet, le Fort, sont partisans de cet éclectisme. Brouardel et Peter ont démontré l'influence du séjour des villes sur l'état d'infantilisme que conservent beaucoup de jeunes citadins ; et Lagneau s'est assuré que les Parisiens natifs, sauf croisement, ne dépassaient pas ordinairement la 5e génération.

C'est donc autant aux réformes de l'hygiène qu'à celles de la pédagogie qu'il faut en demander la prophylaxie. Car, si on voit les maladies dont il est question augmenter de fréquence, dans ceux des établissements d'instruction où on travaille le plus, c'est-à-dire dans les lycées, collèges et maisons d'instruction supérieure, il faut reconnaître que beaucoup d'entre eux pèchent par l'alimentation, l'éclairage, l'aération ; qu'ils s'élèvent au milieu de quartiers populeux, au sein d'une atmosphère déjà « ruminée » par l'agglomération environnante et qu'ils offrent, en un mot, les dangers des internats.

Cette manière d'envisager la question, qui est la seule dépourvue d'exagération et d'absolutisme, nous montre encore qu'il n'est pas, en pathologie scolaire, de cause univoque qu'on puisse poursuivre ; et que des actions complexes viennent

(1) *L'éducation des filles.* Paris, 1869.

toujours s'associer, pour donner naissance à des entités morbides. qu'on n'atteindra qu'en s'attaquant à leur ensemble.

Ces principes établis, nous allons passer en revue les maladies dites du surmenage, en nous inspirant des travaux de Lagneau (1), Guillaume (2), Virchow (3), et d'autres documents épars que nous avons pu rassembler.

La myopie et la scoliose, que nous venons d'étudier, reconnaissent le surmenage au nombre de leurs causes. Nous n'avons plus à nous en occuper. Il prédispose aux maladies épidémiques : nous aurons l'occasion d'y revenir.

**Céphalalgie scolaire. Epistaxis.** — Etudiées par Crichton Browne, Teichler, Bennett, Keller, Blache, Huizinga, Westphal, Wirchow, Guillaume, Lagneau, Layet, Dujardin-Beaumetz, J. Rochard, Axel Key, Combe, et tous ceux qui se sont occupés de l'hygiène des écoles, ces deux manifestations de la congestion encéphalique sont corrélatives. La céphalalgie, ordinairement limitée au front, quelquefois étendue des orbites au vertex et aux apophyses mastoïdes, s'accompagne fréquemment de modifications du caractère qui devient nerveux et irritable, et d'inaptitude au travail. L'épistaxis lui succède souvent.

*Statistique.* — a. *Céphalalgie.* Guillaume :

(1) Acad. de médecine, 27 avril 1886.
(2) *Loc. cit.*
(3) *Loc. cit.*

garçons 28 %, filles 51 %. Les enfants les plus jeunes souffrent le plus.

Becker : sur 3 568 élèves des écoles de Darmstadt et de Bessingen, 27,3 %. Dans les villes, les basses classes, surtout pour les garçons, offrent les chiffres les plus élevés. Dans les collèges et les écoles supérieures de filles, au contraire, les classes supérieures l'emportent.

Teichler : 33 %, avec prédominance des basses classes. Layet fournit des constatations différentes. Les observations recueillies dans les milieux comme Saint-Cyr et Polytechnique lui donnent raison.

Bystroff, sur 7 478 garçons : petits 11,6 % ; de 14 à 18 ans, 22 à 40 %.

A. Key, sur 10 000 enfants : 45 % atteints de céphalalgie, d'épistaxis, d'anémie et de névroses.

A New-York, 17 % ; Wirchow et Westphal 15 et 20 % ; Crichton Browne 40,5 % chez les garçons et 52 % chez les filles.

En prenant la moyenne de toutes ces statistiques, on arrive à la proportion de 30 %, ou d'un tiers, avec un certain avantage en faveur des filles, bien que les faits contraires ne soient pas rares : question de milieu surtout.

En présence de documents contradictoires, il semble malaisé de préciser si la céphalalgie affectionne les élèves des basses classes, ou de préférence ceux des classes supérieures. Nous pensons avec J. Rochard que ces derniers sont beaucoup plus exposés, et cette opinion répond à l'observation journalière.

b. *Epistaxis.* : Guillaume : garçons, 22 °/o, filles, 20 °/o ; diminution, pour les garçons, dans les hautes classes.

Becker : filles, 15 °/o. Il admet, inversement, que le cas est plus commun dans les classes élevées des collèges et des écoles supérieures de filles, c'est-à-dire dans celles où on passe le plus de temps, tout en prenant le minimum d'exercice en plein air.

Lévy, à Polytechnique : 104 épistaxis sur 360 maladies.

Sans donner une idée bien exacte de la fréquence du phénomène, ces statistiques démontrent qu'elle est assez grande et que les élèves avancés dans leurs études y sont particulièrement enclins. Les filles jouiraient, vis-à- vis de lui, de quelque immunité.

*Pathogénie.* — La céphalalgie et l'épistaxis sont deux manifestations d'un même état, la congestion encéphalique provoquée et entretenue par : la précocité du travail ; l'immobilité prolongée ; l'inclinaison du corps en avant ; l'attention soutenue ; la surcharge intellectuelle ; le confinement ; la chaleur ; la viciation du milieu ; les amétropies. La délicatesse des centres nerveux et la fragilité du réseau pituitaire dans la jeunesse y créent une grande prédisposition.

Bennett incrimine surtout le confinement, Layet

la chaleur. Ces causes sont, en effet, d'observation commune. Wirchow croit devoir y joindre l'effet toxique de l'oxyde de carbone, qui s'échappe par les parois des poêles : nous connaissons la valeur de cet élément ; mais il n'en reste pas moins établi que les appareils locaux de chauffage donnent, par moments, beaucoup de chaleur, qu'ils la distribuent mal dans l'espace, à l'avantage des élèves les plus voisins, qu'ils dessèchent l'air si l'on n'a soin d'en entretenir l'hygrométricité et qu'ils ont leur part de l'étiologie qui nous occupe. L'effet d'une source lumineuse artificielle, fournissant beaucoup de calories, et placée trop près de la tête, est un facteur de même ordre, indépendamment de la viciation atmosphérique qu'elle peut entretenir si on n'y pare.

Dally (1) s'est appesanti sur les dangers de la « prématuration », c'est-à-dire de l'adaptation précoce des individus à des fonctions pour lesquelles ils ne sont pas mûrs. Demander un travail de quelque importance à un enfant qui n'a pas 7 ou 8 ans, un examen déjà compliqué à un écolier de 11 ans, un baccalauréat à un collégien de 16 ans est un contre sens. Par la persistance d'un effort intellectuel disproportionné avec ses moyens, on détermine, chez le sujet ainsi surmené, un état congestif habituel, des maux de tête et des troubles de la nutrition.

(1) Rev. d'Hyg. 1883, p. 205.

J. Rochard a mis en relief, dans ses diverses publications sur la matière, (1) l'influence néfaste de la sédentarité et de l'immobilité attentive. L'enfant a surtout besoin de grand air et de mouvement ; ses organes ne sont pas faits pour un travail soutenu et il s'y dérobe instinctivement. Les petits ne sont pas à leur place dans une école où tout leur est contrainte : station assise, la tête penchée sur des livres, immobilité, silence et attention, alors que leurs organes, imparfaitement développés, exigeraient tout le contraire. Si on remarque que l'attitude penchée en avant leur est habituelle, soit parce que la table-banc est mal construite ou mal appropriée à leur taille, soit parce qu'ils se tiennent mal et s'accoutument à s'approcher de leur travail, soir parce qu'ils sont atteints d'amétropies méconnues ou non corrigées, on trouvera dans l'ensemble de ces facteurs tout ce qu'il faut pour engendrer la céphalalgie. Dans l'attitude courbée, la constriction des vêtements autour du cou gêne la circulation veineuse, et les viscères abdominaux compriment le diaphragme, contribuant ainsi à congestionner les parties supérieures.

Quant à l'influence du surmenage, de la complexité et de la surcharge des programmes, du caractère encyclopédique de l'instruction moderne, où la mémoire tient plus de place que le raison-

(1) Rev. des Deux-Mondes, 1887, p. 425. *L'éducation de nos fils*, (Paris, 1890).

nement; quant à la répartition mal entendue du travail, qui « tient 12 à 13 heures par jour un élève de lycée dans l'atmosphère viciée des classes, assis sur un banc, livré aux travaux arides, énervants, astreint à une immobilité qui, à la longue, devient une douleur » à tel point que le régime des pénitenciers pourrait sembler moins pénible, elle a été dénoncée depuis longtemps par Victor de Laprade, dans son livre sur l' « Education homicide ». Et, de nos jours, Larger a convié à la lutte contre le surmenage toute une ligue de pères de familles dont il s'offre à soutenir les revendications. Parmi les éminents orateurs de l'Académie, bien peu refusent de souscrire à la nécessité d'une réforme.

Fayrer (1) admet qu'il existe une relation intime, entre la nutrition du corps et celle du cerveau. Le travail excessif de cet organe arrête le développement du reste de l'organisme.

L'enfant travaille trop : le fait est indubitable, non seulement pour les élèves studieux des classes élevées de l'enseignement secondaire, les internes en particulier, bien que les externes ne soient pas beaucoup plus favorisés avec les innombrables devoirs dont on les surcharge, et, par dessus tout, pour les candidats aux baccalauréats et aux écoles du gouvernement. Pour mieux dire, il travaille mal, il y a « malmenage » plutôt que surmenage, et on semble prendre à tâche de fatiguer son attention,

(1) Gaz. hebd. 1887.

en ne lui accordant jamais un instant de détente. Il y a, dit Javal (1), beaucoup d'analogie entre la fatigue cérébrale et la fatigue musculaire, qui se font sentir toutes deux dès le début du travail, et n'augmentent d'abord que lentement. Si le repos intervient fréquemment, de très courtes rémissions suffisent, tandis que si l'on attend trop longtemps, un long repos est nécessaire. La température s'élève dans le cerveau qui travaille (Broca). L'activité exagérée de cet organe se traduit par une congestion artérielle, avec rougeur du visage et des oreilles, bien qu'elle puisse coexister avec la pâleur de ces régions (Wirchow). Tout le monde signale l'incapacité de travail qui en résulte, et J. Rochard en a tracé, dans son langage éloquent, le saisissant tableau que voici : « Cela commence par un mal de tête d'abord fugace, mais qui devient bientôt continu ; le sommeil est troublé par des rêves dans lesquels le cerveau travaille encore ; l'appétit se perd, l'anémie se prononce, la sensibilité s'exalte ; et ces grands garçons, naguère si énergiques et résolus, deviennent nerveux comme des femmes, tressaillent au plus léger bruit et sentent les larmes leur venir aux yeux à la moindre émotion. Alors l'inquiétude les prend ; ils sentent que le travail ne leur profite plus, qu'ils ont trop présumé de leurs forces. Leur imagination surexcitée leur montre leur carrière

(1) Rapport de la Commission d'hygiène scolaire.

brisée, leur avenir perdu. Un désespoir démesuré s'empare de ces pauvres têtes déséquilibrées. C'est alors que le danger sérieux commence ; les lésions cérébrales ne sont pas loin, et, parmi ceux qui s'obstinent, plus d'un succombe à la peine. »

Lagneau, aussi, s'appesantit sur cette paresse cérébrale, accompagnée de modifications du caractère qui devient triste, nerveux et irritable ; Crichton Browne, Donkin, Caton, Nothnagel, Rossberg, Lereboullet, sur l'insomnie et le délire nocturne spécial, que Peter appelle « délire du candidat. » Fayrer croit qu'il existe, pendant la période de croissance, une sorte d'apathie intellectuelle, et que c'est alors que le cerveau risque le plus d'être influencé.

A vrai dire, la fatigue cérébrale menace moins les élèves d'un tempérament très fort, ou d'une intelligence très vive, que ceux qui sont doués de capacités moyennes, qui apprennent et comprennent lentement (Vallin, Browne, Huizinga) et même au-dessous de la moyenne (G. Colin). Quoiqu'il en soit, elle laisse après elle une lenteur intellectuelle plus ou moins durable, et un épuisement nerveux difficile à surmonter, qu'aggrave, soit dit en passant, l'insuffisance du sommeil (Béard, Eudes, Charcot).

Rappelons que M. Perrin a mis la céphalalgie scolaire au passif des anomalies de la réfraction et de l'asthénopie accommodative. Parinaud a étudié le même syndrôme sous le nom de céphalalgie neuro-oculaire, maladie qu'on observe plus particulièrement de 15 à 18 ans, chez les garçons de préférence, au cours de la période scolaire (1). L'algie est spécialement frontale, très localisée, souvent manifestée par la sensation de deux points douloureux distincts, à la racine des sourcils : l'application des yeux exagère la douleur qui force quelquefois à interrompre les études. Elle ressemble beaucoup à celle des hypermétropes, et coïncide souvent avec des troubles de la réfraction. Pourtant, la correction ne la fait pas toujours disparaître : ce qu'il faut surtout, c'est le repos des yeux, l'hydrothérapie, la campagne. Selon Berbez (2), l'influence d'un travail minutieux avec une lumière trop faible ou des verres trop forts, le fonctionnement inégal des deux yeux, figurent parmi les causes de la migraine ophthalmique, qui débute ordinairement bien après la période scolaire, mais se montre même à partir de dix ans chez les héréditaires. Il n'est pas douteux que la céphalalgie scolaire ne relève quelquefois de lésions oculaires.

L'hérédité (fils de tuberculeux, de nerveux, d'alcooliques, de diabétiques) avec la prédisposition et la dégénérescence de race ; la croissance trop-rapide, la puberté, le défaut de mouvement et l'ensemble défectueux de l'hygiène, ont été incriminés par Féréol, Lancereaux, G. Colin, qui croient

(1) *Les céphalalgies neuro-oculaires*, Paris, 1887.
(2) Gaz. hebd. 1888, p. 34.

peu au surmenage, et affirment que le sommeil et le repos dissipent aisément les effets de la fatigue cérébrale. Les jeunes filles atteintes seraient des chloroanémiques, des dysménorrhéiques, des hystériques ; les garçons des scrofuleux, des dyspeptiques. Il serait certainement injuste de ne pas reconnaître à la croissance une part de l'étiologie de l'affection dont il est question. Blache en a signalé la fréquence chez les enfants de 12 à 18 ans ; les étourdissements, les maux de cœur qui l'accompagnent, sont exaspérés par le travail intellectuel, et le caractère subit des modifications telles que nous les avons décrites. L'hérédité y joue son rôle, mais le confinement est une des causes déterminantes les mieux établies.

Au total, la céphalalgie scolaire a une étiologie complexe, et relève de diverses influences qui en revendiquent une part inégale : les unes sont surtout prédisposantes, comme l'hérédité et la croissance, les autres déterminantes, comme le surmenage, la tension intellectuelle et les anomalies de la réfraction. Un degré de plus, et on passe aux maladies nerveuses.

## II. Maladies nerveuses.

C. Browne constate l'affaiblissement croissant de la race, l'augmentation du nervosisme, et place au premier rang, parmi leurs causes, le système d'éducation qui tend à exagérer l'activité et la susceptibilité des nerfs en voie de développement. Teichler attribue au même excès l'altération des facultés mentales, le nombre croissant des affections nerveuses, des dégénérescences cérébrales, des névroses et des suicides. Hertel, en Danemarck, sur 16 889 garçons et 11 225 filles, en trouve respectivement 20 °/₀ et 4 °/₀ souffrant d'anémie et de nervosisme, Combe (1) croit qu'une prédisposition spéciale résulte de tares nerveuses héréditaires : c'est incontestable. J. Goodhart fait les mêmes remarques et constate que, souvent, les surmenés ne dorment qu'à l'aide des hypnotiques. Howie, Barret, Roué, font des constatations analogues. Potain classe les efforts intellectuels prolongés parmi les causes prédisposantes de la périencéphalite diffuse ; Fitch, Roué, Howie, parmi celles de la méningite tuberculeuse et de l'épilepsie. Sturges (2) attribue la chorée au surmenage, à la surexcitation des examens, aux devoirs excessifs, aux punitions corporelles imméritées. En 1882, 183 personnes appartenant à l'enseignement, 38 hommes et 145 femmes, sont entrées dans les asiles d'aliénés du comté de Galles : sur 19 malades d'un asile de Boston, Adams a noté 9 professeurs ; sur 10 atteints d'épuisement nerveux, 7 avaient exercé la même profession. De 1880 à 1884,

(1) Rev. médic. de la Suisse Romande, 1892, p. 170.
(2) Lancet, 1887.

8 doctoresses ont été admises dans des maisons de santé. Meynert rend le surmenage responsable de quelques maladies mentales, des neurasthénies, dont beaucoup passent inaperçues, parce qu'on les traite en ville, et estime que l'influence nuisible ne se fait pas sentir seulement sur les jeunes gens, mais aussi, dans l'âge mûr, par une disposition particulière aux maladies mentales et au suicide, qui s'accuse de plus en plus, de génération en génération.

## III. Maladies générales.

L'excès de travail détermine une faiblesse générale, un *arrêt dans le développement* : Coustan, mesurant le périmètre d'enfants du même âge comparativement, dans des établissements où on travaille 8 à 11 heures, et dans d'autres où on travaille 6 heures, a constaté, à l'avantage de ces derniers, un centimètre de taille, un kilogramme de poids et 10 centimètres de périmètre.

*Autotyphisation*. Peter voit dans le surmenage cérébral une des origines de l'autotyphisation par rétention de déchets de la nutrition. A la céphalalgie simple du début se joint, un peu plus tard, une fièvre qui ressemblerait beaucoup à la typhoïde n'était sa brusque invasion, et qui laisse après elle une longue torpeur intellectuelle. A un degré plus élevé, la typhoïde sera constituée, avec prédominance des symptômes nerveux, non que le surmenage soit capable de créer de toutes pièces cette maladie infectieuse, mais parce qu'il amoindrit la résistance de l'organisme et prépare le terrain à l'invasion microbienne.

*Albuminurie.* Clark l'a observée 10 fois sur 100 jeunes gens se préparant à l'école des Indes.

*Chlorose.* Elle est commune chez les jeunes filles de l'enseignement supérieur, surtout au moment de la puberté, avec concomitance de troubles nerveux, d'aménorrhée et de métrorrhagie. Robertson a démontré par une statistique que, chez les jeunes personnes élevées dans le milieu urbain, soumises aux travaux de l'esprit, les morts par suite d'accidents puerpéraux étaient 7 fois plus communes que chez les femmes qui n'ont pas subi cette contrainte.

*Scrofulose et tuberculose.* L'immobilité qui réduit, dans de larges proportions, le volume d'air inspiré ; la compression du thorax qui contrarie l'expansion du poumon ; l'air sali, les poussières, favorisent le dépôt du bacille de Koch dans les régions du poumon qui respirent le moins. Leur rôle a été mis en évidence chez les employés de bureaux, les ouvriers sédentaires des manufactures, les militaires retenus dans les chambrées (Lagneau). La scrofulose n'est sans doute qu'une manifestation atténuée d'une semblable invasion. Carmichael, cité par Wirchow, a vu, dans une classe sans préau, 7 filles sur 24 devenir scrofuleuses ; Arnott a confirmé l'observation précédente dans une école mal ventilée, que l'amélioration de l'aération parvint à assainir complètement. La phtisie subit, de 10 à 15 ou 20 ans, une croissance rapide. Sur 100 décès on en compte, de 5 à 10 ans, 4,81 ; de 10 à 15 ans, 12,50 ; de 15 à 20 ans, 31,88. En Italie, en 1884, sur 552 décès d'écoliers et d'étudiants de plus de 15 ans, 48,7 % et 61,5 %, suivant qu'il s'agissait de garçons ou de filles, relevaient de lésions tuberculeuses, proportion plus élevée que celle des prisonniers et 4 fois supérieure à la moyenne du même âge. Les étudiants fournissaient, sur 100 décès généraux, 12,8 victimes à la bacillose, alors que les agriculteurs et les bergers n'en donnaient que 7,5 et 7,1 (Lagneau). Selon E. Martin, beaucoup d'élèves de polytechnique meurent de 25 à 30 ans, de phtisie contractée à l'école pendant la durée des concours. J. Rochard atteste que la maladie se développe souvent sur les bancs du collège et qu'elle y marche avec une très grande vitesse. Aux causes déjà énumérées il joint l'ennui, les courants d'air froids dans les couloirs au sortir des études chauffées, et la contagion dont le rôle, depuis qu'on sait que le germe habite les crachats desséchés des tuberculeux, doit entrer en première ligne de compte. On sait enfin que la phtisie exerce les plus grands ravages, partout où la population est dense, dans les grandes villes, les ateliers clos et encombrés, les casernes populeuses, et que l'aérothérapie est peut-être la méthode qui, dans l'avenir, donnera quelque chance de survie aux tuberculeux (expériences de Brown-Séquard sur les cobayes).

*Troubles digestifs.* Ce sont d'abord les altérations dentaires signalées par Pitckievickz, Galippe, Magitot, E. Martin, Sitterwood, Chrétien, qui ont remarqué, avec bien d'autres, qu'à une période de travail excessif correspondaient des caries dentaires rapides, dénotant une congestion gingivale morbide et une sorte de dénutrition phosphatée générale au bénéfice du cerveau, siège du labeur; et des périostites alvéolo dentaires douloureuses. La fin de l'âge scolaire n'est-elle pas aussi le moment de l'apparition des dents de sagesse avec ses accidents variés qui ont d'ailleurs une signification toute différente ?

On observe aussi l'inappétence, la paresse de l'estomac, l'irrégularité des garde-robes, la dyspepsie, la tendance aux hémorrhoïdes et aux hypérémies viscérales, troubles dépendant tous de la gêne des viscères par le bord du pupitre et l'inclinaison du tronc en avant. Selon Motais, l'inclinaison latérale n'en est pas moins coupable. Elle fait que le rebord des fausses côtes descend au contact de la crête iliaque, et que la grosse tubérosité de l'estomac est refoulée sur la rate avec la portion correspondante de la masse intestinale (1).

(1) Acad. méd. 27 fév. 1894.

*Troubles génito-urinaires.* L'éréthisme qu'entretiennent la station assise continuelle, l'excitation de l'esprit, le frottement des cuisses entrecroisées l'une contre l'autre et contre le pupitre, la contagion de l'exemple, sont les origines reconnues d'un vice trop répandu dans les maisons d'éducation ; tandis que la congestion du bassin, et le retard fréquemment apporté à la satisfaction des besoins naturels explique la faiblesse de la vessie.

*Goître scolaire.* Nous l'avons renvoyé à cette place, car son existence en tant que maladie scolaire n'est pas bien démontrée. Guillaume rapporte la genèse du « gros cou » à la station assise et s'étonne qu'il n'ait pas davantage attiré l'attention. L'hypertrophie est la résultante de congestions répétées par le mécanisme suivant : l'enfant, fatigué d'être assis, relâche son système musculaire, se laisse aller. Les muscles de la nuque et du dos ne soutenant plus la tête, celle-ci pèse d'un poids exagéré sur la colonne vertébrale cervicale qu'elle écrase, qu'elle force à se projeter en avant, repoussant les parties molles vers le sternum et les clavicules et comprimant les vaisseaux veineux. Cols et cravates agissent dans le même sens. — Pendant les vacances l'hypertrophie disparaît. Les filles en sont atteintes de préférence, mais les garçons ne sont pas épargnés, et elle se constitue souvent en moins d'une année. Sur 731 écoliers des collèges municipaux (350 garçons et 381 filles), 169 garçons et 245 filles en étaient affectés à un degré plus ou moins léger. Il n'est pas à notre connaissance qu'on ait confirmé en France les observations de Guillaume, en dehors des régions à endémie. Seul Nogorski, à l'étranger, affirme, d'après Leschaft, que, sur 793 écoliers des internats de Saint-Pétersbourg, 2,9 °/₀ à 2,5 °/₀ goîtres dans les premières classes, 55, 3 °/₀ et 41 °/₀ dans les dernières ont été constatés. Guillaume refuse toute influence à l'endémie inconnue à Neufchâtel, théâtre de ses observations, et rejette l'intervention étiologique de la puberté qu'on ne peut incriminer chez des enfants de 10 à 12 ans. La question est à revoir et à élucider.

Le résultat définitif des diverses affections que nous venons de passer en revue, c'est que deux fois plus de gens instruits que d'ignorants sont ajournés par les conseils de révision (Finkelnburg) et, qu'en France, sur 1 000 jeunes gens en général, 540 sont admis dans l'armée, et 460 dispensés ou ajournés, tandis que sur 1 000 instruits les chiffres deviennent 425 et 575.

Prophylaxie. Elle se résume en ceci :

1° Ne pas commencer trop tôt l'instruction des enfants.

2° Diminuer la surcharge des programmes.

3° Interrompre les classes par des récréations ; augmenter la durée des repos ; faire alterner les exercices.

4° Assurer un sommeil réparateur.

5° Installer parfaitement la ventilation, le chauffage, l'éclairage, le mobilier.

6° Rectifier les positions vicieuses.

7° Développer le corps par des exercices gymnastiques soigneusement choisis.

8° Proportionner les exigences à la capacité intellectuelle de chacun, etc.

Hertel, A. Key, Holbech (1), ont montré, à l'aide de statistiques, que la morbidité et la mortalité sont d'autant plus faibles que les écoles sont mieux organisées.

Il nous a paru logique de faire suivre ce chapitre de celui que nous avons consacré à l'examen de l'emploi du temps dans les écoles.

(1) Congrès de Copenhague, 1884.

# CHAPITRE IV

## L'EMPLOI DU TEMPS ET LES PROGRAMMES

### I. Ecoles maternelles.

Les tout jeunes enfants sont incapables d'attention et d'immobilité. Aussi, s'accorde-t-on à demander que l'instruction proprement dite ne soit pas entreprise avant l'âge de 7 ou 8 ans. L'école maternelle, dans la pensée de ses fondateurs, Oberlin, Mme de Pastoret, Robert Owens, Cochin et Frœbel, n'avait pour but, en recueillant les enfants privés de la surveillance maternelle, par suite des exigences croissantes de l'industrie, que de les placer dans de meilleures conditions de bien être matériel et moral, de les élever en liberté, en plein air, « dans la joie, » en laissant la plus large part à l'activité, à la mobilité, à la curiosité, qui sont les tendances caractéristiques du jeune âge. Ils évitaient les grandes agglomérations d'élèves, qui sont la négation de la surveillance individuelle, de l'affection, de l'intimité et de la confiance qui doivent s'établir entre les enfants et leurs maîtresses.

Le succès de l'institution a eu le résultat fâcheux de conduire à l'adoption de l'enseignement mutuel et à des pratiques dont elle ne s'est pas encore complètement affranchie, bien que la méthode mutuelle ait été abandonnée. C'est au point que bien des esprits sérieux considèrent l'école maternelle moins comme un bienfait que comme une nécessité qu'il faut subir, ne fût-ce que pour recueillir les enfants abandonnés par des mères indignes, et s'efforcent de restituer et de conserver à la famille la large part qui doit lui revenir de l'éducation de la première enfance. L'un des moyens à poursuivre, pour entrer dans cette voie, c'est de donner le plus grand soin à l'éducation des filles, qui, devenues mères, seront capables de surveiller l'instruction de leurs jeunes enfants.

L'école maternelle ne jouit pas d'une grande faveur en Allemagne. On craint que la liberté qu'on y laisse aux élèves ne vienne à émousser chez eux l'attention. On redoute, d'autre part, la diffusion des maladies épidémiques dans ce milieu si bien préparé à en cultiver les germes.

Quoiqu'il en soit, et puisqu'elle répond à un besoin, il faut en faire une préparation à l'école primaire et se borner à donner aux enfants, pendant les premières années, des habitudes d'ordre, de discipline, d'attention et de réflexion, et, tout au plus, quelques notions élémentaires. C'est par le sens de la vue que l'instruction pénètre dans le jeune âge, et les leçons de choses y doivent prédominer. C'est dans cet ordre d'idées qu'étaient organisés les « jardins d'enfants » de Frœbel.

La méthode Lancastrienne, importée d'Angleterre, et qui souleva, à son heure, un véritable enthousiasme, s'éloignait déjà beaucoup de cette simplicité. Elle comprenait le travail manuel, le chant, la gymnastique, l'exercice corporel, l'étude expérimentale de la nature, les lois et la pratique de la morale humaine, l'écriture, la lecture et le calcul, c'est-à-dire à peu près notre programme actuel. Ce qu'on lui reproche surtout, car ces grands mots déguisent des choses assez simples, c'est sa discipline toute spéciale, son cérémonial saugrenu, l'instruction mnémotechnique, acquise par des procédés factices (1), ensemble de procécés qu'on a décoré du nom de « méthode des salles d'asiles », et qui tend à faire des enfants des êtres passifs, des automates, accoutumés à se mouvoir avec une précision mathématique, au signal du claquoir et du sifflet : c'est-à-dire, tout ce qu'il y a de moins conforme au besoin d'individualité et d'activité propre, d'initiative personnelle. Cette méthode était imposée, nous l'avons dit, par le grand nombre d'enfants à instruire en même temps, les

(1) Mme Kergomard. — *Les écoles maternelles.* Mém. et doc. scol. 2e série, fasc.

disproportions d'intelligence, l'insuffisance du personnel, l'imperfection du mobilier (Gréard).

L'impression de la méthode que nous venons d'esquisser est restée si profondément gravée dans les usages, que les réformes tentées en 1881 et en 1887 n'ont pu enlever complètement à l'école maternelle ce caractère de « dressage » ; que de la méthode de Frœbel on n'a pas su saisir l'esprit, mais seulement un mécanisme qui se substitue au précédent, et que « la petite boîte avec son cortège de paroles sacramentelles a pris la place du cocon et du grain de blé (1) ».

Il faut absolument renoncer à l'enseignement dogmatique réédité avec exagération par les programmes de 1855 ; s'adresser à l'intelligence plutôt qu'à la mémoire ; instruire en amusant et faire un judicieux emploi des leçons de choses auxquelles Frœbel accordait une si large place. C'est pour y parvenir qu'on a décidé que les établissements nouveaux ne recevraient pas plus de 125 à 150 élèves, qu'on les meublerait de petites tables et de sièges à dossiers, et que la commission pour la révision des programmes, réunie le 25 janvier 1887, conclut : « Il n'y a pas lieu de fixer de programmes. Tout ce qu'on peut demander à la maîtresse, c'est de surveiller les enfants, de les distraire et de leur donner des soins d'hygiène et de propreté. Pour

(1) Mlle MATRAT. — *Les Écoles maternelles.* Mémoires et doc. scol. 2e série, fasc.

la section supérieure seulement, 3 heures de classe suffiront, et encore faut-il entendre par là un entretien familier qui ne doit jamais durer au-delà de 20 minutes, sans limite impérative, car un entretien intéressant pourra être quelquefois prolongé sans surmenage, et souvent, en restreignant le temps, on n'arrive pas à entraîner à l'attention l'esprit si fugitif des enfants. C'est une question de tact et d'opportunité ».

M. Gréard pense que les premiers éléments de l'écriture, de la lecture et du calcul, peuvent trouver place dans l'enseignement de la section supérieure de l'école maternelle.

La commission d'hygiène scolaire a admis la division en trois sections au lieu de deux, fixées par le règlement de 1881 (2 et 3 ans ; 4 et 5 ans ; 6 et 7 ans) ; aucun enfant ne devant être admis dans la section supérieure avant 6 ans révolus. Elle a réparti le travail de la façon suivante.

Les enfants entreront à l'école à 10 heures du matin et en sortiront à 11 h. 1/2. La classe de l'après-midi durera de 2 h. 1/2 à 4 heures (2 et 3 ans). Les enfants de 4 et 5 ans entreront à la même heure, mais séjourneront 1/2 heure de plus. Ceux de 6 et 7 ans entreront à 9 heures. Pour tous, la classe de l'après-midi restera la même, en vertu de ce principe, que le maximum du travail doit toujours être demandé le matin. Tous les enfants prendront, en une seule fois, 1/2 heure de récréation en dehors de la salle.

Trois exercices différents seront faits en une heure et chacun durera 1/4 d'heure, séparé du suivant par cinq minutes de mouvement avec chant. La classe de l'après-midi sera coupée par une récréation d'une 1/2 heure consacrée aux jeux en liberté.

Les vacances ne répondent à aucune autre nécessité que celle du nettoyage des locaux.

Les programmes du 17 janvier 1887 mettent au premier rang l'exercice physique, allègent la partie intellectuelle et n'existent que « pour indiquer le sujet de causerie » quand l'occasion s'en présentera. Ils comportent des soins d'hygiène et de propreté, les connaissances usuelles d'histoire et de géographie, des jeux et des mouvements, des chants et des exercices manuels, les premiers principes d'éducation morale, des exercices de langage, des récits et contes, des entretiens familiers, et enfin les premiers éléments de la lecture, de l'écriture et du calcul. La sagesse consiste à savoir se restreindre et comprendre l'esprit, non la lettre de ces programmes.

*Classes enfantines.* Il n'est pas nécessaire de leur attribuer un programme spécial : ou bien elles remplacent l'école maternelle et s'accommodent du précédent ; ou elles sont réellement une classe de transition et elles peuvent s'inspirer des programmes de l'école primaire dans sa section élémentaire. La présence des enfants n'y excédera pas 3 heures, avec des classes de 45 minutes au plus.

## II. Ecoles primaires élémentaires.

« L'objet de l'Instruction primaire, dit Monsieur Gréard (1), n'est pas d'embrasser, sur les diverses matières auxquelles elle touche, tout ce qu'il est possible de savoir, mais bien d'apprendre, dans chacune d'elles, ce qu'il n'est pas permis d'ignorer ». La méthode doit être courte et facile, s'adresser à l'intelligence plutôt qu'à la mémoire, habituer l'enfant à découvrir ce qu'on veut qu'il trouve, avoir un caractère pratique, usuel ; voilà pour le côté pédagogique.

Il faut que la durée des travaux soit courte, que celle des récréations soit suffisante pour reposer l'esprit, qu'on les donne en plein air, que les exercices intellectuels se fassent mutuellement diversion, et que la répartition des temps de repos crée ceux-ci assez nombreux et assez rapprochés, pour que la fatigue cérébrale n'atteigne jamais le point où l'attention commence à faiblir, et cependant assez courts pour ne pas surexciter la circulation, au point de rendre difficile la reprise du travail. Voilà pour le côté hygiénique (2).

Dans la pratique, les élèves de l'école primaire élémentaire restent en classe de 9 heures du matin

(1) *L'instruction primaire*, p. 87.
(2) Commission d'hygiène scolaire.

à 4 heures du soir, et n'ont qu'une récréation d'une heure pendant laquelle ils déjeunent. Le quart d'heure qui leur est octroyé pour interrompre la classe, est employé à aller aux privés en silence et en rangs (1). C'est trop, si on songe surtout que les plus zélés font encore des heures supplémentaires et des devoirs à la maison.

Les élèves du cours élémentaire resteront, au maximum, 2 heures le matin et 2 heures le soir, y compris une récréation au milieu de chaque séance ; Lagneau se contenterait de trois heures de travail. Une classe supplémentaire de deux heures au plus pourra avoir lieu pour eux le jeudi matin. On ne consacrera jamais plus d'une demi-heure aux exercices scolaires, y compris les préliminaires, les interrogations et un repos d'au moins cinq minutes. Point de devoirs.

Ceux du cours moyen pourront supporter 6 heures de classe coupées par des récréations, chaque séance étant interrompue par deux repos d'au moins dix minutes chacun. La classe sera fermée quand la température atteindra + 22°. On exigera que tous les élèves prennent part à toutes les récréations. Une heure de devoirs à la maison.

Ceux du cours supérieur auront également 6 heures de classe et 1 h. 1/2 de travail à la maison, avec une restriction de ce dernier pour

(1) J. Rochard. — *Loc. cit.*

les souffrants et les débiles. Les classes supplémentaires, admises seulement pour les élèves du cours supérieur, à l'approche des examens, n'auront jamais lieu le soir et seront séparées des cours ordinaires par au moins 1/4 d'heure de récréation. Le dimanche restera absolument libre, occupé par des promenades à l'extérieur. On pourra y consacrer aussi l'après-midi du jeudi.

En Amérique on tolère, au milieu des exercices, un repos avec conversation à mi-voix, changements de place, libres mouvements du corps et des membres : cette pratique est à imiter.

Les grandes vacances, plus utiles aux maîtres et aux parents qu'aux écoliers, si les règles précédentes ont été observées, varieront de durée avec les âges : réduites à une semaine pour le cours élémentaire, à 15 jours pour le cours moyen, elles conserveront la durée actuelle pour le cours supérieur.

Le sommeil, dans les pensionnats primaires, devra être calculé d'après un minimum de 9 heures pour les enfants de 12 ans, de 10 heures pour ceux de 7 à 10 ans, et la durée en sera plus longue l'hiver que l'été. Les récréations seront les mêmes qu'à l'école normale (voir plus loin). Le lever aura lieu à 5 h. 1/2 l'été, 6 h. 1/2 l'hiver. Il n'y aura pas d'étude le matin pour les plus jeunes pensionnaires ; le temps qui sépare la classe du matin de celle du soir demeurera entièrement libre : une courte récréation précèdera le repas du soir et jamais il n'y aura d'étude après. Le piquet et les retenues seront interdits (Jacoulet). Nous reviendrons plus longuement sur les punitions corporelles.

A la société Vaudoise, Combe a insisté pour que la longueur des leçons n'excède pas 40 minutes de 7 à 10 ans, 50 minutes de 10 à 15 ans, pour que chaque leçon soit suivie d'une récréation de 5 minutes en hiver, de 10 minutes en été et même de 20 minutes au-dessous de 10 ans ; et pour qu'on n'en prive jamais l'enfant sous prétexte de punition. 3 h. 1/2 de leçon de 7 à 10 ans ; 4 heures de 10 à 12 ans seraient suffisantes, et il conviendrait de restreindre beaucoup les devoirs à la maison. Nos voisins sont, on le voit, plus larges encore que nous-mêmes.

Burgerstein (1) a essayé de démontrer expérimentalement la nécessité de limiter la durée des classes à 3/4 d'heure. A des enfants de 11 à 13 ans il a donné un travail familier, consistant à additionner et à multiplier des nombres imprimés et courts, constamment variés. Il a retiré les feuilles après chaque période de travail de dix minutes, en séparant chacune de ces périodes de la suivante par un repos de 5 minutes. La somme des erreurs s'accrut rapidement avec la durée de l'épreuve et atteignit le maximum pendant le 3e quart d heure, donnant, pour ainsi dire, la mesure de la fatigue éprouvée par les sujets.

(1) Congrès d'hygiène et de démog. de Londres, 1891.

D'un autre côté, Fayrer (1) a insisté sur la part considérable qui revient, dans le surmenage intellectuel, à l'obligation des devoirs à la maison. C'est au moment où l'enfant grandit rapidement, où son cerveau s'accroît jusqu'à se rapprocher beaucoup de son volume définitif, qu'on lui demande des efforts intempestifs qui menacent de l'épuiser, tout en le privant de la vie au grand air et de l'exercice physique si nécessaires à cette période de la vie. Le travail qui s'exécute le soir après une journée de fatigue est une mauvaise pratique qui entraîne l'insomnie, le nervosisme et la débilité ; et les périodes où elle offre le plus de danger sont celles de la 2e dentition et de la puberté. L'auteur exprime l'avis d'interdire le travail du soir jusqu'à l'âge de 10 ou 12 ans, et de le restreindre beaucoup à partir de cet âge.

Les réformes qui ont été discutées à la Commission de la Révision des programmes, ont été la réponse aux craintes exprimées par Mgr Freppel à la Chambre des députés en 1887. L'orateur s'y est élevé contre les 30 heures hebdomadaires de classe imposées à tous les enfants sans distinction ; contre l'immobilité à laquelle un tel abus les condamne, et l'étiolement dont elle est le résultat : conséquence d'autant plus grave que l'enseignement primaire est obligatoire. C'est à cette époque

(1) Gaz. hebd. 1887. Traduct. CATRIN.

que s'éleva la fameuse discussion de l'académie, dont nous avons parlé.

La Commission accepta le principe de 3 h 1/2 de classe pour le cours élémentaire, de 4 h 1/2 pour le moyen, de 5 h. 1/2 pour le supérieur (à peu près les fixations ci-dessus), avec deux heures d'exercice corporel pour chaque division ; reconnut qu'il y avait surtout « malmenage » causé par l'interprétation défectueuse des programmes, le zèle extrême ou l'inexpérience de certains maîtres, l'insuffisance numérique du personnel enseignant ; qu'il y avait lieu de simplifier et de préciser les programmes sans les amoindrir au point de détruire l'habitude de l'effort intellectuel, et qu'il fallait s'en prendre surtout aux devoirs du soir ; que 6 heures de présence à l'école, avec les coupures admises, se réduiraient aisément à 4 h. 1/2 avec des travaux assez variés pour ne pas fatiguer les élèves ; qu'il fallait laisser quelque latitude aux instituteurs, suivant la force de leurs auditeurs, et n'indiquer que des moyennes, ou une limite à ne pas franchir, conforme au tableau suivant :

## I. — *Soins d'hygiène et de propreté. — Récréations et exercices physiques.*

| | Section enfantine | Cours élémentaire | Cours moyen | Cours supérieur |
|---|---|---|---|---|
| Hygiène et propreté | 2h | 2h | 1h | 1h |
| Récréations et mouvements | 8 | 4 ,30 | 2 ,30 | 2 ,30 |
| Gymnastique et exercices militaires | » | 2 | 1 | 1 ,15 |
| Chant | 2 | 2 | 1 | 1 ,15 |
| Travail manuel | 3 | 2 | 2 | » |
| Total | 15h | 12h,30 | 7h,30 | 6h |

## II. — *Exercices intellectuels.*

| | Section enfantine | Cours élémentaire | Cours moyen | Cours supérieur |
|---|---|---|---|---|
| Morale | » | » | 1 | 1h |
| Ecriture | 3h | 5h | 2, 30 | 2 |
| Lecture, langue française, entretiens divers pour les sections enfantines | 6 | 6 | 10 | 10 |
| Histoire et géographie, instruction civique | 1 ,30 | 2 | 3 | 3 ,30 |
| Calcul et géométrie | 2 | 2 | 3 | 4 |
| Connaissances usuelles et scientifiques, agriculture | 1/2 | 1/2 | 1 | 1 ,30 |
| Dessin | 2 | 2 | 2 | 2 |
| Total | 15 | 17 ,30 | 22 ,30 | 24 |
| Total général | 30h | 30h | 30h | 30h |

Le programme annexé à l'arrêté du 18 janvier 1887 prescrivait, chaque jour, une leçon de morale dans les deux premiers cours, deux heures de français, 1 heure à 1 h. 1/2 d'enseignement scientifique, une heure d'histoire et de géographie, une heure d'écriture, une heure de dessin tous les deux jours, une ou deux heures de chant par semaine, une séance de gymnastique tous les deux jours, des exercices militaires tous les jeudis et les dimanches, deux ou trois heures par semaine de travaux manuels. Le tableau adopté par la Commission, tout en réduisant les heures de travail proprement dit, et surtout en leur accordant une meilleure répartition, laisse une plus large place à l'hygiène et aux exercices physiques. — En outre, la Commission établit qu'il faut, autant que possible, que les exercices intellectuels ne prennent pas plus de vingt minutes et ne soient pas consécutifs; qu'ils ne dépassent pas 1/2 heure dans les deux autres sections et tout au plus 3/4 d'heure pour certaines matières du cour supérieur. L'école primaire élémentaire peut se suffire avec ses six heures de présence. La surveillance peut y être ajoutée en dehors des cours, pour s'opposer au vagabondage des enfants, mais sera employée non à des études, mais à des promenades, à des exercices corporels, tout au plus à des lectures. Les devoirs à la maison ne sont admissibles à aucun titre. — On évitera de faire refluer sur le cours moyen les matières qui doivent être enseignées dans le cours supérieur, et on s'efforcera de créer ce cours supérieur et d'y retenir les enfants jusqu'à 13 ans, sans les faire sortir des programmes des cours élémentaires. Le succès de l'examen en vue du certificat d'études ne devra pas être la préoccupation unique ni une occasion de travail hâtif, de « surchauffement ». Le maître s'efforcera de distinguer ceux des élèves dont l'intelligence est lente et de leur demander un effort proportionné à leurs moyens. Il favorisera le travail manuel.

Le certificat d'études sera conservé à titre de stimulant et portera sur les matières du cours supérieur ; on s'y présentera à 13 ans. On pourrait rendre facultatif l'examen de 13 ans, et obligatoire une épreuve moins sérieuse, à 11 ans. Tout élève qui ne l'aurait pas subie avec succès resterait en classe jusqu'à réparation de son échec ou jusqu'à 13 ans.

Tout ce qui vient d'être dit s'applique aussi bien aux filles qu'aux garçons, et les filles sont peut-être plus exposées encore que les garçons au surmenage, avec la manie qu'on a de leur enseigner tout à la fois. On arrive ainsi à 10 ou 11 heures de travail journalier. Il serait bon de réserver un peu plus de temps à l'étude des soins du ménage.

En résumé, sur 6 heures de présence à l'école primaire, il y aurait 4 h. 1/2 pour le travail intellectuel, 1/2 heure pour les exercices physiques, le chant, le travail manuel ; dans les sections enfantines et les classes enfantines, 3 heures d'exercices intellectuels et 3 heures d'exercices physiques et récréatifs. La durée de chaque leçon n'excéderait pas 20 minutes dans la section enfantine et le cours élémentaire, 30 minutes dans le cours moyen, 45 minutes dans le cours supérieur, et les leçons seraient coupées par 1/4 d'heure de récréation.

### III. Écoles primaires supérieures.

Le but de la Commission a été d'y réduire le travail intellectuel au bénéfice du travail manuel :

La durée de l'enseignement proprement dit, qui est actuellement de 25 heures par semaine, serait réduite à 20 heures, soit 4 heures par jour, y compris le repos du jeudi et du dimanche. Trois heures par jour seraient consacrées au travail manuel.

La durée des classes varierait de 1 heure à 1 h. 1/2, sans jamais astreindre les élèves à une sédentarité de plus de 50 minutes : 6 heures par semaine seraient consacrées à l'enseignement scientifique, 4 heures aux langues vivantes, 3 heures au dessin et au modelage, 1 h. 1/2 aux leçons de gymnastique, qui dureraient 1/2 heure et auraient lieu 1 h. 1/2 au moins après les repas. Le jeudi matin serait consacré à l'exercice militaire. Par semaine on ferait une leçon théorique de musique de 50 minutes et une application chantée de 1 h. 1/2. Chaque jour le travail scolaire commencerait et se terminerait par un chant.

La durée du sommeil serait de 9 heures. Celle des travaux manuels qui, par le règlement de 1887, est fixée à 4 heures par semaine, devrait être portée à trois leçons d'une heure 1/2 la première année, à 4 et 5 leçons les années suivantes. Les filles exécuteraient, en première année, 3 heures de couture, 1 heure de coupe et d'assemblage ; en deuxième année la même chose, avec introduction de la machine à coudre ; en troisième année 4 heures par semaine de couture, 1 heure de coupe et d'assemblage ; pendant les 3 années, 1 heure d'enseignement des travaux du jardinage et 1 heure de ménage par semaine.

L'enseignement littéraire et scientifique serait donné dans les classes du matin, et, suivant que leur durée serait de 1 heure ou 1 h. 1/2, il y en aurait deux ou trois avec 10 minutes de récréation entre deux classes. Toute classe de 1 h. 1/2 serait interrompue par un repos ; deux heures sépareraient les classes du matin de celles du soir, dont 1/2 heure pour le repas. Le soir, il y aurait 1/2 heure de récréation avant l'entrée en étude qui, facultative dans les externats, obligatoire dans les internats, se terminerait au repas du soir sans que la durée en pût dépasser 1 h. 1/2. Il n'y aurait rien après le repas du soir.

La répartition des classes, exercices et récréations, est donnée par les deux tableaux suivants :

*Tableau A. Horaire*

| | |
|---|---|
| A 6 h. ou 6 h. 1/2, lever . . . .<br>De 6 h. 1/2 à 7 h. ou de 7 h. à 7 1/2, étude . . . . . . . .<br>De 7 h. 1/2 à 8 h. déjeuner (*a*) .<br>De 8 h. à 11 h. classes (*b*). . .<br>De 11 h. à 11 h. 1/2, repas . .<br>De 11 h. 1/2 à 1 h. récréation .<br>De 1 h. à 2 h. 1/2, classe . . .<br>De 2 h. 1/2 à 3 h. récréation. .<br>De 3 h. à 4 h. classe (*c*). . . .<br>De 4 h. à 4 h. 1/2, gymnastique (*d*).<br>De 4 h. 1/2 à 5 h. récréation (*a*) .<br>De 5 h. à 6 h. ou 6 h. 1/2, étude (*a*).<br>De 6 h. 1/2 à 7 h. repas . . .<br>De 7 h. à 7 h. 1/2, récréation .<br>De 7 h. 1/2 à 8 1/2, étude libre ou récréation. . . . . . . | *a*) L'emploi du temps avant 8 h. et après 4 h. 1/2 ne concerne que les écoles où il y a des internes ou des demi-pensionnaires.<br>L'étude du matin sera de 1 h. ou de 1 h. 1/2 selon que celle du soir sera de 1 h. 1/2 ou de 1 h.<br>*b*) Il y aura 2 ou 3 classes suivant qu'elles dureront 1 h. 1/2 ou 1 h. Chaque classe d'une heure sera séparée de la suivante par 10 minutes de récréation ; chaque classe de 1 h. 1/2 sera coupée par un repos de 10 minutes. Les mouvements seront pris sur la durée des classes.<br>*c*) Cette classe doit être employée à des travaux manuels, le dessin, le modelage ou la musique.<br>*d*) Seulement 3 fois par semaine les jours où il n'y a pas musique ou travaux manuels.<br>*a*) Selon que l'étude du matin aura été de 1 h. 1/2 ou de 1 h. |

*Tableau B. Répartition de l'Enseignement.*

| Nature des matières de l'enseignement | Durée de la leçon | Nombre total d'heures par semaine | | |
|---|---|---|---|---|
| | | 1re année | 2e année | 3e année |
| *Enseignement littéraire* (6 h.) | | | | |
| Langue et littérature françaises | 1 h. ou 1 h. 1/2 | 3 | 3 | 3 |
| Histoire et géographie | 1 h. ou 1 h. 1/2 | 1 h. 1/2 | 1 | 1 |
| Ecriture | 1/2 | 1/2 | 1/2 | 1/2 |
| Morale, instruction civique, notions de droit usuel et d'économie politique | 1 h. ou 1 h. 1/2 | 1 | 1 h. 1/2 | 1 h. 1/2 |
| *Enseignement scientifique* | | | | |
| Mathématiques | 1 | 2 | 2 | 2 |
| Physique | 1 h. 1/2 | 1 h. 1/2 | 1 h. 1/2 | 1 h. 1/2 |
| Chimie | 1 h. 1/2 | 1 h. 1/2 | 1 h. 1/2 | 1 h. 1/2 |
| Histoire naturelle, hygiène | 1 | 1 | 1 | 1 |
| Comptabilité | 1 | 1 | 1 | 1 |
| *Enseignement professionnel* | | | | |
| Dessin et modelage | 1 h. 1/2 | 3 | 3 | 3 |
| Travaux manuels et agricoles | 1 h. 1/2 | 4 h. 1/2 | 6 | 7 |
| Travaux de ménage | variable | 6 | 6 | 7 |
| Langues vivantes | 1 ou 1 1/2 | 4 | 4 | 4 |
| Gymnastique et exercices militaires | » | 2 | 2 | 2 |
| » » » | 1/2 | 1 h. 1/2 | 1 h. 1/2 | 1 h. 1/2 |

## IV. Écoles normales d'Instituteurs et d'Institutrices.

C'est dans ces écoles que le surmenage est le plus accentué. Les concours pour y être admis donnent pourtant, en moyenne, 25 places à 50 candidats. Chaque année de cours est clôturée par un examen. Les cours sont très-multipliés ; on se lève a 5 h. 1/2 en été, et trois récréations d'une 1/2 heure, sont seules consacrées au repos. Les élèves maîtresses sont spécialement éprouvées : sujettes aux déformations et aux maladies, elles voient souvent se supprimer leurs règles et grandir la chloro-anémie. Leur santé va, d'ailleurs, plutôt en s'améliorant vers la 3e année, a cause de la régularité du travail. Néanmoins,il est désirable que les programmes soient atténués.

Il sera accordé, chaque jour, 4 h. 1/2 en moyenne à l'enseignement littéraire et scientifique, 4 heures au travail personnel et à l'étude, 8 heures au sommeil pour les instituteurs, 9 heures pour les institutrices. Le reste du temps sera consacré aux soins de propreté, aux repas, aux récréations, à la musique, aux travaux manuels, à la gymnastique et aux exercices pédagogiques. Au total, le travail intellectuel occupera 24 h. 1/2 par semaine en première et en troisième année, 25 h. 1/2 en seconde.

Les mêmes chiffres deviendront, pour les écoles d'institutrices, 22 et 23 heures.

Il sera attribué chaque semaine, dans les écoles d'instituteurs, 7 heures en première et deuxième année, 8 heures en troisième année, aux travaux manuels et agricoles, aux exercices gymnastiques et militaires ; et, dans les écoles d'institutrices, 5 heures en première et en deuxième année, 3 heures en troisième année, aux travaux de couture, de ménage, de jardinage et à la gymnastique. Le dimanche et l'après-midi du jeudi seront consacrés aux sorties, aux récréations, aux promenades, aux excursions géologiques, botaniques, etc. La matinée du jeudi sera comptée comme 1/2 journée de travail.

Javal demande, comme vacances, 8 jours à Pâques, 10 en janvier, et 4 à 5 semaines de grandes vacances.

Répartition des matières de l'enseignement et emploi du temps.

*Tableau 1. Horaire.*

| Hiver | Été | |
|---|---|---|
| 6 h. . . . . | 5 h. 1/2. . . | Lever (pour les institutrices) 1/2 h. plus tard. |
| 6 h. 1/2 à 8 h. . | 6 h. à 7 h. 1/2. | Etude. |
| 8 h. à 8 h. 1/2 . | 7 h. 1/2 à 8 h. | Déjeuner et soins de propreté. |
| 8 h. 1/2 à 10 h. | 8 h. à 9 h. 1/2. | Classe. |
| 10 h. à 10 1/2. . | 9 h. 1/2 à 10 h. | Récréation. |
| 10 h. 1/2 à midi . | 10 h. à 11 h. 1/2. | Classe. |
| Midi à 1 h. 1/2 . | 11 h. 1/2 à 1 h. 1/2 | Repas et récréation. |
| 1 h. 1/2 à 2 h. 1/2. | » | Classe. |
| 2 h. 1/2 à 4 h. . | » | Dessin, modelage, travail manuel, agricole, gymnastique. |
| 4 à 5 h . . . . | » | Goûter et récréation. |
| 5 à 7 h. 1/2 ou 8. | » | Etude. |
| 7 h. 1/2 à 8 ou 9. | » | Repas et récréation. |
| 9 h . . . . . | » | Coucher (8 h. 1/2 pour les institutrices). |

*Tableau II. Répartition*

| Ecoles normales d'instituteurs | 1. A | 2. A | 3. A |
|---|---|---|---|
| *Enseignement littéraire* | | | |
| Psychologie, morale, pédagogie, écono m. polit., etc. | 2 h. | 2 h. | 2 h. |
| Langue et littérature françaises | 5 | 4 | 4 |
| Histoire et instruction civique | 3 | 3 | 3 |
| Géographie | 1 | 1 | 1 |
| Ecriture | 2 | 1 | » |
| Langues vivantes | 2 | 2 | 2 |
| *Enseignement scientifique* | | | |
| Mathématiques | 3 | 4 | 4 |
| Physique | 1 | 1 1/2 | 1 1/2 |
| Chimie | 1 1/2 | 1 | 1 |
| Sciences naturelles | 1 | 1 | 1 |
| Dessin et modelage | 4 | 4 | 4 |
| Agriculture théorique | » | 1 | 1 |
| Travaux manuels et agricoles | 4 | 4 | 4 |
| Exercices gymnast. et militaires | 3 | 3 | 4 |
| Chant et musique | 2 | 2 | 2 |

| Ecoles normales d'institutrices | 1. A | 2. A | 3. A |
|---|---|---|---|
| *Enseignement littéraire* | | | |
| Psychologie, morale, pédagogie, etc. | 2 h. | 2 h. | 2 h. |
| Langue et littérature françaises | 5 | 4 | 4 |
| Histoire et instruction civique | 3 | 3 | 3 |
| Géographie | 1 | 1 | 1 |
| Ecriture | 2 | 1 | » |
| Langues vivantes | 2 | 2 | 2 |
| *Enseignement scientifique* | | | |
| Arithmétique | 2 | 2 | 2 |
| Physique | » | 1 | 1 |
| Chimie | » | 1 | 1 |
| Sciences naturelles | 1 | 1 | 1 |
| Economie domestique et hygiène | » | 1 | 1 |
| Dessin | 4 | 4 | 4 |
| Travaux de couture | 3 | 3 | 1 |
| Ménage et jardinage | 3 | 2 | 2 |
| Gymnastique | 1 1/2 | 1 1/2 | 1 1/2 |
| Chant et musique | 2 | 2 | 2 |

Nous ne nous étendrons pas sur l'emploi du temps dans les *écoles d'apprentissage* ; elles sont à peine sorties de la période de tâtonnements, et sont, cependant, appelées à rendre à l'industrie et au commerce les plus grands services, en maintenant à l'ouvrier français la suprématie du goût et de l'habileté. Nous savons que les travaux y durent généralement de 8 h. 1/2 à 5 heures du soir, avec un intervalle de 1 heure pour le repas et une récréation d'une 1/2 heure. Sur le temps consacré au travail, on donne 3 heures aux connaissances primaires et 4 heures 1/2 aux travaux d'atelier.

## V. Enseignement secondaire.

Les discussions et les travaux que le surmenage a suscités avaient surtout en vue, et non sans raison, l'enseignement secondaire. Il en est ainsi de ceux de Lagneau, de Dujardin-Beaumetz, de J. Rochard. C'est au même point de vue qu'on a envisagé la question en Allemagne (Dürr), en Suède (A. Key), en Angleterre et en Suisse, où l'on se ressent du même malaise. Les hautes personnalités de l'enseignement reconnaissent que des réformes sont nécessaires et ont été, en partie, les premières à dénoncer le mal et à en chercher le remède : citons entre autres Duruy, J. Simon, de Laprade et O. Gréard. Malheureusement, on rencontre encore bien des résistances de la part du personnel enseignant et des directeurs d'établissements, résistances basées sur les traditions, la prépondérance que chacun reconnait tacitement à la matière qu'il enseigne, et surtout sur les exigences des programmes dont on craint, en réduisant le travail, de ne pouvoir parcourir l'ensemble. C'est, en définitive, à eux qu'il faut songer tout d'abord pour les réduire, et si le détail de la réforme n'est pas de notre compétence, il est nécessaire que nous en fassions ressortir l'urgence.

La surcharge des programmes est la conséquence des acquisitions dont s'enrichit chaque jour l'intelligence humaine, et des progrès de la civilisation. C'est ainsi qu'au latin, qui faisait, au XVI^e^ siècle, à peu près uniquement le fond de l'enseignement secondaire, sont venus successivement se joindre le grec, l'histoire, le calcul, la géographie, la géométrie, les langues vivantes, les sciences positives, avec une extension toujours croissante. Ainsi s'est constituée l'éducation encyclopédique. De sorte que, dès 1837, M. de Sade; en 1884, M. Thiers, signalaient l'apparition du surmenage, et qu'en 1848, Carnot provoquait à son sujet une enquête, demeurée malheureusement sans résultat. Devant les exigences grandissantes de l'enseignement, on en est arrivé d'abord au système de la bifurcation, mauvais parce qu'il force l'enfant à choisir une carrière vers sa 9^e^ ou 10^e^ année; puis à la création beaucoup plus sage de l'Enseigne-



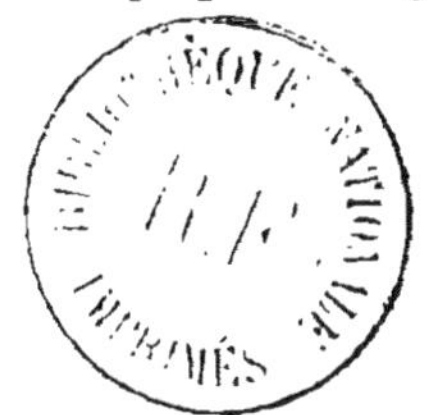

ment secondaire spécial, imité de nombre de nations voisines : cette création, tentée par Guyot, de Salvandy, V. Cousin, a été réalisée par V. Duruy et jouit d'un succès croissant, sans avoir donné lieu chez nous, comme en Allemagne, à toute une catégorie bien distincte d'écoles (Realschule).

Le défaut capital de notre système d'éducation, à un autre point de vue, est l'habitude d'en faire une préparation hâtive aux examens. Pour ce qui a trait aux écoles du gouvernement, la réforme n'est pas aisée, car en réduisant les programmes, on n'empêchera pas que la lutte demeure ardente entre les candidats et que la victoire reste à ceux qui auront fourni la plus grande somme de travail. Pourtant, il serait salutaire d'éviter un effort qui demande jusqu'à 14 heures par jour de tension d'esprit, de silence et d'immobilité, car on ne peut raisonnablement en fournir, par jour, plus de 8 heures. On y parviendra en accordant, dans les concours, une importance sinon égale à l'exercice physique et aux connaissances de l'esprit, au moins plus équitable et toujours sérieuse. Pour le baccalauréat qui n'est plus un concours, la chose est plus aisée. Il ne nous appartient pas d'exprimer une préférence en faveur des systèmes proposés : examens de carrière, certificat d'études secondaires, examens partiels substitués à l'examen général, examens de passage et baccalauréat accordé par les maîtres habituels ; scission de l'examen final en deux degrés, par la création d'un baccalauréat élémentaire et d'un baccalauréat supérieur ; spécialisations diverses, suivant les vœux de Manœuvrier ; livret scolaire, etc. Quelque moyen qu'on adopte, il y a quelque chose à faire. On a fait remarquer avec raison que le surmenage est le privilège des intelligences médiocres et peut-être est-on près de la solution, en demandant qu'il soit créé des établissements d'instruction secondaire à l'usage de ces intelligences, comme cela existe en Allemagne.

Quoiqu'il en soit, voici, d'après les fixations de l'arrêté du 22 janvier 1885, pour l'enseignement classique, et du 15 juin 1891 pour l'enseignement secondaire moderne, le programme des matières de l'enseignement. On verra que si les 20 à 22 heures par semaine n'y sont pas dépassées, il n'y a là qu'une apparence, car aux heures de classes s'ajoutent les études, les devoirs à la maison, sans compter les répétitions prises en dehors. Raaths fait remarquer, avec beaucoup de justesse, que l'élève qui a besoin de répétitions continuelles n'est pas à sa place au collège, et qu'il faut d'abord en purger cet établissement, en instituant de sévères examens de passage. Pour les autres, il faudra s'efforcer de rester dans les limites d'un travail raisonnable, et ce n'est pas le cas, comme on va le voir.

*Enseignement classique.*

| Classes préparatoires | 8e | 7e | 6e | 5e | 4e | 3e | 2e | Rhétorique | Philosophie |
|---|---|---|---|---|---|---|---|---|---|
| Français 9 h. 1/2. | 9 h. | 10 h. | 3 h. | 3 h. | 2 h. | 2 h. | 3 h. | 4 h. | » |
| Philosophie . . | » | » | » | » | » | » | » | » | 8 h |
| Latin . . . . . | » | » | 10 | 10 h. ou 8 | 5 h. ou 6 | 5 | 4 | 4 | 1 |
| Grec . . . . . | | | | 2 h. | 6 h. | 5 | 5 | [illegible] | |
| Langues viv. 4 h. | 4 h. | 4 h. | 2 | 2 | 2 | 2 | 2 | 2 | 1 |
| Histoire 1 h. 1/2. | 1 1/2 | 1 1/2 | 2 | 2 | 2 | 2 | 2 | 2 | 2 |
| Géographie 1 1/2. | 1 1/2 | 1 1/2 | 1 | 1 | 1 | 1 | 1 | 1 | » |
| Sciences 2 h. 1/2. | 3 h. | 3 h. | 2 | 2 | 2 | 3 | 3 | 3 | 8 |
| Dessin 1 h. . . | 1 | 1 » | 2 | 2 | 2 | 2 | 2 | 2 | 2 |
| 20 h. | 20 h. | 21 h. | 22 h. | 24 h. ou 22[1] | 22 h. ou 23 h | 22 h. | 22 h. | 22 h. | 22 h. |

[1] 10 h. le premier trimestre, 8 h. le deuxième et troisième trimestre rempl. par 2 h. de grec.
[2] 5 h. le premier trimestre, 6 h. le deuxième trimestre.

*Enseignement secondaire moderne.*

| | 3e année | 2e année | 3e année | 4e année | 5e année | 6e année |
|---|---|---|---|---|---|---|
| Français | 7 h. | 5 h. | 4 h. | 3 h. | 4 h. | 2 h. |
| Langues vivantes fondam. | 5 | 5 | 4 | 2 | 2 | 2 |
| » complémentaires | » | » | » | 3 | 3 | 3 |
| Philosophie, morale | » | » | » | 1 | » | 4 |
| Histoire | 2 | 2 | 2 | 1 | 1 | 1 |
| Géographie | 1 | 1 | 1 | 2 | 1 | 1 |
| Mathématiques | 3 | 4 | 4 | 4 | 6 | 6 |
| Histoire naturelle | 2 | 1 | » | 2 | 2 | 2 |
| Calligraphie | 2 | 1 | 1 | » | » | » |
| Dessin | 4 | 4 | 4 | 4 | 4 | 4 |
| Physique | » | 2 | 2 | 2 | 2 | 2 |
| Chimie | » | » | 2 | 2 | 2 | 2 |
| Comptabilité | » | » | 1 | 1 | » | » |
| Economie polit. législ. | » | » | » | 2 | 2 | 2 |
| Total | 26 h. | 25 h. | 25 h. | 29 h. | 29 h. | 31 h. |

Ces tableaux ne donnent que l'indication de la répartition des matières des cours. Voici, maintenant, emprunté à la thèse de Trouillet, un tableau de l'emploi journalier du temps, tel qu'il est appliqué aux élèves du Lycée Saint-Louis.

*Tableau de l'emploi du temps au Lycée Saint-Louis.*

| Indication des divisions | | | Au sommeil | Aux classes | Aux études | Total | Aux manipulations | Aux interrogations | A la gymnastique | Aux repas | Aux récréations | A la toilette du matin | Total | Aux promenades |
|---|---|---|---|---|---|---|---|---|---|---|---|---|---|---|
| | | | **Nombre d'heures consacrées par jour** | | | | | | | | | | | |
| Petit lycée (Luxembourg) | Classes primaires | Été | 9 | 3 1/2 | 6 1/2 | 10 | » | » | 2 h. par semaine | 1,10 | 3,25 | 0,25 | 24 | 2 h. 1/2 le dimanche et le jeudi |
| | | Hiver | 9 1/2 | 3 1/2 | 6 1/2 | 10 | » | » | | 1,10 | 2,55 | 0,25 | 24 | |
| | Division élémentaire | Été | 9 | 3 1/2 | 6 1/2 | 10 | » | » | » | 1,10 | 3,25 | 0,25 | 24 | |
| | | Hiver | 9 1/2 | 3 1/2 | 6 1/2 | 10 | » | » | » | 1,10 | 2,55 | 0,25 | 24 | |
| | Division de grammaire moins la 4e | Été | 9 | 3 1/2 | 6 1/2 | 10 | » | » | » | 1,10 | 3,25 | 0,25 | 24 | |
| | | Hiver | 9 1/2 | 3 1/2 | 6 1/2 | 10 | » | » | » | 1,10 | 2,55 | 0,25 | 24 | |
| Div. sup. plus la 4e | | Été | 8 | 4 | 8 | 12 | » | » | » | 1,10 | 2,30 | 0,20 | 24 | |
| | | Hiver | 9 | 4 | 7,30 | 11,30 | » | » | » | 1,10 | 2 » | 0,20 | 24 | |
| Div. ext. supérieure (prep. aux écoles) | | Été | 8 | 4 | 8 | 12 | 12 séances de 2 h. par an | 1/2 h. par semaine | » | 1,10 | 2,30 | 0,20 | 24 | |
| | | Hiver | | | | | | | » | 1,10 | 2 » | 0,20 | 24 | |

Chaque classe est coupée par une récréation d'un 1/4 d'heure. En été, de 9 heures à 9 h. 1/4, en hiver de 8 h. 1/2 à 9 h. 1/2, veillée facultative pour la division supérieure, excepté la 3e. La grande majorité des élèves allant à la veillée, c'est autant à déduire sur le sommeil. — La gymnastique et le dessin ont lieu pendant les heures d'étude.

J. Rochard donne des indications pareilles pour Louis-le-Grand. Au petit lycée, les études durent 6 h. 1/2 par jour, au grand 7 h. 1/2 l'hiver, 8 heures l'été, ce qui fait au total, avec les heures de classe, pour les petits, 10 heures, et pour les grands 11 ou 12 heures de travail intellectuel, sans tenir compte de la veillée facultative ; 9 heures de sommeil, 3 h. 20 de récréation en été, ; 9 h. 1/2 de sommeil, 2 h. 55 de récréation en hiver; en toute saison, 1 h. 10 pour les repas, et 25 minutes consacrées à la toilette pour les petits. — Pour les grands, 8 heures de sommeil l'été et 10 heures l'hiver quand ils n'assistent pas à la veillée, 2 h. 1/2 de récréation l'été, 2 heures l'hiver, en toute saison 1 h. 10 pour les repas et 20 minutes pour la toilette.

En Allemagne, la durée des classes est de 28 à 30 heures dans les gymnases, 29 à 32 dans les écoles réales ; mais les devoirs à la maison sont moins importants.

J. Rochard se récrie avec raison contre un tel abus de sédentarité et s'étonne que les directeurs d'établissements ne soient pas frappés, comme lui, de ce qu'il a d'épouvantable. L'argument tiré de la lutte par l'inattention ne le satisfait pas et lui paraît même être la meilleure condamnation du système et le meilleur moyen de faire naître le dégoût du travail.

La commission du 12 juillet 1888, tenant compte des exigences plus grandes de l'enseignement dans les lycées, parait avoir adopté comme formule générale la journée des trois huit, au moins pour les grands : 8 heures de sommeil, 8 heures pour les soins de propreté, les repas, les exercices physiques, les récréations, 8 heures pour le travail. Encore 8 heures de sommeil ne suffisent-elles pas, et en demande-t-on 10 heures, pour les élèves des classes élémentaires et de grammaire, et 9 heures pour les autres, avec une veillée facultative pour le moment où il est nécessaire de donner un « coup de collier». Les jeunes élèves ne doivent pas être astreints à 8 heures de travail : 5 heures paraissent convenir ; 9 heures au maximum seraient exigées des élèves de mathématiques spéciales, pour tenir compte du temps perdu, des instants de distraction et de somnolence qui délassent l'esprit. Lagneau admet aussi le maximum de 9 heures par jour, et Gautier se range au même avis. Coville, professeur à Louis le Grand, propose, pour les classes supérieures, et par semaine, 52 heures d'exercices intellectuels et 38 d'exercices physiques ; pour les classes moyennes, 46 et 44 ; pour les classes inférieures, 44 et 46. C'est encore beaucoup trop de travail.

La réduction des classes à 1 h 1/2 (Lagneau demande 1 h 1/4) n'a pas été acceptée par la majorité de la commission : elle est pourtant courante à l'étranger. On trouve aussi, avec raison, que les études sont trop prolongées, surtout pour les commençants. Pourquoi maintenir enfermés pendant 6 h 1/2 des enfants auxquels on ne donne que pour 2 heures de devoirs ? Les externes n'y consacrent pas un temps plus long. Quatre heures d'étude pour les grands seraient suffisantes et cinq heures constitueraient un maximum en les espaçant de manière qu'elles ne semblent pas trop longues. La grande étude du soir, tout au moins, devrait être coupée par une récréation de 20 minutes. Le conseil supérieur de l'instruction publique l'a admis pour les élèves des classes inférieures. Il serait à désirer que la même mesure fût généralisée.

Le temps accordé aux repas, à la toilette, aux récréations, aux exercices physiques est trop court. Les récréations en particulier, dont la plus longue ne dépasse pas une heure et qui, dans leur ensemble, ne réunissent pas deux heures par jour pour les grands élèves, sont beaucoup trop réduites, et mal employées à cause de leur brièveté même. La gymnastique, telle qu'on l'a comprise jusqu'à présent, n'est qu'un ennui de plus, une corvée à ajouter aux autres, et ne répond pas au but, chaque élève étant appelé à son tour à exécuter tout juste un mouvement. Des novateurs, parmi lesquels il faut citer M. Godard, directeur de l'école Monge, ont tenté, non sans succès, de changer cette ridicule coutume. Leur exemple n'a pas tardé à être suivi : nous nous en occuperons plus longuement au chapitre de l'exercice physique. Disons seulement que de cet oubli de la tradition ne semble pas résulter un abaissement du niveau des études ; les expériences de Chadwick avec les écoles de demi-temps auraient pu faire prévoir cet excellent résultat (1).

Les propositions de la 4e sous commission du régime des lycées sont résumées dans le tableau suivant :

| Divisions | Age moyen | Travail sédentaire | Repas | Sommeil | Récréations. Exercices Soins de propreté |
|---|---|---|---|---|---|
| Classes primaires. . . | 7 et 8 | 9 h. | 1 h. 25 | 10 h. | 7 h. 35 |
| » élémentaires . | 9 et 10 | 6 | 1 h. 25 | 10 | 6 h. 35 |
| » de grammaire . | 11 12 13 | 7 | 1 h. 25 | 10 | 5 h. 35 |
| 3e et 2. Mathém. prép. | 14 à 15 | 8 | 1 h. 25 | 9 | 5 h. 35 |
| Rhét. Phil. Math élém. | 16 à 17 | 8 | 1 h. 25 | 9 | 5 h. 35 |
| Mathématiques spéciales | 18 à 19 | 9 | 1 h. 25 | 9 | 4 h. 35 |
| | | Maxim. | | | Minim. |

(1) Dans sa circulaire du 7 juillet 1890, le ministre a adopté le maximum de 6 heures, à Paris, dans les classes primaires et élémentaires, de 8 heures dans les classes de grammaire, de 10 h 1/2 en été et 10 heures en hiver dans les classes su-

Nous n'avons pas à nous occuper ici de l'enseignement supérieur. Outre que les élèves qu'il comporte ont atteint leur complet développement, et sont capables de fournir plus de travail, ils jouissent d'une complète liberté et ne relèvent que de leur volonté personnelle. Rares y sont ceux qui se surmènent au point de dépasser les limites du travail profitable, et ils ne tardent pas à reconnaître qu'ils n'en retirent aucun profit.

Nous n'avons eu en vue, dans les lignes précédentes, que l'instruction des garçons. Les filles ne sont pas beaucoup mieux partagées. L'attrait qu'offrent les emplois d'institutrices, le petit nombre de places relatif au nombre toujours croissant des concurrents, la manie des diplômes poussée à l'extrême, sont des causes de surmenage souvent mal justifiées. Dans les lycées de jeunes filles, on impose vingt heures de classe par semaine et, en moyenne, 3 à 4 heures par jour de devoirs à la maison. Il y a à cet abus d'heureuses exceptions, comme le lycée Fénélon, où l'on ne travaille en tout que 8 heures, dans d'excellentes conditions hygiéniques, et la maison de Saint-Denis où l'on ne travaille que 7 h. 1/2, et où l'on dort 9 h. 1/2. A Genève, la durée des classes est de 22 à 26 heures, à Lausanne et à Berlin on va jusqu'à 36 heures. On pourrait retrouver le même excès dans mainte autre ville d'Alle-

périeures. Il n'a admis aucune réduction pour les candidats aux écoles du gouvernement jusqu'à modification des programmes.

magne. Qu'à cette cause déjà efficiente de chlorose et de nervosisme on ajoute les habitudes de bien-être et de confinement dans les appartements chauds, étouffant sous les tentures, on s'expliquera cette génération de femmes nerveuses, valétudinaires et irritables, que J. Rochard oppose aux anciennes châtelaines robustes, vivant dans des châteaux en plein vent, suivant leurs maris à la chasse, s'occupant des soins du ménage et donnant, au grand bénéfice de la race, beaucoup moins de temps à la vie intellectuelle. A quoi bon, se demande l'éminent médecin, une éducation aussi approfondie vouée à un prompt oubli ? Ne vaudrait-il pas mieux rechercher une instruction limitée mais solide, laissant une large place aux arts d'agrément : encore ne faudrait-il pas imposer l'étude de la musique aux natures rebelles ou trop impressionnables. La vogue du piano est mal justifiée et la musique vocale est, au contraire, un exercice salutaire. Les travaux manuels, l'étude des soins du ménage, d'un métier au besoin, de la cuisine, dont il existe des cours réguliers en Angleterre, et par-ci par là peut-être en France, sont aussi utiles que le brevet élémentaire ou supérieur, quand on n'a pas un gagne-pain à leur demander : et il faut se garder de chercher à réaliser, à ce point de vue, l'égalité des deux sexes, car le sexe féminin supporte encore plus mal que le nôtre la fatigue cérébrale. Enfin, il faut reculer l'âge des examens, aussi bien pour l'un que pour l'autre, et ne pas resserrer en

7 ou 8 mois d'année scolaire un cours qui devrait occuper toute l'année (Jacoulet).

*Des punitions.* Les peines corporelles sont admises et codifiées en Allemagne, en Angleterre, en Amérique. Il y a longtemps qu'on n'en conserve chez nous que le souvenir, et notre caractère s'accommode mal de la contrainte violente ; question de tempérament sans doute ; mais il y a lieu de se montrer surpris de voir la libre Angleterre et la non moins libre Amérique, dont on connait l'aversion pour tout ce qui porte atteinte à la liberté comme à la dignité individuelle, sanctionner cette pratique avilissante. Les Allemands, rompus de bonne heure à la discipline brutale qui les suivra bien au delà de l'école, ne songent guère à discuter l'opportunité des châtiments corporels ; et s'il se montre quelque désaccord entre les pédagogues d'outre-Rhin, ce n'est qu'à propos du mode d'exécution, de la nature de la correction et de la région à laquelle il convient de la faire subir. Les uns montrent une préférence pour la baguette, les autres pour le bâton ; d'autres pour le soufflet ou la fessée : affaire de sentiment et de goût. On s'accorde à choisir comme régions à macérer la paume de la main ou la saillie des fesses, à recommander de ne point frapper sur la tête, et à investir les directeurs d'écoles du privilège d'appliquer la férule. Pourtant, le père de famille et quelquefois un simple domestique se voient réserver cette enviable fonction. Mais on désapprouve les pensums. Après cela, il faudrait connaître l'opinion des intéressés qui trouvent peut-être que tout est bien ainsi.

En Angleterre, les opinions sont a peu près semblables : la fessée y jouit de toutes les préférences, et on fustige sans merci la partie du corps qu'il est si inconvenant de nommer. Aucun âge ne met à l'abri de la pédagogique bastonnade, et le principal en personne est chargé d'appliquer la peine, avec le droit de supprimer le pantalon à la seconde récidive.

En Amérique, on y met des formes. La sentence est prononcée par le surintendant, sorte de surveillant général des écoles, sur un rapport du principal, et la peine est appliquée publiquement, en classe. Sont interdites les leçons supplémentaires, les punitions corporelles offensant la dignité personnelle de l'élève (?) ou accompagnées de souffrances prolongées capables de compromettre sa santé, la torture en un mot ! Hâtons-nous de reconnaître que l'état de New-York y a déjà renoncé, peut-être avec quelque regret. A Boston, c'est à coups de rotin sur les doigts, ailleurs à coups de fouet ou de baguette, qu'on fait entendre raison aux jeunes Yankees : on défend les coups de poing sur les oreilles et la bouche, le tiraillement des cheveux et des oreilles, les attitudes pénibles longtemps prolongées. On admet, et ce correctif est pour nous l'origine de quelque soulagement, que les punitions corporelles n'ont place que là où la force morale demeure impuissante, et où tous les autres moyens ont échoué.

Nos pères se souviennent encore de la férule et des verges de hideuse mémoire. Le règlement de 1854, après ceux de la Révolution et de l'Empire, écarte définitivement de notre système d'éducation toutes les formes de la souffrance matérielle, et l'opinion publique n'a pas assez d'indignation pour flétrir ceux des maîtres, heureusement rares, qui se laissent entraîner à des voies de fait envers leurs élèves. Ne subsistent actuellement que les mauvaises notes, les pensums, les privations de récréations, les retenues de promenades, l'exclusion temporaire, les privations de sorties, le cachot et l'exclusion définitive. Encore convient-il de se montrer sobre des privations de récréations ou d'exercices, des pensums qui déforment l'écriture et des punitions en général qui engendrent le dégoût du travail, et tombent, le plus souvent, sur les élèves les plus intelligents qui sont aussi les plus turbulents. La sévérité exagérée et routinière de quelques maîtres, cette discipline étroite et surannée que nous avons connue et dont nous gardons encore l'amertume, cette contrainte de tous les instants pendant toute la longueur d'une classe de deux heures sont insupportables et énervantes; elles entretiennent le mal qu'elles se proposent de combattre. C'est de la persuasion qu'il faut user, et savoir témoigner aux enfants une fermeté bienveillante, qui met en jeu leur amour propre. Le résultat est excellent, nous en avons fait l'expérience ; mais il faut convenir qu'il n'est complet qu'autant que la population de la classe n'est pas trop nombreuse, et que les agglomérations déjà condamnées par tant de considérations hygiéniques risqueraient de le compromettre.

## CHAPITRE V

### LES CAUSES PERSONNELLES

« Supposons un instant remplies toutes les conditions énoncées jusqu'à présent, c'est-à-dire l'enfant placé dans une école irréprochable au point de vue de l'hygiène, dans une salle bien éclairée, bien ventilée, convenablement chauffée et pourvue d'un mobilier excellent, ayant à sa disposition des livres et des cartes parfaitement lisibles, et instruit suivant les meilleures méthodes ; il pourra se faire que cet enfant, pour des causes toutes personnelles qu'il nous reste à exposer, soit incapable de jouir de ces avantages et d'en tirer tous les bénéfices qu'ils devraient lui procurer. Ces causes, qu'un examen individuel peut seul faire découvrir, doivent être recherchées avec beaucoup de soin par le Médecin inspecteur... ». Ces lignes, empruntées à Mangenot (1), serviront d'entrée en matière pour

(1) Rev. d'Hyg. 1894, p. 213, n° 3.

la rédaction de cette partie de notre ouvrage.

Tout enfant qui entre à l'école doit donc être l'objet d'un examen somatique complet, portant sur sa constitution, ses antécédents héréditaires ou personnels, ses diathèses, ses tares physiques, l'état de son intelligence et celui de ses fonctions sensorielles.

### I. Examen d'ensemble.

Il aura lieu au moins deux fois par an, dans une salle claire et spacieuse. Nous désirerions qu'il s'opérât dans l'état de nudité ; mais il parait que cette manière de faire offre des inconvénients qui ont forcé à y renoncer. N'est-on pas obligé encore de s'assurer l'acquiescement des parents, sans pouvoir passer outre à leur refus formel, et n'a-t-on pas fait intervenir dans la question qui va nous occuper des considérations de secret professionnel qui nous semblent un peu mesquines, encore qu'il ne soit pas impossible de tourner la difficulté ? Au moins consentira-t-on à nous accorder qu'il n'est pas exagéré de demander que les écoliers se présentent le torse nu.

Quelques courtes interrogations renseigneront sur les antécédents personnels de l'enfant, s'il est en âge d'y répondre ; elles suffiront à donner une idée du développement de son intelligence, au premier examen. Ultérieurement, les maîtres et maîtresses seront parfaitement à même de renseigner le médecin inspecteur. Un coup d'œil général rapide permettra d'apprécier la constitution, forte, faible ou moyenne, l'état de développement et d'embonpoint, les infirmités grossièrement évidentes, l'état des téguments et la caractéristique du tempérament : la pâleur et la bouffissure de la peau, l'épaisseur des lèvres, l'existence de glandes engorgées ou de cicatrices au cou indiquent, comme chacun sait, le tempérament lymphatique, la seule diathèse dont on ait à se préoccuper, comme le remarque bien justement Mangenot, les traces de la syphilis n'existant plus à cette époque de l'existence. Méthodiquement, alors, on passera en revue le cuir chevelu, les éruptions dont il peut être le siège, la face : la proéminence du front, la saillie ou le retrait exagéré des globes oculaires mettront sur la voie de l'hydrocéphalie, du rachitisme, de la myopie ou de l'hypermétropie ; le strabisme sautera généralement aux yeux ; de même les maladies de l'appareil lacrymal. L'aplatissement, l'épaississement, l'écrasement du nez, les éruptions et les croûtes a l'entrée des narines, l'abondance et l'odeur des sécrétions feront penser à la scrofulose et à l'ozène ; la bouche offrira une conformation normale ou irrégulière : le bec de lièvre, la perforation de la voûte, la division du voile du palais, l'état des dents, des gencives, de la langue, attireront l'attention ; on s'enquerra ensuite du volume du cou, de la saillie de la glande thyroïde, des tumeurs glandulaires ; de la conformation de la poitrine, de son aplatissement latéral, de sa forme en carène, de ses nodosités rachitiques, de son périmètre qu'on mesurera au-dessous de la saillie des pectoraux, les bras tombants, dans l'intervalle de deux respirations ; la saillie ou l'excavation de l'abdomen sera le dernier élément d'appréciation, mais il sera possible de se rendre compte, même à travers les vêtements, de la direction des membres. On recommencera le même examen détaillé de la face postérieure du corps, et on fera exécuter quelques mouvements des membres et quelques pas ; enfin, on déterminera le poids et la taille.

A Bruxelles, on avait primitivement institué un bulletin très complet comportant divers renseignements anthopologiques tels que la circonférence et le diamètre de la tête, la couleur des cheveux etc. On a renoncé à ce bulletin comme n'offrant aucune utilité directe à l'élève, exigeant beaucoup de temps, et présentant d'inévitables différences suivant les observateurs, qui en diminuent beaucoup la valeur. Mais on est d'avis qu'il faut conserver l'indication de la taille et du poids, du périmètre thoracique, de l'état de la vaccination, de la constitution et du tempérament, et constituer pour chaque élève un dossier qui puisse le suivre pendant toute sa scolarité. Réduit ainsi, l'examen peut être terminé dans un temps très court. Mangenot l'a démontré et nous en faisons chaque année l'expérience lorsque nous nous livrons sur les recrues, à l'arrivée de chaque contingent, à des investigations plus minutieuses encore.

Warner (1) a donné, par les chiffres suivants, une idée de la valeur de l'inspection somatique dont nous venons d'esquisser les règles.

Sur 50027 enfants, il en a trouvé 40851 normaux et ayant de bonnes aptitudes scolaires : chez tous les autres, il existait quelque tare somatique ou mentale plus ou moins grave.

Dans un premier groupe, on trouve des enfants qui, sans offrir de tares somatiques, font preuve d'une incapacité intellectuelle plus ou moins complète. L'examen de leurs facultés mentales fait découvrir chez eux de graves lacunes au point de vue intellectuel et moral.

Dans divers groupes, les troubles somatiques sont diversement associés aux anomalies mentales. Ainsi, il existe :

Des défauts de développement coïncidant avec des troubles nerveux chez . . . 3071

Des défauts de développement et des troubles nerveux associés à un affaiblissement de la nutrition générale chez . . . . . . . . . . 793

Des troubles oculaires, de la surdité partielle chez . . . . . . . . 67

Des déformations des membres, des infirmités diverses comprenant l'épilepsie, la faiblesse intellectuelle, etc. chez 341

(1) Congrès de Londres, 1891.

Enfin, un dernier groupe est formé d'enfants pâles et délicats, sujets aux troubles nerveux et souvent atteints d'incapacité pour l'étude. Il faut soigneusement les rechercher. Ainsi, sur 2003 enfants qui offraient un affaiblissement de la nutrition générale, Warner en a trouvé 1459 ayant des défauts de développement, 1223 des troubles nerveux, 793 les uns et les autres, 797 de l'inaptitude scolaire. On conçoit que de tels élèves aient besoin d'un genre d'éducation un peu particulier. Aussi existe-t-il à Londres, en Allemagne, en Norwège, en Danemark, des écoles d'arrièrés, pratique qu'il serait bon d'imiter. En attendant, le médecin pourra renseigner le maître, lui indiquer les élèves à ménager, et, parmi les enfants de la classe indigente, ceux auxquels il est utile de venir en aide par une amélioration matérielle de leur hygiène et de leur alimentation, et par la médication préventive dont l'exemple nous vient de Belgique, et dont l'efficacité n'est pas à discuter.

Nous allons étudier, dans autant de paragraphes distincts, l'examen détaillé des organes des sens. Il serait à souhaiter que l'inspecteur scolaire eût de la pratique de cet examen une habitude suffisante, pour n'être obligé de recourir aux spécialistes que dans les cas tout à fait embarrassants. C'est ce qui justifie, à nos yeux, les détails dans lesquels nous allons entrer.

## II. Inspection des yeux.

Elle se propose un triple but : 1° reconnaître et traiter de bonne heure les maladies de l'œil et de ses annexes ; 2° déterminer l'acuité visuelle et les amétropies ; 3° maintenir l'intégrité des organes normaux.

Le médecin a seul la compétence nécessaire pour répondre à ces indications. Mais le maître, personnellement en contact avec les élèves, doit attirer son attention sur ceux qui lui paraissent avoir une vue anormale.

Le médecin inspecteur n'a pas le droit d'ignorer la manière de déterminer l'acuité visuelle, l'hypermétropie, la myopie et l'astigmatisme, et de mesurer tout au moins les deux premières de ces amétropies. La connaissance des maladies du fond de l'œil demande déjà des études plus approfondies et une expérience qu'un ophtalmologiste peut seul acquérir. Aussi, les enfants qui paraissent en être affectés doivent-ils être conduits au dispensaire et soumis à un examen minutieux. L'outillage que demande la pratique dans les écoles n'est pas très-compliqué, demander trop serait risquer de ne rien obtenir. Un cabinet noir, une source lumineuse (une lampe à huile de gros calitre est la meilleure), une boîte de verres correcteurs, des échelles typographiques en noir et en couleur, un optomètre de Perrin (non indispensable) et un ophthalmoscope à réfraction, celui de Parent si on veut, quelques écarteurs des paupières, constituent un arsenal déjà complet, dont on peut se contenter.

On doit répéter souvent l'inspection rapide des régions de l'œil et de ses annexes accessibles à l'éclairage direct ; le médecin sera quelquefois mis sur la voie d'une maladie débutante par un avertissement du maître. Cette inspection se pratique à la lumière naturelle, le sujet placé devant une fenêtre bien claire, à laquelle l'opérateur tourne le dos, et s'étend méthodiquement, des parties superficielles aux régions plus profondes, aidée quelquefois du toucher. Il est bon de s'exercer à retourner la paupière supérieure, petite opération qu'on aura fréquemment l'occasion de pratiquer, et dont Chauvel décrit ainsi le manuel : « La face cutanée de la paupière supérieure bien essuyée pour empêcher les doigts de glisser, vous faites regarder le malade fortement en bas. Saisissant entre le pouce et l'index droits un même pli cutané transversal, près du bord ciliaire et non loin de l'angle de l'œil qui répond à votre droite, vous attirez doucement la paupière en bas et en avant, l'allongeant et la détachant du bulbe, surtout à son bord libre : sous ce bord ainsi écarté, dans l'espace qui le sépare du globe, vous glissez la pulpe du pouce gauche, pendant que l'index de la même main vient appuyer sur le relief supérieur du tarse. Un mouvement combiné de ces deux doigts, le pouce en avant, l'indicateur en arrière, fait aisément basculer le cartilage. » Il est plus facile, au début, de mener comme il est dit le premier temps de l'opération et d'appuyer ensuite avec un corps mousse, un crayon par exemple, sur le bord supérieur du tarse.

Nous n'avons pas l'intention de passer en revue les maladies de l'œil ou de ses annexes qui relèvent de l'examen direct : anomalies congénitales des paupières, de la cornée, de l'iris, de la pupille ; lésions inflammatoires traumatiques, infectieuses ou diathésiques ; éruptions, plaies, inflammations du sourcil. Nous nous contenterons de signaler la tumeur lacrymale révélée par une tuméfaction du grand angle de l'œil, réductible par la pression, qui fait sourdre par le point lacrymal inférieur un liquide muqueux plus ou moins mêlé de pus. La lésion, plus habituellement chronique, passe-t-elle par une phase d'acuité, la tuméfaction rougit et devient douloureuse, le liquide franchement purulent; fait-elle place à une fistule lacrymale, le grand angle offre, en quelque point, une solution de continuité libre ou oblitérée par une croûte qui laisse couler sur la joue une secrétion muco-purulente.

La blépharite ciliaire est caractérisée par la rougeur, l'induration et l'épaississement du bord des paupières, la réunion des cils par une matière puriforme désséchée, des ulcérations ou des croûtes à leur base. Viennent enfin les conjonctivites et les kératites, de beaucoup les plus communes des lésions à constater.

La conjonctivite simple n'occasionne que de la gêne et de la pesanteur, une sensation bien connue de gravier, un écoulement de larmes irritant pour la peau, de la rougeur et de l'injection de la conjonctive : cette membrane est épaissie, et la saillie de ses papilles légèrement hypertrophiées lui communique un aspect veloûté : sa couleur est rouge vif, et la conjonctive bulbaire, quoique sensiblement injectée, est atteinte à un degré moindre que la conjonctive palpébrale. Les cils sont collés au réveil par un enduit muqueux analogue à la cire jaune, qui les réunit en pinceaux.

La conjonctivite catarrhale, affection transmissible, offre les mêmes symptômes avec un peu plus d'accentuation ; mais ce qui la caractérise, c'est que la sécrétion, au lieu de demeurer claire, est troublée par des flocons de mucus et des filaments muco-purulents. Elle peut passer à l'état chronique et donner lieu à la production de petites tumeurs hypertrophiques capables de simuler les granulations. Elle devra toujours motiver le renvoi de l'École. On s'appliquera surtout à différencier la conjonctivite catarrhale de l'iritis, affection grave qui se révèle d'emblée, et qui, non traitée dans les quatre premiers jours, amène des accidents capables de compromettre irrémédiablement la vue.

La conjonctivite purulente se révèle par des symptômes si accusés qu'on ne peut la méconnaître. Elle est grave, et met souvent l'enfant dans l'impossibilité de fréquenter la classe : un boursoufflement énorme des paupières, du chémosis de la conjonctive, une secrétion abondante et purulente, des douleurs vives la caractérisent. Elle est très-contagieuse, mais on la considère comme rare à l'école où les enfants sont trop jeunes pour avoir de la conjonctivité blennorrhagique et trop âgés pour avoir de l'ophthalmie des nouveau-nés (Chevallereau). On la traite par les cautérisations au nitrate d'argent à 2 o/o, suivies d'un lavage à l'eau de fontaine non salée, deux fois par 24 heures, et on pratique, dans l'intervalle, des pulvérisations d'eau phéniquée à 1/250.

On pourrait répéter ce qui vient d'être dit à propos de la conjonctivite diphthéritique, la plus grave de toutes, mais exceptionnelle (0,4 o/o des maladies des yeux à Paris). Elle serait moins rare en Prusse (1).

La conjonctivite granuleuse, très commune, demande à être recherchée. Elle est surtout fréquente et offre son maximum de développement à la paupière supérieure, au voisinage des culs-de-sac. Son début est insidieux. On considère comme pathognomonique le gonflement avec léger ptosis de la paupière supérieure, qui donne aux sujets comme un air somnolent. Presque toujours, une injection de la sclérotique en traînées verticales vers le limbe sus-cornéen indique la présence des granulations

(1) A cette forme on a appliqué récemment, non sans succès, l'injection du sérum de Roux.

sous la paupière supérieure. Vient-on à retourner cette paupière, on y constate les granulations, petites tuméfactions rouges ou jaunâtres pouvant atteindre le volume d'un grain de tapioca, de consistance dure. Les granulations sont extrêmement contagieuses et ne tardent pas à provoquer des complications cornéennes : état dépoli, pannus, ulcérations, perforations ; plus tard des rétractions de la conjonctive et des déformations palpébrales, entropions et ectropions, trichiasis, symblépharon, etc. Il importe qu'elles soient reconnues de bonne heure. Les enfants qui en sont atteints, doivent être écartés de l'école jusqu'à guérison. Le traitement consiste en pulvérisations phéniquées comme ci-dessus, et cautérisations hebdomadaires s'il existe une sécrétion purulente.

Il nous est impossible de passer en revue les différentes formes de la kératite. Le traumatisme au cours des jeux, les piqûres de plumes, en sont souvent l'origine. On en observe à peu près toutes les variétés chez les enfants, mais il en est une plus particulièrement commune, surtout chez les enfants lymphatiques, c'est la kératite phlycténulaire : sur la cornée apparaît une tâche grisâtre accompagnée d'une vive réaction inflammatoire ; la tache se transforme en saillie, en vésicule qui s'ulcère, se vide et laisse une ulcération arrondie. La kératite vésiculeuse ressemble beaucoup, objectivement à la précédente : il n'est pas bien certain que ces affections ne soient pas contagieuses :

aussi exigent-elles le renvoi. Il en est de même des autres formes de la kératite qui réclament les soins du spécialiste et il serait désirable qu'on pût forcer les enfants à donner la preuve qu'ils se font donner les soins nécessaires.

Beaucoup d'affections de la cornée proviennent d'inoculations par frottement des doigts malpropres, chez des enfants atteints de boutons impétigineux. Aussi, la propreté des ongles ne saurait-elle être trop surveillée.

La prophylaxie des maladies qui viennent d'être décrites relève de l'isolement, de l'interdiction de la mise en commun du linge de toilette, de la surveillance et de la propreté.

Redard a signalé (1) la conjonctivite, la kératite et l'iritis, qui surviennent à l'occasion des altérarations dentaires : on rencontre jusqu'à des paralysies musculaires et des troubles amblyopiques, sans lésions ophthalmoscopiques reconnaissant cette origine. Le champ visuel est normal, mais il se montre des mouches volantes et du brouillard, une paralysie ou au contraire un spasme de l'accomodation, de la photophobie et de la congestion conjonctivale. Les accidents sont parfois plus intenses : douleurs orbitaires, congestion du globe, hypertension, trouble de la cornée, en un mot, glaucôme aigu. Tout disparaît après l'extraction de la dent malade. Weinberg, en 1883 (2), avait déjà

(1) Soc. d'ophthalm., 1886.
(2) Rev. d'ophthalmologie.

décrit les mêmes accidents, rapportés à la fois à une action réflexe et à une extension de la névrite dentaire à la branche ophthalmique : on en a vu, en un an, 188 cas à la clinique de Galezowski (1).

Le développement des organes génitaux, l'habitude de la masturbation, qui rend les yeux larmoyants, rouges, cernés, incapables de supporter un travail assidu, figurent encore parmi les causes d'affections oculaires. Le regard est atone, obscurci par des mouches volantes, gêné par la photophobie : le mydriase et l'amblyopie sans lésions appréciables, le catarrhe chronique des conjonctives, ont été mentionnés dans ce cas par Galezowski, Landesberg, Dieu (2). La privation de sommeil, les veilles surtout chez les amétropes, sont des causes d'affections lacrymales, de névralgies, de choroïdites d'amblyopies, etc.

Nous en arrivons à l'inspection de l'état de la réfraction : connaissant cet état, le médecin indiquera la place que doit occuper chaque sujet, lui donnera, s'il est nécessaire, des verres correcteurs. et empêchera le progrès de son amétropie. Nous n'entreprendrons pas un cours d'ophthalmoscopie, mais nous tâcherons de résumer, en quelques formules précises, les points importants de l'examen à la lumière artificielle.

L'échelle typographique qui mérite la préférence

(1) Luc. Championn. Journ. de méd. et de chir. pratiques, 1883, p. 267.
(2) Rev. d'ocul. du sud-ouest, 1882.

est celle qui offre, à côté des caractères d'imprimerie, des figures faciles à reconnaître pour des illettrés. Des traits de cinquante en cinquante centimètres seront tracés sur le plancher, jusqu'à la distance de 5 mètres.

Il faut d'abord déterminer l'acuité visuelle à distance. Elle se mesure « par le plus petit objet que l'œil peut, à une distance constante, voir nettement, et distinguer d'objets de la même grandeur, séparés par des intervalles de même grandeur que ces objets ». Dans les échelles métriques, les plus commodes, on accorde aux caractères qui doivent être lus à une distance minimum de 5 mètres une hauteur déterminée par le calcul théorique et par la pratique, de $7^{mm}$ 1/4, avec une épaisseur des traits égale à 1/5 de leur hauteur. La même fraction sépare entre elles les différentes parties constitutives de chaque lettre, et chaque caractère du suivant.

Le caractère ainsi déterminé porte le numéro 5.

S'il est lu à la distance normale de 5 mètres on considère l'acuité visuelle comme égale à 1. Si le numéro 10, qui est constitué par des lettres de dimensions doubles, n'est lu qu'à 5 mètres, l'acuité visuelle est égale à 1/2. En résumé, elle est exprimée par une fraction, dont le numérateur est 5 et le dénominateur le numéro du caractère qui peut être distingué à la même distance.

L'acuité visuelle de près se détermine au moyen d'échelles métriques, comprenant une série de morceaux de lecture, dont le numéro indique la distance à laquelle ils doivent être lus par un œil normal.

Donc, on placera le sujet à 5 mètres du tableau, bien éclairé par la lumière du jour ou celle de la lampe ; un œil sera fermé, l'acuité visuelle déterminée comme il vient d'être dit. Si elle est telle, qu'aucun des caractères du tableau ne puisse être lu à 5 mètres, on rapproche celui-ci, jusqu'à ce que les caractères les plus grands (soit le n° 50) puissent être nettement distingués. L'acuité visuelle est alors exprimée par une fraction, dont le numérateur est la distance à laquelle le numéro 50 a été lu, et le dénominateur ce numéro lui-même. Si on ne parvient pas à faire lire les plus gros caractères, on essaie de faire compter les doigts, et, à défaut, on recherche la persistance de la sensation lumineuse, en déterminant la distance à laquelle le sujet aperçoit la flamme de la lampe, alternativement cachée ou découverte.

A. *Emmétropie.* Le sujet voit le n° 5 à 5 mètres et le n° 50 à 0m,50. L'interposition d'un verre convexe d'une dioptrie trouble immédiatement la vision, et un verre concave faible, s'il ne la trouble pas, n'y apporte aucune amélioration. Le sujet est emmétrope (il est entendu qu'on ne se servira jamais d'atropine).

B. *Hypermétropie.* Le sujet lit le n° 5 à 5 mètres, mais ne lit pas le n° 50 à plus de 0m,15 ou 0m,20. Un verre convexe ne trouble pas sa vision à distance, ou l'améliore : il est hypermétrope, et on peut, du même coup, savoir à quel degré. S'il lit le numéro 5 à 5 mètres, sans le secours des verres, c'est que son hypermétropie est assez faible pour être compensée par un effort d'accommodation. S'il continue à bien voir lorsqu'on a placé devant son œil un verre de + 1 D, par exemple, c'est que son accommodation s'est relâchée d'une égale quantité. En faisant passer devant son œil des verres convexes de plus en plus forts, il arrivera un moment où il verra très bien avec l'un, tandis que le suivant troublera sa vision. Le verre convexe le plus fort, qui lui procurera une image nette, donnera la mesure de son hypermétropie. C'est avec ce verre qu'il conviendra de déterminer son acuité visuelle. Théoriquement, il lui permet de relâcher toute son accommodation. Dans la pratique, chez les jeunes sujets, on n'arrive pas à cette neutralisation totale, ce qui est sans inconvénient, car pour prescrire l'usage des verres, il n'est utile de connaître que l'hypermétropie manifeste, c'est-à-dire celle qui subsiste après mise en jeu de la puissance accommodative.

C. *Myopie.* Le sujet lit en rapprochant son livre à moins de $0^{m},25$, et lit couramment de petits caractères. Eloigne-t-il son livre de quelques centimètres, il n'en déchiffre même plus le titre. A la distance de 5 mètres, il ne lit qu'une partie de l'échelle, et quelquefois il n'en lit aucun caractère. L'interposition d'un verre concave améliore sa vision et lui permet de déchiffrer quelques lettres. Il est myope. « Le verre le plus faible avec lequel la meilleure vision a été atteinte mesure sa myopie », et c'est avec lui qu'il faut faire la recherche de l'acuité visuelle. La distance à laquelle il lit le plus fin caractère de l'échelle typographique mesure son punctum remotum et, par conséquent, le degré de sa myopie. Pour éviter l'intervention de l'accommodation très développée chez les jeunes sujets, et souvent en état de spasme, intervention qui aurait pour conséquence le choix d'un verre trop fort, il est bon de la paralyser par l'atropine, ce qui a beaucoup moins d'inconvénients chez le myope que chez l'hypermétrope ou l'emmétrope.

D. *Astigmatisme.* Lorsqu'un œil, examiné par les moyens précédents, n'arrive pas à voir parfaitement malgré les diverses corrections et que, d'autre part, ses milieux sont transparents et ses membranes profondes intactes, on peut soupçonner l'astigmatisme(Masselon). Du larmoiement,des blépharites, du strabisme le trahissent souvent (Javal).

« Pour obtenir un renseignement précis à cet égard, dit Masselon, nous laisserons dans la monture d'essai à double rainure le verre convexe ou concave que nous avons été conduits à y placer, en suivant les règles établies pour la détermination de l'hypermétropie et de la myopie, ou bien, l'œil étant dépourvu de tout verre, s'il a paru dans le premier examen emmétrope, nous questionnerons le sujet, pour savoir de quelle façon il voit les divers rayons du cadran placé, autant que possible, et si l'état de la vision le permet, à côté du tableau qui sert à déterminer l'acuité visuelle. Si les rayons sont vus avec une égale intensité, il faut chercher ailleurs la cause de la dépréciation de la vue. Si, au contraire, une ligne ou un groupe de lignes paraît plus noir, il s'agit d'un astigmatisme.

Ceci établi, le sujet doit indiquer avec une précision parfaite quelle ligne le frappe par une plus grande netteté ou, si un groupe de rayons se détache avec une égale intensité, quelle ligne forme l'axe de ce faisceau. Cette désignation lui sera facile en utilisant la notation en heures et demi-heures du cadran. On lira alors, à côté du diamètre désigné comme étant le plus noir, la direction perpendiculaire suivant laquelle tout verre cylindrique devra être placé dans la monture d'essai. L'axe du verre cylindrique devra correspondre exactement à cette direction dans la monture d'essai. C'est par l'essai successif de cylindres convexes et concaves qu'on arrivera à savoir quel est celui qui tend à égaliser ou à inégaliser, au contraire, les rayons, et, parmi ceux qui les égalisent, celui qui les fait apparaître tous parfaitement noirs, et donne, en même temps, la meilleure acuité visuelle. Il sera souvent utile de se débarrasser de l'accommodation, dont l'intervention intempestive fausserait les résultats et rendrait beaucoup plus difficile la détermination de l'astigmatisme ». On ne peut exposer d'une façon plus limpide une méthode assez difficile.

Les yeux amétropes, hypermétropes, myopes ou astigmates, ne sont affectés, chez les enfants, que faiblement en général. Il est démontré, comme nous l'avons vu, que le défaut d'éclairage et l'écriture penchée accentuent rapidement la prédisposition naturelle. Aussi, Javal et Martin (de Bordeaux) ont-ils raison d'insister sur l'utilité de l'écriture droite, d'une attitude correcte et d'un éclairage parfait.

Voilà, déterminées par la lecture au tableau et uniquement à l'aide de quelques verres, les amétropies qu'on peut rencontrer. Cette première épreuve mérite d'être confirmée par une série d'épreuves ophthalmoscopiques assez simples. Auparavant, on recherchera l'acuité visuelle pour les couleurs, au moyen d'échelles chromatiques, et le champ visuel par le procédé approximatif du tableau noir : l'enfant placé à 0,25 de ce tableau et fixant une croix tracée à la craie en son milieu, d'un seul œil, on approche lentement de cette croix, dans les quatre directions cardinales, un morceau de craie tenue à la main, jusqu'à ce qu'il parvienne à l'apercevoir : à ce moment on trace un trait sur le tableau. En recommençant l'expérience dans les directions intermédiaires, on peut figurer un tracé qui donne d'une façon suffisante, en pratique, l'étendue du champ visuel monoculaire. Avec des bâtons de craie rouge, bleu et verte, on détermine de la même façon le champ visuel pour les couleurs.

En tête des épreuves ophthalmoscopiques, nous placerons la *Kératoscopie* ou *Skiascopie*, découverte par Cuignet, et qui ne demande que l'emploi d'un miroir et de quelques verres, pour donner des résultats assez précis. Nous laisserons de côté la théorie de la méthode.

« En projetant, avec un miroir ophthalmoscopique, un cône lumineux sur la partie antérieure de l'œil, on voit apparaître, dans le champ de la pupille, un disque rouge lumineux qui est l'image du fond de l'œil. Si on imprime au miroir des mouvements de latéralité ou de rotation autour de son axe vertical, c'est-à-dire si on en fait tourner le manche légèrement entre ses doigts, on voit apparaître, sur le côté du disque rouge intrapupillaire, une ombre noire, qui progresse jusqu'à ce qu'elle l'ait recouvert : il arrive un moment où le disque est à demi-voilé par cette ombre et divisé en deux moitiés, l'une obscure et l'autre rouge. Si la moitié gauche du disque interpupillaire est noire, tandis que la moitié droite est éclairée, c'est que l'ombre va de gauche à droite, et vice-versà : en d'autres termes, la partie noire ou obscure du disque indique le côté d'où vient l'ombre, la partie rouge ou éclairée le côté où elle va. Or ces deux phénomènes simultanés se présentent dans deux conditions. 1° Le cercle d'éclairage et l'ombre marchent dans le même sens ; marche directe, ombre directe. 2° Ils marchent en sens opposé : marche inverse, ombre inverse(Chauvel)».

Pour pratiquer la Kératoscopie, nous conseillons l'usage d'un miroir plan : le sujet, placé à 1 mètre au moins de l'observateur, dirige son regard obliquement et à l'infini pour relâcher son accommodation.

Dans l'emmétropie, avec le miroir plan, l'ombre est directe. Elle est « d'intensité moyenne et très nette ». Avec le miroir concave, elle devient inverse.

Dans l'hypermétropie, elle est encore directe « d'autant plus intense, d'autant plus nette que l'amétropie est plus prononcée ».

Dans la myopie, si l'on est placé au-delà du remotum du sujet, l'ombre est inverse ; au remotum même, il n'y a pas d'ombre kératoscopique nette ; en deçà du remotum, l'ombre est directe mais peu nette et peu intense. Donc si, à la distance d'un mètre, on obtient une ombre directe, il s'agit d'une myopie inférieure à une dioptrie. Si on a, d'avance, reconnu l'existence de la myopie, on peut la mesurer en cherchant le point où les images deviennent confuses et en deça duquel elles changent de sens.

Pour déterminer l'astigmatisme, la kératoscopie est d'une faible ressource, du moins entre des mains peu exercées. Elle peut cependant donner des indications, en faisant constater des ombres inverses dans deux méridiens perpendiculaires de la cornée, mais espérer en mesurer exactement le degré à l'aide des verres sphériques est plus difficile, et le procédé est à rejeter. Il peut néanmoins révéler certains astigmatismes irréguliers, produits par des leucômes interstitiels à peine visibles à l'œil nu et à l'éclairage oblique. Le kératocône, assez fréquent chez l'enfant et l'adulte, donne également, par la kératoscopie, des ombres diffuses et lacunaires.

Pour mesurer, par la kératoscopie, un degré d'amétropie, une fois cette anomalie constatée, on place sur une monture de lunettes un verre approprié de N dioptries. Par tâtonnement, on arrive au numéro de verre qui détermine le changement de sens de l'ombre, et indique, à 1/2 dioptrie près, le degré d'amétropie. L'interposition d'un verre convexe d'une demi-dioptrie établit la distinction entre un œil normal et un œil hypermétrope.

A l'aide du seul miroir, on peut encore se faire une idée des anomalies existantes de la réfraction. L'œil emmétrope dont on s'approche à quelques centimètres donne une image droite du fond de l'œil, et si on prend un vaisseau pour point de repère, on le voit se déplacer dans le même sens, l'observateur étant supposé emmétrope et privé de son accommodation, l'observé regardant à l'infini. Pour s'en assurer, l'observateur placera entre son œil et son ophthalmoscope un verre convexe faible de 0,50 D : l'image est-elle troublée, quelque relâchement qu'il imprime à son accommodation, l'observé est bien emmétrope. Il est bien entendu qu'un observateur amétrope devra préalablement corriger son amétropie.

Dans le cas d'un œil hypermétrope, on obtient encore une image droite, mais en déployant un effort d'accommodation dont la valeur, exprimée en dioptries, mesure celle de l'hypermétropie qu'il s'agit de déterminer. On se rend compte de la valeur de cet effort quand l'interposition d'un verre convexe, comme plus haut, ne diminue pas ou même accroît la netteté de l'image. Le numéro du verre qui fournit une image nette mesure le degré de l'hypermétropie, car il diminue d'autant l'effort accommodatif de l'observateur. — S'il s'agit d'un œil myope, il ne se produirait d'image droite qu'autant que sa myopie serait inférieure à 1 dioptrie, auquel cas cette image serait très confuse ; ou que l'observateur ferait usage d'un verre concave égal au degré de la myopie recherchée : le plus faible de ces verres qui donnerait une image droite bien nette mesurerait cette myopie. Mais il se forme, au punctum remotum de l'observé, une image réelle et renversée du fond de son œil, que l'observateur peut voir en mettant son accommodation en usage. S'il regarde cette image à la distance la plus courte qui lui donne le plus de netteté, il la voit se déplacer en sens inverse de ses propres mouvements, et, s'il connaît son proximum, n'a plus qu'à le déduire de la distance totale de son œil à celui de l'observé pour connaître le remotum de ce dernier. — Dans l'astigmatisme, la papille affecte, à l'image droite, une forme ovalaire ; à l'image renversée, elle apparaît encore ovale, mais dans un sens diamétralement opposé. Si, pendant l'examen à l'image renversée, on fait varier la distance de la loupe à l'œil observé, on la voit changer de forme. Enfin, à l'image droite, on voit nettement des vaisseaux se dirigeant dans tel sens, alors que d'autres vaisseaux, marchant dans le sens diamétralement opposé, apparaissent troubles. Dans l'astigmatisme irrégulier, les contours de la papille affectent une grande irrégularité. D'une façon générale, en somme, il n'est pas difficile de reconnaître l'astigmatisme, mais il est beaucoup plus difficile de le corriger. Aussi est-ce un des cas où le médecin d'école doit recourir aux lumières d'un spécialiste.

L'examen du fond de l'œil à l'image renversée complète l'examen et renseigne sur les altérations des membranes et des milieux qu'il est permis de soupçonner quand aucune correction ne réussit, et quand l'impuissance du trou sténopéique à améliorer la vision a été reconnue. Dans la myopie prononcée, on trouvera souvent un croissant d'atrophie choroïdienne embrassant un côté ou les deux côtés de la papille (staphylôme). Il est beaucoup plus fréquemment en dedans (image renversée), et doit faire craindre la myopie progressive.

Ce que nous avons dit de l'image droite nous permettra d'être brefs sur le chapitre de l'ophthalmoscope à réfraction. Cet appareil est muni d'un miroir incliné à court foyer et de roues portant des verres correcteurs sphériques concaves, convexes et cylindriques concaves. Avec cet instrument, et sans l'interposition d'aucun verre, distingue-t-on une image nette, agrandie du fond de l'œil, des vaisseaux à double contour ? L'interposition d'un verre + 0,50 de la roue convexe trouble-t-il cette image, l'œil examiné est emmétrope. L'image est-elle nette mais non troublée par un verre convexe, on a affaire à un hypermétrope : faisant défiler la série de ces verres, on en trouve un qui trouble définitivement cette image : celui qui le précède immédiatement mesure, à 0,50 D. près, le degré de l'hypermétropie. Enfin, n'aperçoit-on d'abord qu'une image confuse, que trouble un verre convexe faible et que les verres concaves rendent de plus en plus nette ? Il s'agit d'un myope, et le verre qui donne l'image la plus claire en mesure la myopie à 0,50 D. près. Un verre de 0,50 D. concave que porte la roue des verres convexes dans l'ophthalmoscope de Parent permet de préciser absolument,

Pour rechercher l'astigmatisme, l'instrument porte une troisième roue munie de cylindres concaves, « et qu'on peut mobiliser latéralement, de manière à donner à l'axe de ces cylindres la direction nécessaire. A cet effet, elle suit les mouvements d'une aiguille mobile sur un cadran dont le O correspond au méridien vertical, à l'axe du manche de l'instrument. Le cadran est gradué de 0 à 90° de chaque côté du méridien vertical. L'axe des cylindres est toujours perpendiculaire au méridien indiqué par l'aiguille mobile sur le cadran. Lors donc qu'on a déterminé la direction du méridien astigmate, il suffit de placer l'aiguille du disque postérieur dans la même direction, puis de faire passer successivement les cylindres devant l'ouverture du miroir : leur axe étant perpendiculaire à la direction de l'aiguille, ils agissent dans la direction de cette aiguille, suivant le méridien astigmate (Chauvel) ».

Dans tout ce qui précède nous avons supposé un observateur emmétrope. S'il ne l'est pas, il doit nécessairement corriger son amétropie ou en tenir compte dans ses calculs.

## Correction des anomalies de la réfraction.

Nous en avons exposé les règles pour la myopie.

*A. Hypermétropie.* L'hypermétropie n'est pas rare dans l'enfance et, pour quelques auteurs, constituerait l'état normal à cet âge. Elle est compensée, même dans ses degrés moyens, par la puissance d'accommodation dont on dispose au début de la vie, et dont la valeur égale environ six dioptries. Seulement, comme l'œil hypermétrope n'est accommodé pour aucune distance, et moins encore pour les distances rapprochées que pour les distances éloignées, l'enfant qui fait des efforts d'accommodation se rapproche des objets qu'il a sous les yeux et ne tarde pas à présenter les signes de l'asthénopie accommodative : maux de tête, douleurs oculaires trahissant la crampe du muscle ciliaire. Les mêmes efforts entraînent des mouvements de convergence, l'asthénopie musculaire et le strabisme convergent, qui se rencontrent dans les degrés faibles et moyens seulement, car, dans les degrés forts, le sujet renonce à accommoder (Galezowski).

On corrige l'hypermétropie à l'aide des verres convexes. On recommande de ne pas en corriger la totalité, mais seulement la partie manifeste et un peu de la partie latente ; c'est-à-dire qu'il ne faut pas s'arrêter au verre le plus faible qui corrige l'anomalie. On procède par tâtonnements.

Dans les degrés faibles et moyens avec asthénopie, on ne doit porter de verres que pour le travail. Dans les degrés absolus, où l'accommodation reste impuissante de loin comme de près (cas qui ne se rencontre pas chez les jeunes enfants), il faut se servir de verres pour voir au loin (ceux qui donnent la vision nette) et, pour travailler de près, de verres qui corrigent l'hypermétropie totale. On combat le strabisme en choisissant des verres périscopiques, c'est-à-dire réalisant la même correction dans toutes les directions du regard, et qu'on fait porter constamment pendant 2 ou 3 ans. Les mydriatiques, associés à des lunettes corrigeant l'hypermétropie totale, donnent de bons résultats (Galezowski).

*B. Strabisme.* Le strabisme n'est presque jamais congénital ; il survit quelquefois à des convulsions. Il est lié, dans 60 ou 70 % des cas, à des anomalies de la réfraction. Il est convergent dans 95 % des cas.

Sur 100 strabismes convergents, Donders a relevé l'hypermétropie 77 fois, Stellwag 78 fois, Schweigger 66 fois. La cause de la déviation oculaire n'est pas absolument connue, bien qu'on pense qu'elle est une manifestation morbide de la relation qui existe, physiologiquement, entre l'accommodation et la convergence. L'explication qu'en donne Donders est assez curieuse pour mériter que nous la reproduisions. Chez un hypermétrope qui fixe un objet rapproché, il y a disproportion entre l'effort accommodatif que lui demande la fixation à cette distance et celui qui correspond à la convergence qu'il déploie. Dans de semblables conditions, la vision binoculaire est impraticable, et l'hypermétrope tourne la difficulté en augmentant la convergence d'un de ses yeux qui lui permet de développer dans le second une accommodation plus forte : seulement, il en résulterait de la diplopie s'il ne parvenait promptement à annuler l'image que fournit l'œil dévié. Si les yeux offrent le même degré d'amétropie et la même acuité visuelle, le phénomène peut longtemps se reproduire en alternant et le strabisme prend la même forme. Mais si l'un des yeux, pour une raison quelconque, jouit d'une vision moins bonne, cet œil reste toujours dévié, le strabisme unilatéral est constitué. On s'explique alors pourquoi les taies légères de la cornée, l'astigmatisme et l'anisométropie, si commune chez les enfants des écoles, conduisent si vite au strabisme. La même explication, en sens inverse, convient au strabisme divergent, qui accompagne, 2 fois sur 3, la myopie. — La faiblesse congénitale d'un des muscles moteurs est une cause de prédisposition. D'une façon générale, il est constaté que toutes les raisons qui nuisent à la vision binoculaire prédisposent au strabisme, et ordinairement au strabisme convergent. Le maître devra y faire attention dès le début et le signaler au médecin : la déviation disparaît, tout d'abord quand cesse la fixation ; mais elle ne tarde pas à devenir permanente, et le regard à devenir incertain. — Nous n'avons entendu traiter que du strabisme fonctionnel : la forme paralytique est, comparativement, une rareté.

La déviation des axes oculaires est généralement appréciable à première vue. En tous cas, la recherche en est facile. Le sujet fixant un objet, on couvre alternativement chacun de ses yeux. L'œil sain qui était en fixation ne bouge pas quand on couvre l'autre. L'œil dévié, au contraire, entre à son tour en fixation et exécute un mouvement en sens inverse du strabisme. Si, pendant ce temps, on observe l'œil caché, on le voit se dévier dans le même sens (déviation secondaire). La déviation secondaire est égale à la déviation primitive dans le strabisme fonctionnel : elle est bien plus étendue dans le strabisme paralytique, qui, en outre, diminue le champ d'excursion du globe oculaire dans le sens du muscle paralysé et occasionne de la diplopie dès qu'on vient à faire agir ce muscle.

Il est d'autant plus important de reconnaître le strabisme à son début, qu'il ne s'agit alors que d'une modification dans l'innervation de convergence et que les troubles ne deviennent permanents qu'à la longue ; la rétraction s'empare du muscle, l'œil dévié devient amblyope et il s'effectue, dans les rapports qui unissent les deux rétines aux centres nerveux, un changement préjudiciable à la vision binoculaire. Le traitement doit être entrepris de bonne heure. Il comporte des moyens orthopédiques et une intervention chirurgicale réservée aux cas d'insuccès prolongé des précédents. Parinaud pose les règles suivantes (1).

Les moyens orthopédiques consistent dans l'instillation d'atropine, qui supprime à la fois l'accommodation et la convergence, suivie de la supercorrection de l'amétropie chez les hypermétropes, et seulement dans la correction de cette amétropie chez les myopes. Chez ceux-ci, le traitement optique manque d'efficacité et n'est utile qu'au début, quand la déviation est encore latente ou périodique : devenue fixe, elle impose le traitement chirurgical. On complète le traitement par des exercices de fusionnement à l'aide du prisme ou du stéréoscope.

(1) Congrès d'Ophthalmoscopie, 1893.

Javal provoque d'abord la diplopie en faisant l'occlusion prolongée du bon œil, puis il exerce la fusion des deux images. Les exercices de fusionnement doivent être entrepris, d'abord avec les verres correcteurs, puis, peu à peu, sans verres, si l'amétropie n'est pas trop forte. Si l'amétropie n'existe pas ou ne joue qu'un rôle secondaire, les exercices stéréoscopiques sont encore utiles, surtout si le strabisme est récent, quand il n'a pas complètement perdu le caractère périodique et que la diplopie s'obtient aisément. Mais si l'amblyopie est prononcée, il y a peu à en attendre.

En résumé, dit Parinaud (1), trois cas peuvent se produire :

1° Le strabisme disparaît immédiatement ou après quelques jours, tout en se reproduisant quand on enlève les lunettes. La guérison par le traitement optique est certaine, mais demande plus ou moins longtemps. La guérison définitive se parfait quelquefois rapidement au moment de la croissance.

2° Le redressement par les verres est partiel : la guérison par le traitement optique est encore possible, mais incertaine. En tous cas, la déviation ne peut que diminuer avec le temps. On continuera le traitement pendant au moins 5 ou 6 mois si le sujet est jeune : s'il n'y a pas de tendance à la guérison, on peut opérer.

(1) Gaz. hebdom. 1893, p. 246.

3° Si après quelques mois d'essai, les verres ne donnent aucune amélioration, on doit opérer.

Le strabisme apparaît souvent de bonne heure, dès l'école maternelle. Le traitement par l'atropine est seul applicable à cet âge; on ne peut encore faire porter des lunettes.

C. *Astigmatisme*. Tous les cas d'astigmatisme ne doivent pas être corrigés. Si, dit Javal (1), on désigne par 8 le degré le plus élevé, on laissera généralement sans correction les cas compris entre 0 et 1, on corrigera entre 1 et 2 chez les lettrés et de 2 à 8 chez tous les sujets. Les degrés élevés sont d'ailleurs rares et le maximum des cas se trouve aux environs de 2.

On examinera une fois par an les astigmates corrigés ; on s'assurera qu'il continuent à avoir la vision parfaite, car le moindre accident aux lunettes remet tout en question.

Nous avons vu qu'en déterminant l'astigmatisme par la méthode de Donders, on parvenait en même temps à le corriger. Imbert estime que, dans la pratique, cette méthode peut suffire. Nous n'entreprendrons pas la correction des astigmatismes irréguliers, qui exige des connaissances spéciales. La correction n'est utile qu'autant qu'elle est absolue et complète, et on ne peut l'obtenir qu'à ce prix.

(1) Soc. de med. publ. 1880.

**Des lunettes.** Les jeunes enfants ne peuvent porter que des lunettes. Le binocle et la face à main ne sont permis qu'aux jeunes gens.

Il importe de s'abstenir des lunettes à bas prix achetées dans le commerce, fabriquées en verre ordinaire : seul le Crownt-glass ou le quartz offrent la transparence et la dureté nécessaires. La fabrication doit en être exacte et le numérotage précis. La notation se fait en pouces ou en dioptries. La seconde est préférable, parce que la force réfringente augmente comme le nombre de dioptries, à l'inverse de ce qui se passe dans la première. Les verres doivent être placés à 13 millimètres des yeux, de façon que leurs centres soient constamment dans la direction des axes visuels et qu'ils ne puissent se déplacer latéralement ni en avant. Les cercles doivent être assez grands pour que l'enfant rencontre en tous sens le verre correcteur, les arcades s'adapter exactement à la forme et à la saillie du nez, pour parer aux mouvements latéraux, et offrir une longueur proportionnée à l'écartement des yeux ; les lunettes doivent s'accrocher derrière les oreilles. Les montures en fer doux sont à rejeter. Les mêmes recommandations s'adressent au pince nez, dont le modèle doit être choisi tel qu'il conserve une grande fixité. L'astigmate ne pourra porter que des lunettes. Le monocle est absolument mauvais (1).

(1) GALEZOWSKI et KOPF. — *Hygiène de la vue*.

*Des verres colorés*. Que faut-il en penser ?

Ils sont utiles aux personnes qui ont la vue délicate et la rétine sensible, un peu de photophobie, mais ils doivent leur être réservés exclusivement. L'usage habituel des cheminées en verre bleu autour des becs de gaz est donc d'une utilité douteuse. Quelle teinte convient-il d'adopter ? On a beaucoup discuté ce sujet : il ne saurait être question que du choix entre les verres bleus, les verres fumés et les verres jaunes : les verts ne répondent qu'à des cas tout à fait particuliers.

Fieuzal (1) a beaucoup vanté les verres jaunes qui ne seraient nullement fatigants et donneraient d'excellents résultats chez les personnes affectées d'hypéresthésie rétinienne. Il recommande un mélange de jaune, de bleu et de gris de fumée, formant un gris jaune excellent, gradué en trois teintes (de 1 à 3, du plus clair au plus foncé). L'auteur explique l'action bienfaisante du jaune par ce fait qu'il supprime certains mouvements de translation des cônes rétiniens, conséquences d'une lumière vive et que fait disparaître l'obscurité. Il remédierait encore à certaines formes d'asthénopie rebelle, entretenue par ce fait que, certaines personnes ayant la pupille très dilatée, le chromatisme de l'œil et la fatigue de la rétine sont rendus plus sensibles : il diminue l'éblouissement sans altérer la clarté ni les couleurs, et ar-

(1) Soc. de méd. publ. nov. 1885.

rête les rayons chimiques du spectre. Javal et Galezowski conviennent que le jaune est favorable à quelques personnes, mais ne saurait être accepté comme une teinte préservatrice de la vue. L'un d'eux croit même qu'il est plutôt irritant quand la teinte en est concentrée. Il conseille donc de s'en tenir à la teinte fumée neutre ou au mélange de noir avec une petite quantité de bleu, et aux nuances très faibles, après un essai préalable de la sensibilité à telle ou telle nuance chez le sujet considéré. La qualité des lunettes teintées doit être particulièrement surveillée, car il en existe beaucoup de mauvaises.

*Achromatopsie.* Nous devons, en terminant, dire quelques mots de l'achromatopsie ou défaut congénital de perception des couleurs. Elle est totale ou partielle, c'est-à-dire que l'œil ne perçoit aucune couleur ou les voit toutes uniformément grises ; ou bien ne perçoit pas une couleur ni sa couleur complémentaire, soit qu'il les confonde toujours avec le gris, soit qu'il se trompe seulement dans l'appréciation des nuances, tandis qu'il reconnait les couleurs franches (Meyer).

L'achromatopsie pour le rouge (Daltonisme) est la plus fréquente. Le rouge paraît gris foncé, le vert gris clair. Le rouge de cinabre est confondu avec le brun ou le vert, le pourpre avec le violet ou le brun foncé. Les garçons sont bien plus fréquemment daltoniens que les filles (Cohn, Magnus).

Vient ensuite, par ordre de fréquence, l'achromatopsie pour le vert. Il paraît bleu ou gris, comme le pourpre ; il est confondu avec cette couleur, le vert jaunâtre avec le rouge, etc. L'achromatopsie pour le bleu est très rare. Favre a trouvé, à Lyon, chez des sujets de 7 à 13 ans, 8,2 % de cécité complète pour une couleur, et 23,8 de cécité partielle.

Cet auteur et Gayet (1) sont convaincus que l'exercice méthodique est capable de développer le sens chromatique, et ont cité des cas de guérison empruntés à Bianchi et Ferès. Les sujets qui sont daltoniens anatomiquement sont, cela se conçoit, incurables. Beaucoup d'autres le sont par défaut d'éducation et on peut les guérir. Il sera bon de s'efforcer de développer le sens des couleurs chez de tels sujets. Le système de Magnus consiste en l'emploi d'un tableau des couleurs et de 72 petites cartes coloriées, qu'il fait assortir à celles du tableau. MM. Pape Carpentier, Favre, ont adopté la méthode d'Holmgren, dans laquelle on fait déterminer les couleurs sur un tableau et chercher, parmi des échantillons de laine, la couleur pareille ; ou bien assortir des écheveaux de laine à un écheveau déterminé. Les résultats sont probants.

(1) Soc. de médecine de Lyon, 9 décembre 1878.

## III. Inspection des oreilles.

*L'audition à l'Ecole.* On doit l'étude la plus complète de cette question à Gellé dont les multiples travaux nous serviront de guide (1).

La tendance à placer les élèves par ordre de mérite par rapport au professeur et au tableau est une coutume générale. On sait maintenant que beaucoup de sujets taxés de paresse, d'étourderie ou d'inattention, et que, pour ces raisons, on relègue au fond de la classe, sont des durs d'oreilles. On ne peut donc prendre de mesure moins conforme à leur intérêt.

Les altérations de l'appareil auditif datent ordinairement de la première enfance et ont pour siège de prédilection l'appareil de transmission dont le développement, incomplet à la naissance, se poursuit jusqu'à l'âge de 5 ou 6 ans, ayant pour effet, au cours de cette longue période, une grande sensibilité aux moindres influences, une disposition à l'inflammation, à la suppuration et à la destruction ou aux rétractions qu'elle laisse après elle. On peut, à ce point de vue, diviser l'enfance en deux périodes :

(1) *L'audition à l'École.* Soc. de méd. publ. 22 nov. 1882. Rev. d'Hygiène, 1885, p. 654. Rapport de la Commission d'Hyg. scolaire, 1884 (Javal).

1° *Avant 6 ans*. A la naissance, la caisse du tympan est comblée d'une matière gélatiniforme, qui se résorbe lentement pendant que l'air y pénètre à l'occasion des mouvements de succion. La maladie venant à modifier cette substance, elle n'est plus l'objet que d'une résorption incomplète, la suppuration s'en empare quelquefois, passant inaperçue parce qu'elle n'apparaît pas au dehors, et entraîne la surdi-mutité. Le coryza joue un rôle fort important dans la genèse de l'inflammation précoce de l'oreille : les mucosités qu'il accumule dans l'arrière-gorge passent, par les trompes, dans la caisse, l'enflamment, et quand la suppuration se montre à l'extérieur, le mal est irréparable. Un préjugé stupide s'oppose à ce qu'on s'efforce de tarir l'écoulement, ce qui est, pourtant, la seule planche de salut. Il faut que les parents sachent bien d'où vient leur erreur : si la suppression spontanée de l'écoulement, au cours de la maladie, paraît aggraver l'état des sujets, c'est uniquement parce qu'elle révèle quelqu'obstacle à la sortie du pus. L'intercurrence d'une affection grave a souvent pour résultat l'arrêt de la suppuration, et on prend l'effet pour la cause.

Les temps froids et humides, et surtout dans les pays à endémie goîtreuse, sont particulièrement à redouter.

D'après Wilde, sur 503 surdités, 411 datent de l'enfance.

2° *Après 6 ans*, moment de l'entrée à l'école, on

assiste aux conséquences de ce qui précède. On a coutume d'y faire la leçon pour tous, sans tenir compte de la diversité des élèves au point de vue de l'intelligence des sons. Il s'ensuit une inégalité de l'éducation, des retards qu'on attribue à une nature rebelle et qu'on combat par les réprimandes et la sévérité, alors que le remède à chercher est tout différent. Car l'enfant apprend par l'oreille et entre, par cet organe, en communication avec le maître : tout ce qui diminue cette communication nuit au dévoloppement de l'intelligence. Indépendamment des maladies antérieurement acquises, il s'en montre encore beaucoup pendant l'âge scolaire. C'est l'époque des maladies éruptives dont nous apprécierons plus loin le rôle, et du coryza chronique, entretenu par des refroidissements répétés.

Il arrive souvent que l'enfant entende mal à l'école, sans paraître aussi sourd dans les autres circonstances de la vie, condition nouvelle, qui contribue à faire méconnaître son imperfection auditive.

La statistique démontre les propositions précédentes :

Weil, de Stuttgard (1), partant de ce principe que l'oreille normale perçoit, à 20-25 centimètres, la voix chuchotée d'intensité moyenne, quand il ne se fait pas trop de bruit dans le voisinage, a trouvé

(1) Monastchr. f. Ohrenheilk., 1882.

sur 4500 écoliers de 7 à 14 ans des deux sexes, 3 °/₀ d'auditions défectueuses d'un ou des deux côtés. La proportion des enfants qui n'entendent pas dans les limites normales serait plus élevée encore, et croîtrait en raison de l'âge. Les enfants des classes aisées et ceux des écoles rurales seraient relativement épargnés (10 °/₀). Il existerait, chez 2 °/₀ des malades, une perforation ; chez 13 °/₀ des bouchons cérumineux, chez 50 °/₀ un repli postérieur masquant l'orifice du conduit auditif. La plupart des lésions restent ignorées.

Moure estime la proportion des durs d'oreilles à 17 °/₀ ; V. Reichart à 22 °/₀ ; Sexton à 13 °/₀ (ouïe grandement diminuée) ; Gellé à 22 °/₀.

Dans les écoles prussiennes, il résulte d'une enquête prescrite par le ministre de l'Instruction publique qu'il y a 2,18 °/₀ de sourds, dont les $^{3}/_{4}$ l'étaient avant leur entrée. Les lésions de l'appareil auditif ne se sont développées pendant la période scolaire que chez 0.44 °/₀ des écoliers du degré moyen, et 0.31 °/₀ de ceux des classes préparatoires. La proportion des sourds ne s'accroît pas avec le nombre des années d'école, et celle-ci ne joue aucun rôle dans l'apparition de l'infirmité.

Gellé à fait porter l'examen de préférence sur les derniers des classes et a reconnu, chez la plupart, une dysacousie mono ou bilatérale allant jusqu'à la moitié et aux deux tiers de l'état normal. La proportion générale atteint les $^{16}/_{20}$. A l'examen superficiel, on ne constate pas de lésions manifestes, mais il s'agit souvent d'un défaut d'aération de la caisse par suite de catarrhe de la trompe, du nez ou du pharynx. Javal a recueilli, dans les écoles de Lausanne, des observations confirmatives.

Gellé considère l'oreille normale comme entendant le tic-tac de la montre à $1^m,25$ en moyenne, dans le silence absolu.

Comparant les premiers et les derniers élèves de plusieurs classes, il constate, une première fois, que 6 sur 20 des derniers entendent la montre seulement à $0^m,50$ ; aucun des premiers n'est dans le même cas. Une seconde fois, sur les 20 premiers, trois seulement n'entendent qu'à $0^m,50$, tandis que, sur les 20 derniers, la proportion est de 17. Une troisième fois, sur 61 élèves réputés les derniers et placés aux bancs reculés, 14 entendent la montre à 1 mètre des deux côtés ; 16 à 1 mètre d'un côté et $0^m,56$ de l'autre ; 31 à $0^m,44$ en moyenne. Dans une dernière série les 5 premiers entendent à $0^m.77$ en moyenne, les 5 derniers à $0^m,54$. Bien d'autres statistiques, que nous donnerons plus loin, viennent à l'appui des précédentes.

Les cours moyens contiennent plus de durs d'oreilles que les cours supérieurs, dans la proportion de $^1/_2$ à $^3/_4$.

Les lésions consistent surtout en écoulements symptomatiques d'otites moyennes (348 sur 616) (Moure), qui survivent aux angines, aux fièvres éruptives et à la fièvre typhoïde. La menstruation, au moment où elle s'établit, accroît la surdité.

Il y a quelquefois une relation entre cette imperfection et la carie dentaire. Gellé a observé le fait (1) et vu disparaître la maladie avec la dent malade, actuellement indolore. Tripier, Turquet ont observé des cas semblables et Bennett a signalé la fréquence des écoulements d'oreilles au cours de la dentition. On voit encore des accidents survenir chez des sujets porteurs d'appareils prothétiques ; au moment de l'éruption de la dent de sagesse, etc.

Les troubles de l'audition sont un symptôme ordinaire des tumeurs adénoïdes du pharynx. L'ozène, les corps étrangers du nez, la déviation de la cloison, les polypes et les affections nasales que détermine quelquefois l'onanisme (2) en sont encore des causes.

Voici les observations réunies à l'école Arago par Saint-Hilaire (3). La mesure qu'il adopte de l'ouïe normale diffère de celle de Gellé en ce qu'il admet que la perception du tic-tac de la montre, dans le silence absolu, ne dépasse pas $0^m,60$ à $0^m,80$, et, dans le silence relatif, $0^m,40$. Il considère comme médiocre l'ouïe qui laisse percevoir le bruit à $0^m,15$ et comme mauvaise celle qui offre une acuité inférieure. Ses résultats n'en confirment que mieux ceux que nous avons cités déjà.

(1) Soc. de Biol. 1882.

(2) MOREL MACKENZIE.

(3) Soc. de méd. publ. 22 mars 1893.

Sur 346 enfants il observe :

| | |
|---|---|
| Audition bonne des deux oreilles. . . . | 225 |
| « médiocre » . . . . . . . . | 43 |
| « mauvaise » . . . . . . . . | 38 |
| Une oreille bonne, une mauvaise . . . | 11 |
| « « « « médiocre. . . . | 15 |
| « « médiocre, une mauvaise . . | 14 |

Ainsi, sur 346 examinés, 121, plus de 35 % ont l'ouïe diminuée à quelque degré. Par natures d'affections le classement s'opère ainsi :

| | |
|---|---|
| Végétations adénoïdes . . . . . . . . | 67 |
| Otorrhées . . . . . . . . . . . . . | 16 |
| Bouchons de cérumen . . . . . . . . | 15 |
| Otite moyenne scléreuse . . . . . . . | 5 |
| Catarrhe de la trompe et de l'oreille moyenne | 15 |
| Polypes de l'oreille . . . . . . . . . | 1 |
| Eczéma du conduit . . . . . . . . . | 1 |
| Malformation du pavillon . . . . . . . | 1 |

Parmi les 225 élèves doués d'une audition normale, 137 encore étaient atteints de diverses affections du nez, de l'arrière-gorge et du pharynx. Il n'en restait, en somme, que 88 ayant les oreilles en bon état. L'auteur explique ces chiffres exceptionnels par la pauvreté du milieu où sont recrutés les élèves de l'école Arago, qui paient un large tribut aux maladies éruptives et infectieuses de l'enfance. Chappel de New-York, sur 2000 écoliers, a trouvé :

| | |
|---|---|
| Végétations adénoïdes. . . . . . . . . | 60 |
| Hypertrophie des amygdales . . . . . | 270 |
| Déviation de la cloison . . . . . . . . | 330 |
| Eperon de la cloison . . . . . . . . . | 150 |
| Hypertrophie du cornet inférieur . . . . | 260 |
| » » moyen . . . . | 161 |
| | 1 231 |

Sur 68 enfants soignés par Saint-Hilaire, 36 étaient sourds à divers degrés. Ils ont généralement guéri très vite, sauf dans les cas d'otite scléreuse : l'ouïe est revenue dans presque tous les cas et les scléroses ont été arrêtées dans leur évolution.

Le traitement a d'autant plus d'importance que les affections de l'oreille poursuivent leur évolution de 7 à 20 ans et que les demi-sourds de l'enfance deviennent tout-à-fait sourds plus tard (Gellé-Weil).

La monosurdité a moins d'inconvénients, évidemment, que la surdité double ; mais elle diminue l'ouïe de moitié et surtout supprime la possibilité de s'orienter au bruit. Elle est moins commune.

Pour les raisons que nous venons de voir, l'inspection des oreilles s'impose, et doit être renouvelée au moins une fois par an.

Lorsqu'un élève interpellé ne répond pas, il faut soupçonner chez lui une audition défectueuse plutôt que de l'étourderie : de même si, pendant la dictée, il cherche à copier.

Pour mesurer la portée de l'audition, au point de vue scolaire, Gellé conseille de faire une dictée individuelle, à 8 mètres, au tableau noir, le sujet tournant le dos au maître qui dicte à haute voix, lentement, des phrases simples et sans difficultés, et des mots, les uns à résonnance nasale (canon, viande), les autres à syllabes rapides (conductibilité). Si l'élève hésite, c'est qu'il n'entend pas à cette distance. Alors le maître se rapproche, jusqu'à ce que le sujet écrive sans hésitation ni erreur : la distance observée est celle à laquelle on doit le placer en classe.

Les fautes commises par les durs d'oreilles, au cours d'une dictée, sont caractéristiques et portent sur certaines consonnes ou diphtongues. Ils écrivent : « entière » pour rentière, « connaissance » pour reconnaissance, « cause » pour clause. Sur 57 jeunes filles de 12 à 14 ans, Gellé en a vu 10 écrire tout de travers à 5 mètres. La portée de l'ouïe diminue encore en plein air et s'affaiblit à mesure que se prolonge la dictée, ou pendant un exercice de mathématiques.

Plusieurs influences entrent en jeu dans l'audition à l'école. Il y a lieu de considérer le lieu où l'on parle, celui qui parle et celui à qui on parle. Nous venons d'étudier ce dernier ; voyons les deux autres.

*Lieu où l'on parle*. Les classes qui répondent le mieux aux conditions d'une bonne audition mesurent 8 à 9 mètres de côté et peuvent recevoir

30 élèves. La forme rectangulaire leur convient et la chaise du maître est placée contre l'un des petits côtés. La forme en éventail ou en amphithéâtre est réservée aux salles de démonstrations à auditoire nombreux. Une hauteur excessive accroît la résonnance. Les parois doivent être sourdes, garnies d'objets flottants qui s'opposent à la réflexion du son, dépourvues d'angles, d'arêtes et de colonnes. Les voûtes, trop sonores, sont défectueuses ; les grands vaisseaux avec plafonds à compartiments constituent de mauvaises classes avec leurs zones de résonnance et de silence. Les escaliers doivent être éloignés et sourds, construits en pierre, les planchers en bois dur, les murs de séparation épais. On se garantira des bruits du dehors en s'éloignant des voisinages bruyants et en s'isolant, si on le peut, derrière un rideau d'arbres. On exigera pendant la classe le plus grand silence, et, à ce point de vue, les groupes scolaires, avec leurs allées et venues dans les couloirs sonores, sont souvent défectueux. On évitera de faire la classe dans les préaux couverts ; et, à plus forte raison, en plein air. Dans les classes, sauf exception, les fenêtres resteront closes.

*Celui qui parle.* Le débit doit être lent, la parole non criée, la voix grave et bien timbrée. Le professeur doit articuler nettement les consonnes, appuyer sur les diphtongues, répéter les syllabes nasales, accentuer la ponctuation, ne jamais se promener en dictant, et faire répéter la dictée par un élève à l'autre extrémité de la salle. Cette partie de l'éducation des élèves-maîtres est particulièrement à surveiller. Le but à poursuivre est d'obtenir le résultat voulu avec le moindre effort et de n'élever la voix que pour réprimander ou appeler l'attention. Ainsi on évitera la fatigue. Enfin le maître devra être renseigné exactement sur l'acuité auditive de ses élèves et leur distribuer les places qui conviennent à leur finesse de perception.

### IV. Inspection de la bouche et des dents.

Nous aurons l'occasion, en étudiant les maladies contagieuses, de signaler le rôle de la cavité buccale dans la conservation, la rénovation et la transmission des germes morbides. Les indications qui en ressortent appartiennent à la prophylaxie. Nous nous en occuperons plus tard.

L'hygiène s'est beaucoup préoccupée, dans ces dernières années, des soins que réclame l'évolution dentaire chez les enfants, et ne saurait trop condamner la négligence dont on a coutume de faire preuve à l'égard des mâchoires, en se basant sur la caducité des dents de lait. Outre qu'il y a lieu de relever les erreurs accréditées dans l'opinion du public et de quelques médecins, erreurs lourdes de conséquences fâcheuses, il est bon de savoir que la carie dentaire peut être précoce, causer d'insupportables douleurs, l'insomnie, un état nerveux non sans quelque gravité, la gêne de l'alimentation, et que la réunion de ces influences débilitantes nuit au développement général de l'enfant (1).

L'ostéo-périostite, la gingivite sont souvent entretenues par cette lésion dont Galippe a vu d'innombrables exemples entre 8 et 9 ans. Les fistules dentaires ne sont pas rares entre 10 et 11 ans (2). Pictkiéwicz, Galippe, Magitot, estiment à 75 °/₀ la proportion des enfants d'âge scolaire qui ont besoin de soins de la bouche, et une telle constatation ne justifie que trop l'importance accordée à l'organisation d'un service spécial d'inspection buccale, proclamée, à différentes reprises, au sein de la société d'hygiène.

Carie dentaire et ses suites, implantation vicieuse des dents définitives, surtout fréquente entre 10 et 11 ans, telles sont les lésions constatées à l'école primaire et à l'école maternelle. Plus tard, au moment où les études deviennent sérieuses et condamnent les sujets à un plus dur labeur, on voit survenir la carie des dents et les accidents qui accompagnent l'évolution des dents de sagesse. A vrai dire, cette évolution ne commence guère que vers 18 ans et sort un peu de notre cadre.

Galippe, Lucas-Championnière, Magitot, Mar-

(1) Pictkiéwicz. — Rev. d'Hygiène, 1883, p. 666, n° 8.
(2) *Ibid.* p. 890, n° 11.

tin, Chrétien, Sithervood, Harlan, et d'autres encore, ont remarqué la prompte altération des dents chez les sujets qui se livrent à un travail prématuré ou intensif au moment des concours. Elle résulte d'un déplacement de la nutrition phosphatée que le cerveau détourne à son profit. La congestion céphalique joue un rôle concomitant, et le repos fait cesser les progrès de la carie.

Les accidents que provoque l'éruption de la dent de sagesse sont 10 ou 20 fois plus fréquents à la mâchoire inférieure qu'à la supérieure (Heydenreich, Magitot) ; Reclus ne les a jamais rencontrés à cette dernière. La raison anatomique de cette prédilection est la gêne qu'éprouve la sortie de l'organe, enserré entre la dernière molaire et la branche montante du maxillaire. Nous avons observé par nous-mêmes que l'éruption des dents de sagesse est beaucoup facilitée par la perte accidentelle préalable de quelques molaires. Le côté gauche est le plus souvent en cause parce que la moitié gauche de la parabole est un peu moins longue que la droite. Les prognathes, c'est-à-dire ceux qui offrent entre les deux branches un angle plus ouvert, sont relativement indemnes. On invoque encore comme causes l'étroitesse de l'alvéole par le rapprochement des bords, et le volume exagéré de la dent, volume qui tendrait à diminuer chez les races orthognathes (Broca), comme si la nature était en travail permanent pour se débarrasser d'un organe d'une utilité moins immédiate depuis que l'homme est plus habile à préparer ses aliments (1).

Les accidents dont il s'agit consistent en contractures du masséter, sialorrhée, douleurs vives de la région ; tuméfaction de la gencive, ulcérations grisâtres et fétides très sensibles ; phlegmons et abcès sous maxillaires, stomatite membraneuse, et, plus rarement, amblyopies et paralysies faciales. Le traitement consiste dans l'excision de la muqueuse, la cautérisation à l'acide chromique, l'excision du rebord alvéolaire, l'arrachement de la 3e ou 4e molaire.

Abstraction faite de ce dernier épisode de la dentition, et de sa première phase qui comporte l'éruption de vingt dents caduques, les étapes de cette évolution qui nous intéressent sont la deuxième, avec l'éruption de quatre molaires permanentes, de 5 à 6 ans ; la troisième, avec la chûte des vingt dents caduques et leur remplacement par un nombre égal de dents définitives, de 7 à 12 ans, et enfin la quatrième, avec la sortie des quatre secondes molaires, de 12 à 13 ans (2).

Il y a lieu d'appeler spécialement l'attention sur l'apparition des quatre premières molaires permanentes qui se montrent avant la chute d'aucune dent, qu'on croit caduques comme les autres et qu'on néglige de soigner par suite de cette erreur. Elles sont particulièrement altérables.

(1) CASTEX. — Gaz. hebd. 1887, p. 409.
(2) MAGITOT. — Revue d'hygiène, 1885, p. 558.

Les dents caduques tombent de 7 à 12 ans, dans l'ordre de leur apparition et par groupes de deux (Loi de Meckel). Leur chute est provoquée par la résorption de leurs racines, gênées dans leur nutrition par la pression des futures dents permanentes. Mais, dans aucun cas, la suppression d'une dent caduque n'a pour effet d'aider à la sortie de la dent définitive. C'est une raison suffisante pour s'abstenir de l'extraction qu'on pratique à tort et à travers, alors que des soins eussent conservé la dent gâtée, non moins utile à la nutrition générale qu'à la régularité de l'évolution dentaire : car l'extraction a pour résultats le retrait des parois de l'alvéole et souvent la blessure du follicule dentaire. Pictkiéwicz a sauvé ainsi un grand nombre de dents et guéri beaucoup de périostites alvéolo-dentaires, à sa clinique des Quinze-Vingt.

Les dents définitives remplacent les caduques à mesure de leur chûte, et par groupes de deux.

Magitot résume comme suit l'hygiène de la dentition.

### *1° Dans les écoles maternelles.*

L'enfant, à son entrée, est en pleine éruption dentaire et ne possède encore que 12 dents temporaires ; les canines et les deuxièmes molaires lui font défaut. Magitot et Galippe n'attachent pas beaucoup d'importance aux accidents si divers dont on a, probablement à tort, chargé l'évolution dentaire et se préoccupent bien plutôt des anomalies de forme, de volume, de siège, de direction, de structure, de disposition réciproque.

La carie est fréquente pendant la durée des dents caduques. Une certaine prédisposition de race ou d'hérédité en est souvent l'origine. La faiblesse générale, la pauvreté de la nutrition, l'état de convalescence la précipitent. La cause déterminante la plus commune est la négligence des soins de propreté. Il faut donc exiger le lavage des dents à la brosse, répété après chaque repas ; l'eau ordinaire suffit. La prédisposition aux caries multiples appellera les dentifrices alcalins (magnésie, eau de Vichy) ; la carie ancienne, ayant creusé des cavités profondes, les dentifrices antiseptiques (borax, permanganate de potasse, acide phénique, acide thymique). On y renoncera pour revenir aux gargarismes neutres dès que la carie sera arrêtée ou conjurée. On ne s'arrêtera pas au préjugé qui accuse le lavage à la brosse de déchausser les dents et d'en user l'émail. Les sucreries, les boissons et les fruits acides seront déconseillés. On surveillera attentivement la sortie des quatre premières molaires.

*2° A l'Ecole primaire.*

A 7 ans, l'enfant possède 24 dents dont 4 définitives. La chute et le remplacement vont commencer : c'est une époque critique, féconde en désordres locaux. On y observe :

1° La déviation de la dent permanente par suite de la persistance de la dent de lait.

2° La déviation due à un volume excessif de la dent permanente.

3° La chute prématurée d'une dent de lait, et la production d'un espace vide dans l'arcade dentaire.

4° L'évolution simultanée de plusieurs dents, la gêne et la compression réciproques, les stomatites simples, aphtheuses, ulcéreuses : les accidents généraux d'ordre nerveux, les névralgies.

5° Les diverses anomalies.

A 12 ans, le nombre des dents est porté à 28 par suite de l'apparition de 4 secondes molaires. L'attention doit redoubler, à cause de la carie fréquente de ces organes qui réclame les soins habituels.

La carie est justiciable de la thérapeutique, les déviations relèvent de l'orthopédie et de la chirurgie dentaire.

Si, par accident, une dent vient à être arrachée, il faut, après l'avoir désinfectée, la replacer dans son alvéole.

On a beaucoup prôné, comme préventifs de la carie, les aliments riches en phosphates, la farine d'avoine et, en première ligne, le pain bis (Kulp, Templeton). Cet aliment agirait à la fois par sa richesse calcaire, et par sa résistance qui affermirait les dents par une sorte de gymnastique. L'exercice au grand air, un régime convenable, sont encore au nombre des moyens prophylactiques.

## V. Examen de la phonation.

Le chant, dans les écoles, est considéré surtout comme une gymnastique respiratoire utile. Nous l'envisagerons à ce point de vue en traitant de l'exercice physique. Il fait partie, avec les mouvements rythmés, du programme des écoles maternelles. Il crée une agréable diversion aux autres occupations, et d'un effet d'autant meilleur, surtout chez les filles, qu'on le commence plus tôt.

La commission d'hygiène scolaire a émis le vœu que l'enseignement du chant, au moins dans les cours élémentaire et moyen de l'école primaire, ne soit pas confié à des maîtres spéciaux, d'abord parce que ces spécialistes auraient de la tendance à consacrer la majeure partie de leur leçon à la théorie, et que cette leçon cesserait d'être un repos, une distraction ; ensuite, parce qu'il convient de lui consacrer des séances extrêmement courtes, de

10 à 15 minutes, répétées chaque jour. Il est donc préférable que les directrices des cours élémentaires et des écoles maternelles soient aptes à cet enseignement, qu'on exige d'elles l'exécution d'un chant très simple et l'écriture, sous la dictée, d'une courte phrase musicale : une voix fausse ou l'impuissance à écrire la dictée entraînerait l'ajournement. On exigerait une épreuve semblable des candidates au certificat d'aptitude à l'inspection des écoles maternelles.

On recommande d'interrompre le chant pendant les exercices violents et la course, et pendant la mue chez les garçons.

En Suisse, en Autriche et en Allemagne, où on pratique beaucoup l'enseignement dont il est question, on a observé, en l'absence des ménagements exigés, des laryngites chroniques et des enrouements permanents. Baur indique ainsi les règles à suivre.

Ne jamais faire chanter un enfant atteint d'une affection inflammatoire des voies respiratoires ; ne jamais accompagner le chant de danses, de sauts ou d'autres exercices gymnastiques, capables de soulever de la poussière que respirent les chanteurs, ne jamais prolonger trop longtemps la leçon ni insister sur les tons aigus et uniformes. L'exercice peut être continué en tout temps chez les filles dont la voix ne mue pas. Chez les garçons le larynx passe, au moment de la puberté, par une poussée de développement telle, que la longueur des cordes vocales double presque. Il faut respecter cette évolution.

Parmi les anomalies de la phonation, nous devons dire quelques mots du *bégaiement* et du *zézaiement*.

Le nombre des *bègues*, parmi les enfants, s'élève à 1 °/₀, suivant Guttmann ; il triple pendant le séjour à l'école, et se montre deux ou trois fois plus fréquent chez les garçons que chez les filles. Il disparaît plus tard, quelquefois, et, plus souvent, persiste, à des degrés très divers. En France, les exemptions pour bégaiement atteignent 2, 6 °/₀ en moyenne ; mais beaucoup de bègues, à un degré léger, sont incorporés. Sikovsky, de St-Pétersbourg, les classe ainsi suivant l'âge.

| Age | Proportion pour 1 000 | Age | Proportion pour 1 000 |
|---|---|---|---|
| 10 ans | 36 | 16 ans | 18 |
| 11 » | 30 | 17 » | 14 |
| 12 » | 23 | 18 » | 12 |
| 13 » | 18 | 19 » | 11 |
| 14 » | 24 | 20 » | 10 |
| 15 » | 23 | 21 » | 8 |

On y remédie au moyen d'exercices d'orthophonie, et par l'habitude de parler lentement, en scandant les mots.

Le *zézaiement ou sigmatisme* se montrerait très

commun en Allemagne au dire de Treitel et de Gutzmann : le premier de ces auteurs en a rencontré des traces chez 1/3 des petits écoliers berlinois. Tous deux admettent qu'en dehors des malformations dentaires et linguales, l'affection reconnaît pour causes, dans certains cas, une acuité auditive insuffisante et une sorte de contagion psychique. Le défaut de prononciation résulte de ce que la langue, s'élevant au-dessus de l'arcade dentaire inférieure, s'insinue entre les deux rangées de dents. Le vice se montre plus facilement quand les incisives font défaut et souvent les enfants, après avoir bien prononcé, prennent du sigmatisme au moment de la seconde dentition, quand les incisives ne se correspondent pas ou que les canines sont trop longues, ou encore lorsque l'air se coupe sur les angles de dents malades : le remplacement de ces dents corrige le défaut.

Le sigmatisme est *antérieur* ou *latéral*. Le premier correspond bien à ce qu'on entend par zézaiement ; le second fait prononcer les s comme des Ch.

Dans le premier, rarement lié à des malformations dentaires, la langue se place entre les incisives. Dans le second, la langue se place derrière l'arcade dentaire supérieure, alors que l'air s'échappe entre le bord alvéolaire et le bord de la langue, et ce défaut reconnaît le plus souvent comme cause la disposition arquée des dents latérales et leur défaut de correspondance. Ces anomalies résultent de ce qu'au moment de la 2e dentition, il se produit un retard dans le développement du maxillaire : les dents ne trouvent plus de place pour se ranger, se tassent l'une derrière l'autre, ou ne conservent leur situation réciproque que grâce à une exagération de courbure. L'extraction d'une dent pourrait prévenir, mais non guérir la malformation. Les végétations adénoïdes, les anomalies du voile palatin, de la langue, de la voûte, des maxillaires, figurent dans l'étiologie du sigmatisme. Il en résulte que, quelquefois, un appareil destiné à redresser certaines difformités sert en même temps à corriger le défaut de prononciation, dont il importe toujours de rechercher la cause avec toute l'exactitude possible. On se souviendra du caractère contagieux du zézaiement et on tiendra à part les enfants qui en sont atteints. On sait combien le sigmatisme latéral en particulier est disgracieux et pénible à entendre.

# CHAPITRE VI

## L'EXERCICE PHYSIQUE

« L'homme, dit H. Spencer, doit d'abord être un bon animal ». Avant de s'instruire, il faut vivre : « primo vivere, deinde philosophari ». C'est-à-dire que, dans l'éducation humaine, le souci de l'éducation physique doit précéder et dominer tous les autres. « C'est vouloir, dit V. de Laprade, bâtir sur le sable que de ne pas donner avant tout à l'instruction les assises d'une bonne santé ». Les membres les plus éminents de l'Université n'en ont jamais disconvenu : « C'est le réveil du bon sens, le progrès des connaissances biologiques, le juste sentiment des vérités essentielles, dit M. Marion (1), qui ont fait passer la vie physique des enfants au premier rang de nos préoccupations pédagogiques ». Et la commission insti-

(1) *L'éducation dans l'Université.*

tuée par l'arrêté du 12 juillet 1888 s'exprimait ainsi : « En acceptant la charge des internats, l'Université s'est imposé l'obligation de pourvoir à l'Education physique des jeunes gens qui lui sont confiés, comme à leur éducation morale et intellectuelle ». Enfin, dans sa lettre du 15 juillet 1890 aux membres du personnel administratif et enseignant des lycées et collèges, M. Bourgeois est plus formel encore : « Ce n'est pas seulement un caprice d'opinion et une mode, c'est une pédagogie mieux informée et plus attentive à tous les besoins de la jeunesse qui impose à l'Université le souci des exercices physiques ». On ne saurait mieux dire.

Il semblerait que poser la question dans ces termes, c'est la résoudre ; il n'en est rien. Le principe de la nécessité de l'exercice n'a, pour ainsi dire, jamais rencontré d'adversaire ; mais, si de la théorie on passe à la pratique, on voit qu'il n'y a rien ou presque rien de fait. Cela tient à des causes multiples : l'écolier s'y soustrait volontiers, la famille s'en désintéresse, l'installation manque, le temps sacrifié est trop court, enfin l'organisation sociale actuelle semble subordonner le succès de la vie presqu'exclusivement à la force mentale, et n'utiliser la force physique que pour les travaux manuels. Il n'est pas difficile d'anéantir la plupart de ces causes, et de faire comprendre à tous que la santé, base et support de tout, ne saurait être l'objet de trop d'attention. Vouloir subordonner l'exercice physique au travail intellectuel, c'est prendre le problème à rebours, et n'est-il pas plus rationnel de chercher à assurer d'abord le maximum de vigueur, afin de pouvoir demander et obtenir ensuite le maximum d'efforts intellectuels, et disposer « d'une intelligence servie et non trahie par des organes ».

Dès 1845, M. de Salvandy chargeait une commission d'examiner l'utilité qu'il y aurait à répandre la gymnastique dans les écoles, et, en 1883 M. Fortoul en instituait une nouvelle, chargée d' « indiquer les exercices gymnastiques les plus pro-« pres à développer les forces physiques de la « jeunesse confiée aux lycées et à la mettre en « mesure d'accomplir sans fatigue le travail intel-« lectuel qui lui était demandé ». Bérard, chargé du rapport, en a fait une œuvre magistrale, digne de ses meilleurs écrits scientifiques.

Nous voyons pour la première fois la gymnastique prendre place parmi les matières obligatoires de l'enseignement dans le décret du 3 février 1869, signé Duruy, à la suite du remarquable rapport d'Hillairet (1866). Le même décret institue un certificat d'aptitude à l'Enseignement de la gymnastique dont le programme, très judicieusement conçu, est annexé à l'arrêté du 18 janvier 1887. Il fixait à 4 heures par semaine la durée des exercices, et celle de chaque séance à 1/2 heure au moins, prise sur le temps consacré aux études. Dans sa circulaire du 2 novembre 1871, J. Simon entre, à cet égard, dans de minutieux détails, et témoigne le désir d'être « exactement informé ». Il se souvient de l'enquête de Vernois qui, sur 77 lycées, n'en trouvait que 33 pourvus de gymnases convenables, alors que les autres établissements d'instruction en étaient totalement privés, et concluait que « en fait, la gymnastique était très peu et très mal pratiquée ». C'est encore vrai pour beaucoup d'entre eux. Dans sa circulaire du 27 septembre 1872, J. Simon écrivait aussi « l'Education physique est encore à créer en France.... Je lirai moi-même les rapports de tous les proviseurs et je préférerai cette occupation à toutes les autres ». On retrouve la même préoccupation dans les circulaires de J. Ferry du 20 mai 1880, du 21 mars et du 3 juillet 1882, prescrivant des enquêtes dans les écoles normales, des cours spéciaux pour les instituteurs, etc. Maintenant, les exercices physiques sont imposés dans toutes les écoles ; et l'hygiène aurait lieu d'être satisfaite si elle pouvait se contenter de tendances et de promesses.

Les programmes relatifs à l'enseignement de la gymnastique ont été modifiés une dernière fois par les arrêtés du 10 janvier 1889 et du 8 août 1890, d'après l'avis d'une commission présidée par Marey. Les conclusions du rapport présenté par Demeny, résumées en 67 propositions, ont été, pour la plupart, adoptées. Le mémoire de la commission est un chef-d'œuvre d'observation et de simplicité et un guide merveilleux ; il résoudrait le problème de l'éducation physique, si un programme en était, à lui seul, capable, et il a inspiré les prescriptions officielles : « Le temps consacré chaque « jour aux exercices physiques élémentaires, « dans les écoles primaires, doit être de deux « heures, sur lesquelles on réservera à la gymnas-« tique 1/2 heure au moins pour les enfants au-« dessous de 10 ans, et 3/4 d'heure au moins « pour les enfants au-dessus de cet âge. Ce temps « serait avantageusement réparti en deux séances. « Les écoles normales accordent, par semaine, « trois heures, les lycées et établissements secon-« daires deux heures aux mêmes exercices ».

De tout temps l'éducation physique a été en honneur chez les peuples civilisés. A vrai dire, elle commence dès la naissance avec le mouvement, qui, chez l'enfant, répond à un besoin impérieux. Cette éducation, dit Fonssagrives (1), a surtout pour but l'endurcissement, l'aguerrissement contre le froid, l'excès de sensibilité, et le développement régulier, harmonieux et complet des organes. Les anciens nous ont laissé, à cet égard, de grands exemples, mais il faut se garder de tout admirer et surtout de tout imiter. Nos conditions sociales ne sont pas celles de nos ancêtres et nous n'avons à former ni des Spartiates, ni des Scythes, mais seulement des hommes. A Sparte, la gymnastique avait exclusivement pour but le dévelop-

(1) *L'Éducation physique des garçons.*

pement physique, tandis qu'à Athènes, où l'homme était considéré « dans sa double nature physique et morale », Platon enseignait des exercices mêlés de chants, de danses et de leçons de philosophie. Sa division des mouvements, dit Hillairet (1), peut encore soutenir un parallèle très avantageux avec celle des gymnastes modernes ; il recommande une gymnastique simple et régulière et pose en principe que, dans tous les exercices gymniques, ainsi que dans les travaux corporels, l'homme doit se proposer de développer la force morale autant que la force physique : on n'a donc rien inventé, à cet égard, depuis l'antiquité, et il n'y a rien à inventer.

De la Grèce, la gymnastique arriva à Rome, puis en Perse et en Egypte. Vint ensuite une longue période, où elle fut à peu près oubliée. Il est à remarquer que ces époques de repos physique sont aussi celles de décadence intellectuelle. Ce n'est qu'à la Renaissance qu'un réveil se produisit : Rabelais, dans Gargantua, propose un véritable système d'éducation physique, et comprend que l'idéal de l'éducation consiste dans l'heureux équilibre des facultés morales et physiques. Plus tard, Montaigne déclare que « ce n'est pas assez de raidir l'âme de l'enfant, qu'il faut aussi raidir ses muscles, les rompre à l'âpreté des

(1) Rapp. sur l'enseignement de la gymnastique dans les lycées, octobre 1868.

exercices. Les jeux et les exercices sont une bonne partie de l'étude : ce n'est pas une âme ni un corps que l'on dresse, mais un homme. » Les philosophes du XVIII^e siècle, Locke, Rousseau, Condillac, Diderot, reprendront les mêmes idées et proposeront des systèmes d'éducation où l'hygiène corporelle occupera une place prépondérante ; et Tissot, chirurgien-major de l'armée, laissera une étude magistrale sur la gymnastique.

Au commencement du XIX^e siècle, trois états seulement étaient pourvus de gymnases : la Suisse, sous l'influence de Pestalozzi, l'Allemagne, de Gutsmuths, le Danemark, de Nachtigall. Ce fut la naissance de la gymnastique moderne. La deuxième période, qui comprend le premier quart de notre siècle et dont nous subissons encore l'influence, se personnifie en quelque sorte en quatre professeurs, Ling, Jahn, Clias et Amoros qui, chacun avec un cachet particulier, ont créé ce qu'on appelle encore l'Ecole Suédoise, l'Ecole Allemande et l'Ecole Française.

L'Ecole suédoise (Ling) date de 1814 et a pour devise « perfection physique et morale ». C'est la méthode de Platon modernisée et devenue scientifique par le perfectionnement et l'application des connaissances anatomiques et physiologiques. Son enseignement comprend : la gymnastique pédagogique, qui apprend à soumettre le corps à la volonté ; la gymnastique militaire, qui apprend à le soumettre à la volonté d'un autre ; la gymnastique médicale qui combat les difformités ; la gymnastique esthétique qui apprend à rendre les sentiments et les idées par des mouvements et des attitudes. Le système de Ling, continué par ses successeurs, est professé et appliqué à l'Institut de Stockolm par des hommes de valeur, Törngren, Murray, le capitaine Balk : l'enseignement de l'anatomie et de la physiologie y occupe une large place, en conservant un caractère pratique, et dans l'examen du futur maître de gymnastique, on accorde plus de mérite à l'explication rationnelle qu'à l'exécution du mouvement : on veut être certain, ainsi, que le candidat saura en proportionner l'application à l'âge, à la conformation des élèves. En France, à de rares exceptions près, le diplôme exigé du maître est surtout un certificat d'aptitude physique. En Suède, pour enseigner la gymnastique dans les lycées, il faut posséder un diplôme obtenu après trois ans d'assiduité au cours. L'instituteur primaire est en même temps le maître de gymnastique, et, en général, le mobilier scolaire, grâce à d'ingénieuses dispositions, peut tenir lieu d'appareils. Cette réunion de deux spécialités est encore, malheureusement, étrangère aux mœurs françaises. En Allemagne, en Belgique, en Suisse, en Angleterre, les membres de l'enseignement, qui portent aussi haut que les nôtres le sentiment de la dignité, ne croient pas sortir amoindris d'une leçon de gymnase, et ne dédaignent pas de diriger les jeux de leurs élèves.

Ce qui relève, notamment en Suède, la condition du gymnaste, c'est la difficulté d'accès du diplôme et l'instruction étendue qu'il exige. L'analogie que présente, avec la nôtre, la gymnastique pédagogique des Suédois n'est qu'apparente. Elle comporte, en effet, des mouvements préliminaires libres, très variés, et des exercices aux appareils ; mais elle n'admet ni barres fixes, ni anneaux, ni trapèze, ni barres parallèles, qui sont les engins favoris de la gymnastique de force, allemande ou française ; elle recherche les exercices utiles plutôt que les exercices difficiles ; comme dit Lagrange, elle est « démocratique », en ce sens qu'elle s'adresse aux faibles plutôt qu'aux privilégiés dont la force est déjà au-dessus de la moyenne: elle ne s'attache pas, comme la nôtre, à accroître presqu'exclusivement les muscles des bras et des épaules ; elle s'efforce surtout de développer les groupes musculaires qui concourent à la perfection des grandes fonctions vitales dont la santé est la résultante, et aussi les muscles du dos, qui redressent le tronc et donnent l'attitude correcte. En un mot, la gymnastique a une tendance hygiénique et non athlétique ; et c'est justement celle qui convient à l'écolier affaissé sur son banc, penché sur son livre, laissant ses muscles abdominaux inertes et ses muscles vertébraux vicieusement contractés. En dehors du mobilier scolaire, utilisé comme nous l'avons dit, elle se contente de quelques appareils de suspension, d'une poutre horizontale « la Bomme » (fig. 3), d'une corde verticale, dont on se sert en s'aidant à la fois des bras et des jambes, d'échelles ou espaliers, pour l'extension forcée de la colonne vertébrale

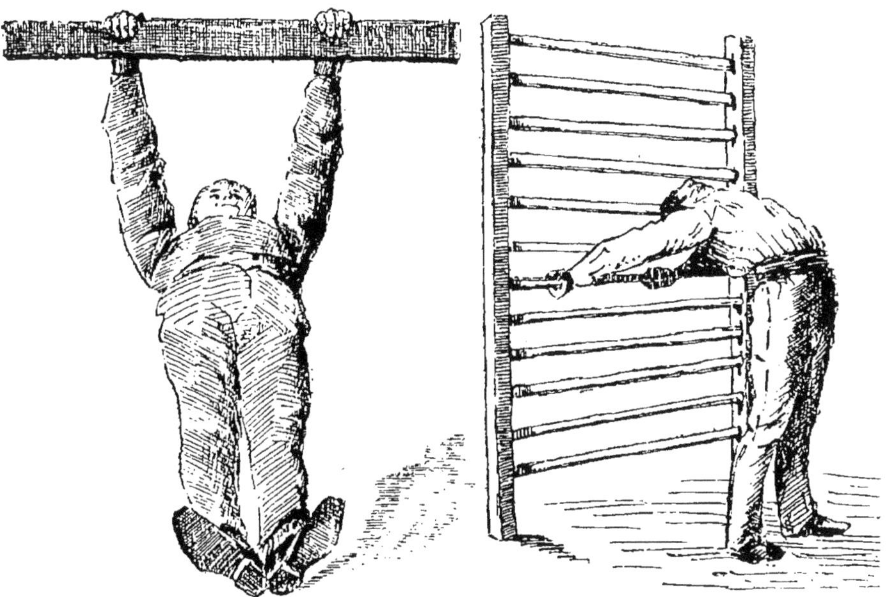

Fig. 3. — La Bomme. Fig. 4. — L'Espalier.

et la lutte contre le « dos rond » (fig. 4). Les instituteurs utilisent, dans le même but, le simple banc d'école (fig. 5). L'écolier se couche à plat ventre en travers de ce banc, les pieds retenus par un aide ou par un second banc placé derrière lui, et exécute des flexions en arrière. Ou bien, étendu sur le dos, les pieds maintenus, s'efforce de se relever sans le secours des mains (1). Le premier exercice met en jeu les extenseurs du tronc, le second ses fléchisseurs, soit les muscles abdomi-

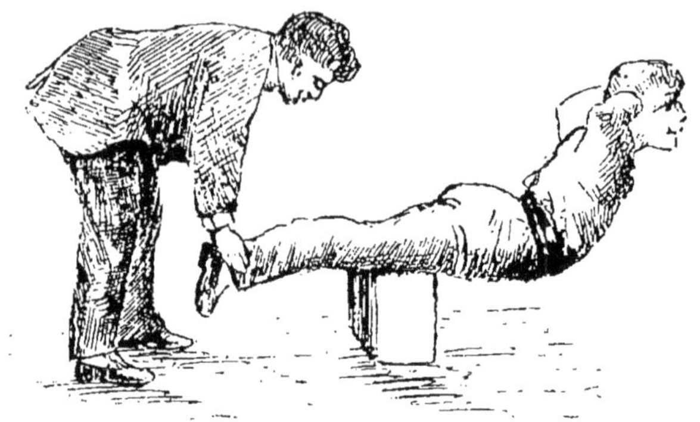

Fig. 5. — Le banc d'école utilisé comme appareil de gymnastique.

naux. Le même banc retourné ou placé sur le côté sert encore aux exercices d'équilibre qui procurent à la fois la rectitude, la souplesse de la taille et l'élégance du maintien. Ces exercices élémentaires suffisent sans qu'il soit besoin de faire intervenir rétablissements ou tours de force. Autre différence : tandis que les mouvements français s'exécutent avec vigueur, que les membres se détendent brusquement comme des ressorts, les mouvements suédois se font avec lenteur, sans raideur et avec toute l'amplitude possible ; l'attitude est soutenue longtemps et les muscles mis en action successivement, également, complètement. L'exercice, dénué de toute violence, ne s'adresse

(1) D'après Lagrange. — *La médication par l'exercice.*

pas à une région unique, ne localise pas la fatigue : il a une action générale et intéresse tout le corps. On ne peut lui faire qu'un reproche : celui de ne comporter aucune manœuvre en plein air, en dehors du patinage, limité à l'hiver. Nous n'entendons parler, ici, bien entendu, que de la gymnastique pédagogique.

La gymnastique moderne offre, en France et en Allemagne, beaucoup d'analogie. Elle repose sur l'exécution de mouvements actifs et de mouvements synergiques rythmés. Elle a le tort essentiel de n'être utile et inoffensive que pour les adultes déjà vigoureux : elle est brutale, constitue, à proprement parler, un exercice de force, avec des différences d'application inhérentes aux races. La gymnastique allemande est militaire, solennelle, raide. Amoros fonda à Paris, en 1820, son gymnase civil : il n'avait qu'une méthode pour tous et se vantait, dit Laisné, « de pouvoir exercer aux mêmes appareils des enfants de 3 ans et des grenadiers de 6 pieds, demandant le même développement musculaire à la nature naissante et à la nature formée ». Cela juge son système. Il n'y a plus, en France, qu'une école officielle de gymnastique, celle de Joinville ; on y pratique la gymnastique de force, ce qui se comprend, eu égard à la sélection dont les élèves sont l'objet. Il en sort d'excellents maîtres pour l'armée, que l'Université accueille ensuite volontiers, d'excellents professeurs pour des hommes faits, mais des instructeurs médiocres quand il s'agit de doser l'exercice à des enfants (1).

Plus scientifique et plus rationnelle était la méthode du Dr Dally, fils d'un gymnaste érudit et distingué, méthode exclusivement basée sur des principes anatomo-physiologiques, repoussant les mouvements saccadés et rythmés et se rapprochant de la méthode suédoise par la lenteur, l'amplitude, la durée des mouvements et la profondeur des mouvements respiratoires. Dally conseille de ne pas appliquer la gymnastique aux très jeunes écoliers qui se trouvent bien mieux des exercices libres, de la course, des jeux : c'est, réserve faite pour quelques points de détails, notre manière de voir. Le point le plus important de la gymnastique pédagogique est d'adapter l'enseignement à l'âge, à la constitution, de le proportionner au développement physique et intellectuel. Imposer les mêmes exercices à des groupes très divers, la même dose de travail à des éléments parfaitement dissemblables, est une faute, et ce sera toujours celle de l'enseignement donné en commun à un grand nombre de sujets.

Deux méthodes, en France, se disputent le premier rang ; celle d'Amoros, encore classique, avec ses mouvements réglés et ses appareils ; et celle des exercices libres en plein air, des jeux. Nous n'hésitons pas à donner la préférence à celle-ci,

(1) D'après LAGRANGE. *Loc. cit*

qui est, à nos yeux, la méthode naturelle, et qui répond à tous les besoins. Les enfants discernent, sans les avoir appris, les exercices qui leur conviennent ; il leur suffit d'une direction sans contrainte. Chez les peuples qui pratiquent avec le plus d'assiduité l'exercice physique, en Angleterre, en Belgique, en Suède, en Suisse, les appareils du portique sont depuis longtemps abandonnés ; il y a peu ou point de gymnases. Les jeux, avec leur variété infinie, suffisent à donner la vigueur et l'adresse, à perfectionner les formes, à assurer le maximum de la santé ; nous le croyons, malgré l'opinion officielle, mais nous entendons par là les jeux en plein air, hors des villes. Les appareils, dont nous ne contestons ni l'utilité ni l'avantage pour les hommes faits, constituent une gymnastique d'application et ne conviennent pas aux jeunes écoliers ; ce ne sont que des expédients destinés à suppléer au défaut d'exercice, dont il faut surveiller et doser prudemment l'emploi. Il en est ainsi, d'ailleurs, dans l'université. Les programmes et les « conseils pratiques sur le choix, l'enseignement et l'exécution des exercices gymnastiques » du *manuel* ne sauraient être ni mieux conçus, ni mieux exposés ; mais il faut convenir que l'Ecole actuelle, ainsi qu'un vêtement fait d'avance et difficile à modifier, ne peut s'adapter à tous les besoins, et ne réalise pas, malgré tous les efforts réels auxquels nous assistons, les vœux de l'hygiène. Les formes de l'exercice scolaire nous paraissent avoir été choisies beaucoup plus pour la commodité que pour l'opportunité d'application. L'Université sait bien qu'elle ne peut donner, en deux heures par semaine, la dose utile d'exercices, mais elle subit des conditions matérielles d'installation que l'avenir modifiera. Nous sommes convaincus que, lorsqu'elle disposera, en faveur de ses écoliers, de grands espaces en plein air, elle abandonnera sans retour le portique et ses agrès dangereux et fera de ses maîtres de gymnastique des professeurs de jeux.

Avant d'aller plus loin, nous exposerons quelques considérations anatomo-physiologiques succinctes qui, en faisant comprendre le mécanisme élémentaire du mouvement, expliqueront notre aversion pour les exercices artificiels chez les enfants.

Trois ordres d'organes concourent au mouvement : les os, charpente ; les muscles, instruments actifs ; le système nerveux, régulateur. Le cerveau commande, le cervelet coordonne, la moelle transmet l'excitation par les nerfs moteurs à un ou plusieurs muscles. Lorsqu'un mouvement est exécuté pour la première fois, il y a comme une hésitation, un tâtonnement de la part du cerveau : à la répétition, par des phénomènes de mémoire, l'ordre du cerveau arrive plus vite, le mouvement s'exécute sans retard, sans fatigue cérébrale, presqu'automatiquement : il en est ainsi de la marche, par exemple ; et c'est ainsi que l'intelligence intervient dans l'exécution d'un mouvement, et que l'éducation physique participe à l'éducation de la volonté.

Les muscles prennent leurs insertions sur les os, et déterminent le mouvement par leurs contractions. Le mouvement simple est déterminé par un muscle, le mouvement composé par plusieurs, les mouvements synergiques par l'action combinée de plusieurs muscles parallèles. Dans la pratique, il n'y a guère de mouvement simple, dû à la contraction d'un muscle isolé : le plus simple, celui qui déplace un membre ou un segment de membre dans un sens, exige l'intervention d'un groupe de ces organes ; un mouvement composé en met en jeu un plus grand nombre encore, et il est essentiel de savoir quels sont ces muscles, d'en connaître la force, la direction, et de savoir s'ils pourront, sans inconvénient, accomplir l'effort nécessaire.

Les os, organes passifs, sont soumis aux lois générales du développement. Ils sont, comme les muscles et le système nerveux, faibles et fragiles au commencement de la vie : leur tissu, encore spongieux et élastique, n'offre pas une assez grande résistance pour servir sans danger de point d'appui à des tiraillements répétés et violents, qui ont pour résultats, en dehors même des traumatismes, des phénomènes d'hypernutrition et autres, un développement irrégulier, des attitudes vicieuses, des incurvations, des arrêts de développement. On comprend quelles peuvent être, dans de telles conditions, les conséquences d'un effort brusque et saccadé souvent répété, si les muscles sont insérés, par exemple, sur un point du squelette non ossifié. Le système osseux poursuit lentement son évolution ; l'ossification n'est complète que vers 25 ans, et la soudure du corps de l'os à ses extrémités s'accomplit dans l'ordre suivant :

*Membres supérieurs. Humérus* : extrémité supérieure, par deux points d'ossification, de 8 à 9 ans, extrémité inférieure, de la dixième à la seizième année. Réunion des epiphyses au corps de l'os, 16 à 18 ans.

*Cubitus*. Soudure de l'extrémité supérieure de 15 à 16 ans, inférieure, de 18 à 20 ans.

*Radius*. Extrémité supérieure, vers 12 ans ; inférieure de 18 à 20 ans.

*Main. Carpe* : Les points d'ossification n'apparaissent qu'à la fin de la première année pour quelques os, et l'ossification n'est définitive, pour certains, qu'à 12 ans. La soudure des extrémités aux corps de chaque *métacarpien*, n'est complète que de 18 à 20 ans, comme pour les *phalanges*.

*Bassin*. De 12 à 15 ans et jusqu'à 25 ans.

*Vertèbres*. De 15 à 18 ans, pour l'ossification définitive.

*Membres inférieurs. Fémur* : Vers la fin de la dix-neuvième année pour l'extrémité supérieure et de la vingtième pour l'inférieure.

*Rotule*. Vers 2 ans 1/2.

*Tibia*. Réunion des deux épiphyses à la diaphyse de 18 à 25 ans.

*Pied*. Tarse: commence à la naissance pour certains os, et se termine vers la quinzième année pour d'autres (calcaneum). — Métatarse : 18 à 19 ans. Phalanges des orteils : 17 à 18 ans.

*Clavicule* : de 15 à 18 ans.

*Omoplate*. Dans le cours de la quinzième année.

*Sternum*. De 18 à 20 ans pour le corps. L'ossification complète de l'appendice n'est réelle que de 40 à 50 ans.

La nature nous donne ainsi de précieux indices; elle montre qu'il est dangereux d'imprimer des secousses aux muscles et aux articulations, et de répéter des mouvements partiels qui prédisposent aux attitudes vicieuses et aux déformations définitives. C'est précisément le reproche qu'on peut adresser aux appareils. Il faut, au contraire, généraliser le mouvement et la marche, la course, la natation, les jeux réalisent au mieux cette condition. La fonction qu'il convient essentiellement d'activer et d'élargir est la fonction respiratoire, foyer de la résistance vitale. C'est encore le jeu en plein air qui y réussit le mieux, car il ne laisse aucun organe inactif et comporte la course, type des exercices respiratoires. Les appareils ont leur valeur, nous l'avons dit, mais ils conviennent mal aux enfants. Ce qui frappe chez le gymnaste de profession, dit Lagrange (1), c'est le développement exagéré du buste et le peu d'ampleur de la partie inférieure du corps : les épaules sont énormes, les jambes grêles, les hanches étroites ; et cela s'explique parce que l'usage des agrès nécessite une sorte de transposition dans le rôle des membres, fait supporter le poids du corps, non aux membres inférieurs, mais aux membres supérieurs, aux épaules, et le gymnaste finit par avoir le cou dans les épaules et le dos rond : tels sont les effets du trapèze, de la barre fixe, des anneaux. Les barres parallèles, dont l'écartement est toujours supérieur à la largeur des épaules, exigent encore l'appui du corps sur les mains, portent les épaules en haut, en même temps que la contraction des pectoraux les attire en avant ; résultats : épaules élevées, dos rond ; enfin l'usage de la corde lisse donne à ceux qui en abusent l'attitude des animaux grimpeurs. Tous ces exercices nécessitent l'intervention de l' « effort » avec ses conséquences dangereuses, et nous passons sous silence les traumatismes dus au choc des membres contre le cheval de bois, les barres, etc. Si la pratique des agrès peut avoir de tels résultats chez les hommes faits, quelles conséquences ne déterminera-t-elle pas chez les enfants ? L'escrime, qui abaisse l'épaule qui travaille et dévie le rachis de son côté, avec voussure opposée, aplatissement thoracique et hypertro-

(1) *Physiologie des exercices du corps.*

phie de la cuisse, n'est un excellent exercice respiratoire qu'à condition d'être pratiqué des deux mains ; enfin, l'exercice des haltères élève l'épaule du côté exercé.

En résumé, les exercices que nous venons de passer brièvement en revue sont inopportuns pour les enfants, sauf à titre de traitement orthopédique, et les succès qu'on leur emprunte dans ce but ne sont-ils pas leur condamnation même ?

Depuis trop longtemps le mot exercice est synonyme de gymnastique aux agrès et en évoque l'image. Beaucoup sont persuadés que, pour faire de la gymnastique, un gymnase est nécessaire. Nous avons vu qu'il n'en est rien, et on sait de quelle impopularité cette institution jouit auprès des écoliers : la leçon de gymnastique est une contrainte de plus à ajouter aux autres, une fatigue nouvelle pour le cerveau dont elle devrait être le délassement. Les mouvements élémentaires préparatoires sont bien préférables, mais ils sont monotones et fastidieux. Les exercices « du plancher », la boxe française sont, avec les jeux, l'idéal. L'écolier, en général, ne se sent pas beaucoup d'attrait pour les « tours » difficiles, et ces acrobaties que chacun répète à son tour, à la suite du moniteur, se traduisent par quelques minutes d'exercice individuel au cours des deux heures consacrées à la gymnastique dans une semaine. L'exercice n'est fructueux que modéré, répété, choisi de manière à exercer tous les muscles, à n'imposer que des attitudes naturelles : on ne saurait trop y insister. On se trompe en espérant remplacer la durée du travail par l'énergie des efforts : et de l'aversion pour le travail corporel, si préjudiciable aux études, les parents indifférents sont quelque peu responsables. Mal renseignés sur son utilité réelle, appréhendant les accidents, pourtant si rares, auxquels il peut donner lieu, ils n'attachent d'importance qu'aux résultats de l'étude intellectuelle, sans se douter du rôle moralisateur et hygiénique de cette partie fondamentale de l'éducation.

Ce qu'il importe avant tout, répétons-le, c'est de savoir choisir le mode d'exercice qui convient le mieux, le doser suivant l'âge, la santé, le tempérament ; les indications en peuvent changer à chaque instant : il faut suivre la nature pas à pas, et ne pas appliquer une règle uniforme et constante à des sujets différents qui se modifient sans cesse. Le *manuel* d'exercices gymnastiques et de jeux scolaires s'est inspiré de ces principes, et a cherché à rendre aussi inoffensif que possible l'emploi des engins en usage. Il introduit, suivant les âges, de sages divisions, classes enfantines, division élémentaire (8 à 10 ans, 11 à 13 ans), division supérieure (14 ans et au-dessus) ; une série d'exercices s'adresse spécialement aux lycées de filles.

Il est indispensable, avant tout essai, de s'assurer médicalement que l'enfant est bien portant et qu'il n'existe, chez lui, aucune contre-indication à l'exercice et, en particulier à l'exercice violent. Il est rare qu'il en existe pour l'exercice naturel. L'écolier fatigué s'arrête spontanément et se repose selon ses besoins ; alors que l'exemption de gymnastique est accueillie comme une faveur, la privation des jeux est considérée comme une punition. Mais il faut du temps, de l'espace, de l'air pur. Le rapport présenté par Demeny, Lagrange et Quénu, à la commission de gymnastique, à la suite du congrès de Dinant (1), « sur les jeux et le parti qu'on en peut tirer au point de vue de l'éducation physique » est formel à cet égard, et les conclusions suivantes, malgré leur forme discrète, affirment une tendance bien nette :

« 1° Il nous paraît utile de conserver la leçon de gymnastique, à la condition de réduire le plus possible l'emploi des engins et des appareils, d'y introduire les jeux surveillés et dirigés par les maîtres. Les qualités du pédagogue nous semblent indispensables au rôle d'éducateur physique ».

« 2° En dehors de ces jeux surveillés et commandés, nous croyons devoir appeler l'attention de M. le Ministre de l'Instruction publique sur les avantages des jeux libres, où l'activité de l'enfant peut se donner libre essor ; il s'agit seulement de faire un choix judicieux parmi les jeux usités en France et souvent passés, sous un autre nom, à l'étranger ».

(1) 2 et 3 septembre 1888.

Il n'y avait, au congrès, aucun professeur de gymnastique ; il en existe, du reste, très peu à l'étranger et le cumul de l'enseignement des lettres ou des sciences avec celui de la gymnastique n'y est pas rare : c'est là une grande supériorité pédagogique. Socrate et Platon ont été leurs précurseurs : Après sa leçon de philosophie, Platon descendait à la palestre ; beaucoup de ses disciples, dit-on, préféraient le bruit du Discobole à celui des discours. Euripide était aussi glorieux de gagner, aux jeux olympiques, la couronne des Athlètes que du succès d'Iphigénie.

« Depuis 1878, dit le colonel Docx, président du congrès de Dinant, les belges ont renoncé aux engins et les ont remplacés par des jeux ; nos enfants sont plus adroits, plus forts et plus gais. » Les jeux amusent, la gymnastique ennuie. Parmi les internes de nos lycées, combien profitent de leurs splendides gymnases ? Parmi les soldats qui arrivent au régiment, quels sont les mieux musclés et les mieux portants ? Les gens de la campagne qui n'ont jamais vu un gymnase. Cela jugerait la question, s'il en était besoin. Pour devenir fort et robuste, il suffit d'utiliser les dons de la nature, de marcher, de courir, de sauter, de crier. Un battoir de Cricket, un ballon de cuir, une paire d'avirons valent mieux que tous les engins. Ceux-ci ne seront jamais que des instruments de perfectionnement réservés aux adultes, et auxquels prépareront les jeux, simples ou athlétiques.

Cela nous amène à parler de l'éducation anglaise ; on sait que la culture physique y joue, à raison, un grand rôle. « L'idée de faire une large part aux exercices physiques, dit Gréard, est juste, dans l'intérêt de la santé, des mœurs et dans l'intérêt définitif de l'intelligence. » Les maîtres anglais frémissent en pensant aux dix ou onze heures quotidiennes de sédentarité de nos élèves. Ceux-ci arrivent, il est vrai, à pratiquer avec une merveilleuse facilité l'art de ne penser à rien, que de Maistre proclamait l'un des plus difficiles, et leur immobilité reste sans profit même pour leur culture intellectuelle. Ils ont, dit-on, les récréations et les promenades : Cela vaut mieux, assurément, que la réclusion ; mais que sont ces promenades indolentes dans une cour ou à travers les rues d'une ville, comparées à l'exubérance, à l'entrain, à l'excitation ardente des jeux anglais ? Pourtant l'exercice physique n'est pas obligatoire en Angleterre, et il n'y a point de gymnases. L'animation du jeu ne se traduit pas par des cris, du tapage, et nous serions presque tentés de le regretter ; pourtant l'ardeur est telle que F. Lagrange a vu, à Eton, un match de ballon se poursuivre pendant 40 minutes sous une pluie torrentielle : nous n'y verrions d'inconvenient que si les écoliers étaient obligés de garder leurs vêtements trempés de pluie ou de sueur : or, ils ont un costume spécial pour le jeu et emportent un vêtement pour le retour. Ils jouent, d'ailleurs, à leurs risques et périls, et jamais les parents ne se plaignent s'il leur arrive un accident. Ph. Daryl (1) raconte qu'un jour, au jeu de Hockey, il y eut une mâchoire cassée : le jeu, suspendu par le Directeur, dut être rétabli à la demande des parents. Les jeux des écoliers anglais mènent de front la culture morale et physique : il s'agit toujours de dépasser quelqu'un en vitesse, en force, en adresse. Pratiqués ainsi, ils développent la personnalité, la décision, la volonté. S'ils produisent des effets moralisateurs, s'ils corrigent les habitudes vicieuses, c'est moins en fatiguant le corps, comme on est tenté de le croire, qu'en détournant l'imagination des suggestions qui les font naître, et en occupant la pensée. Ce qui en accroît singulièrement la valeur, c'est qu'ils sont pris en plein air, condition éminemment favorable à l'extension de la fonction respiratoire. Les récréations dont on a en France, multiplié le nombre aux dépens de la durée, ne permettent guère d'organiser des jeux ; mais, même s'il en était autrement, il faudrait encore envier aux écoliers anglais la campagne, les prairies qui en sont le théâtre. Ce vœu n'est pas irréalisable, et, dans toute construction nouvelle, il est du devoir de l'Etat de placer le remède à côté du mal, l'air pur de la campagne à côté de l'air vicié des salles d'études et des dortoirs. L'école Monge, le lycée Janson de Sailly et d'autres lycées de

(1) *La renaissance physique.*

la capitale utilisent diverses pelouses affermées ou concédées par l'État ; la direction de l'école Monge, d'où l'exemple est parti, s'est attachée aux exercices utiles, équitation, natation, canotage, course à pied, vélocipédie, sans préjudice des jeux de cricket et de paume. Deux fois par semaine, à une heure de l'après-midi, 20 omnibus conduisent 320 personnes, partie au jardin d'acclimatation, partie au pré catelan. A trois heures 1/2, après une séance consacrée aux jeux les plus animés, tout le monde rentre à l'école. Les mœurs, le caractère, la discipline loin d'en souffrir, n'ont fait qu'y gagner. L'école alsacienne, les autres établissements d'instruction secondaire ont suivi le mouvement et possèdent, désormais leurs « places de jeux » dont ils peuvent profiter plusieurs fois par semaine. L'hygiène doit accueillir et saluer avec reconnaissance ces innovations précieuses : les « champs scolaires » ne sont pas moins utiles que les champs de manœuvres, et il est plus facile de faire du premier venu un soldat vigoureux que d'un enfant chétif un adolescent robuste. Toutes les nations l'ont compris. En Allemagne, les champs de manœuvres servent aussi de champs scolaires, et il existe, comme en Hollande, aux confins des villes, des places de jeux. Le général Lewal, dans son « agonistique » préconise pour les grandes villes, et pour les écoliers qui ne peuvent se rendre à pied au champ scolaire, l'adoption de Tramways système Decauville ; il prévoit toutes les difficultés et entre, avec un grand esprit pratique, dans le détail précis de l'emploi du temps et des dépenses. L'essentiel, dit-il, est que les écoliers s'y rendent chaque jour pendant une heure au moins l'hiver et deux heures l'été, en trois groupes, petits, moyens et grands, qu'ils y soient à peu près livrés à eux-mêmes et s'exercent librement à l'air libre. Les écoliers anglais consacrent 12 heures par semaine aux exercices physiques, pour 18 heures de leçons et autant d'étude, et leur éducation est basée sur l'équilibre constant de l'effort intellectuel et de l'effort physique: elle donne pour toujours, dit Daryl, l'habitude de ces deux toilettes indispensables, l'une extérieure, l'autre intérieure qui sont le bain quotidien et l'exercice musculaire. Pourtant le général Lewal se soucie peu de voir pénétrer chez nous l'éducation anglaise intégrale, il se montre fort circonspect sur le choix des jeux, rejette *le foot-ball*, *la boxe*, *la savate*, *l'arc*, *la sarbacane*, *la fronde*, *les maillets*, *les battoirs*, *la crosse*, *le crocket* et *le cricket*, les jeux *de boules* et *de quilles*, et ne conserve que le *palet*, *la balle*, *le ballon*, *la natation*, etc. Tant de prudence nous semble dépasser la mesure. Les écoles comme Eton, Harrow sont, il est vrai, des exceptions (la pension annuelle y coûte 12 500 francs), mais à des prix plus abordables, beaucoup d'établissements pourraient arriver au même résultat. Laissons de côté, si l'on veut, certaines excentricités de costume qui ont l'excuse d'être souvent un supplément d'attrait ; mettons que les exercices les plus simples sont les meilleurs, mais conseillons tous les jeux sans exception, pourvu qu'ils soient dirigés et surveillés, et qu'ils aient lieu entre écoliers du même âge. Quelques horions sont largement compensés par l'endurcissement physique et la santé. En agissant ainsi, nous ne ferons d'ailleurs que reprendre aux écoliers anglais nos anciens jeux dont ils ont changé les noms. Il y en a de violents et de calmes, de récréatifs et d'athlétiques. La variété rompt la monotonie. Les jeux paisibles du *palet*, *des boules*, des *quilles*, mettent modérément en action les fléchisseurs et les extenseurs du tronc et des membres : ainsi de la *marelle* ou *cloche pied*. Nous entrons, avec le *saut-de-mouton*, le *cheval-fondu*, etc. dans les jeux violents, dont les mouvements étendus activent les grandes fonctions ; au premier rang de ceux-ci on peut placer le jeu de *barres*, et après lui la *balle*, le *ballon*, la *paume*, prétextes à des courses de vitesse et qui demandent des espaces plus vastes que les cours de lycées. Les *Bowls*, boules noires lourdes, lestées d'un côté par un morceau de plomb qui déplace le centre de gravité, imposent aux bras un excellent exercice, les *Quoits*, palets annulaires en fer de poids variable dont il s'agit de coiffer un piquet en bois ou *hob*, les *quilles* ou *Skihls* répondent au même but. Le *Lawn-Tennis* n'est qu'une variété de la paume affublée d'un nom nouveau : jeu d'adresse plutôt que de force, très agréable et très goûté, il contribue à donner au corps l'élégance des formes, la souplesse et la vigueur, tout en activant la respiration. Le *croquet*, *le mail*, *le golf*, *le hockey*, dégénéré de la *crosse* et qui consiste à faire courir une balle à l'aide d'une trique ; le *bicycle*, le *patinage*, le *cricket*, autre forme de la paume, sont connus de tous. Le *foot-ball* lui-même a ses partisans : « C'était, dit M. de Saint-Clair, autrefois un jeu de sauvage ; aujourd'hui c'est presqu'une science qui demande du sang-froid, de l'activité, de l'adresse, qui met en mouvement toutes les régions du corps. » C'est un jeu de goujat, dit Daryl, apôtre, cependant, des exercices violents. Chaque partie, dit Monin, (1) met généralement plusieurs joueurs hors de combat (fractures, entorses, hématômes de l'oreille, etc.) Le Gendre (2), enfin, donne sur les accidents de ce jeu une statistique de nature à le faire écarter absolument (35 blessures graves et 15 décès en un trimestre)

On calcule qu'une jeune fille qui saute à la corde, et, pendant une minute, s'élève cent fois à $0^m,10$ de terre accomplit le même travail qu'un gymnaste qui, dans le même temps s'élève à 10 mètres de hauteur à la force des poignets : et ce jeu a l'avantage de ne pas déformer.

On nous pardonnera cette profusion de détails.

(1) *La santé par l'exercice.*
(2) Congrès pour l'Av. des sciences. Caen, 1894.

L'avenir est aux jeux. Nous assistons à une sorte de renaissance physique à laquelle ont pris part les membres les plus éminents de l'université, et toute campagne dans cet ordre d'idées est salutaire.

D'ailleurs, à côté des jeux il est beaucoup d'autres exercices excellents qui n'offrent pas moins d'attrait, et n'en sont que les éléments même. Ils sont *faciles* ou *difficiles*. Les premiers reposent l'esprit, car l'intelligence n'y prend aucune part : ce sont la marche, la course, le saut, la danse, etc. Les autres exigent une certaine attention et ne reposent pas : ce sont les exercices d'adresse, l'escrime, etc.

**Les Exercices faciles.** Au premier rang se placent les mouvements préparatoires, la gymnastique d'attitudes, la flexion, l'extension, la rotation des membres, les oppositions, la lutte.

*La Marche*, le plus simple de tous, est le type du mouvement automatique. Elle va de la promenade à pas lents jusqu'à l'entraînement. La promenade de l'écolier doit avoir un objectif intéressant, comporter quelques distractions et une liberté d'allures relative qui éloignent la sensation de fatigue. Tels sont les voyages en zigzags du pensionnat de Toppfer, où les élèves s'occupent d'histoire naturelle ou d'autre chose. Bien différente est la marche d'entraînement, le *Pédestrianisme* que Daryl définit « l'art de devenir un énergique piéton » et qui obéit à des règles précises.

Ce qui caractérise la marche, c'est que le corps, reposant alternativement sur l'une et l'autre jambe, ne quitte jamais le sol. Elle met en action non seulement les membres inférieurs, mais le système musculaire entier, ce qui explique ses bons effets physiologiques. Pendant que les pieds, les jambes, les cuisses s'étendent ou fléchissent, le tronc oscille, s'incline, se soulève, et les membres supérieurs se déplacent en sens inverse des membres inférieurs ; l'homme qui sait marcher lance la jambe à chaque pas, tend le jarret sans fléchir le genou, pose le talon d'abord, puis la plante du pied, évite d'appuyer trop sur les orteils, et maintient le corps en arrière, au moins en terrain plat. Couvreur (1) nous apprend que l'allure à la fois la plus rapide et la moins fatigante est celle de 75 pas à la minute ; que celle qui donne la meilleure vitesse, abstraction faite de la fatigue, est de 85 pas. Toutefois, si la distance à parcourir est grande, une allure de 60-65 pas à la minute associe le minimum de fatigue au maximum de vitesse.

La marche, qui met en jeu les masses musculaires les plus puissantes de l'organisme, dilate le thorax et active la circulation, convient, avec la surveillance et les ménagements convenables, aux enfants délicats, mais sains, à poitrine étroite. Nous lui avons vu accomplir des résurrections.

(1) *Les exercices du corps.*

L'entraînement exige de l'énergie, mais les succès qu'il permet d'obtenir sont surprenants et relativement rapides. Sous son influence, les jeunes soldats se transforment et arrivent à des résultats vraiment extraordinaires. Amoros cite l'exemple d'un montagnard des Pyrénées qui faisait, sans trop de fatigue, 36 lieues en 15 heures, soit plus de 8 kilomètres à l'heure. Le fameux marcheur anglais Cochrane faisait souvent 20 lieues par jour. Monin cite les exemples de Mérill accomplissant 1800 mètres en moins de 7 minutes, de Sinclair parcourant 186 hilomètres en 11 heures, et aussi dispos 7 heures après son départ qu'au moment de se mettre en route. Citons encore, parmi les marcheurs du jour, W. Clarke, de Richemond, qui couvre 18 kilomètres en 1 h. 19, et Mackintosh qui parcourut 96 kilomètres en 9 h. 25, sur la route de Brigton, en 1886.

Malgré ses effets hygiéniques merveilleux, la marche est peu goûtée dans notre pays. Un jour viendra sans doute où l'on en appréciera mieux les services. En Allemagne, on se loue de la « cure de terrain » du professeur Oertel (de Munich), qui consiste à faire marcher le sujet pendant un temps déterminé qu'on augmente progressivement, en même temps que la pente, l'escarpement, la vitesse. En France, on applique, à Brides, avec non moins de résultats, une méthode analogue.

Quand il s'agit des jeunes gens, il faut se rappeler que jusqu'à 20 ans au moins, l'ossification est incomplète ; que la vascularité des extrémités osseuses les prédispose à l'ostéite, affection redoutable que détermine quelquefois la fatigue, et, qu'à un degré moindre de nocuité, le poids du corps risque d'incurver les membres pelviens. A 12 ans, il convient de ne pas dépasser 8 kilomètres, à raison de 3 kilomètres à l'heure ; de 12 a 15 ans, 10 kilomètres ; de 15 à 18 ans, 16 kilomètres à raison de 4 kilomètres à l'heure, en ayant soin de placer les enfants par groupes indépendants du même âge. Pour soulager l'enfant en marche, on lui donne souvent la main, volontiers toujours la même, sans prendre garde qu'on peut amener, par la répétition de cette faute, l'exhaussement de l'épaule correspondante.

La *Course* était, chez les anciens, le criterium de la valeur physique. Homère et Pindare se complaisent à la décrire, et à louer, chez les héros, cette légèreté du pied qui exige les qualités les plus précieuses de l'athlète, la souplesse et l'énergie, la vigueur et la finesse des formes. C'est, en effet, l'exercice par excellence. L'enfant, qui supporte mal les exercices de force, se prête merveilleusement à ceux de vitesse qui exigent moins d'efforts musculaires. A un degré plus élevé que la marche, la course élargit la fonction respiratoire, active la circulation, développe l'adresse et l'agilité. Elle diffère de notre mode habituel de locomotion par son allure rapide et aussi parce qu'à un moment, le corps quitte le sol, suspendu par une sorte de retrait des jambes. A l'inverse du marcheur, le coureur porte le buste en avant, et prend son point d'appui presqu'exclusivement sur les orteils (course de vitesse) ou sur la totalité de la face plantaire du pied (course de fond, course à plat). Les membres supérieurs fléchis, s'appuient contre le thorax, les poings fermés. Les courses à pied sont l'objet d'un « sport » spécial représenté à Paris par le Racing-Club. On n'est plus à en démontrer les bons effets, mais il faut l'appliquer avec prudence, et requérir les conseils du médecin. Exagérée, la course a les inconvénients de ses avantages, et expose, lors de la croissance, et avec un degré de plus, aux accidents de la marche. Le général Lewal conseille de courir un peu chaque jour, sans pousser jusqu'aux grands efforts. En augmentant le parcours de 50 mètres par semaine, et après 6 à 7 mois d'entraînement, on arrive aux résultats suivants : accroissement thoracique de 2 à 7 centimètres ; essoufflement à peu près nul ; suppression presque complète de la transpiration après un parcours de 8 à 1200 mètres. La meilleure cadence est de 105-115 pas complets à la minute. Pour les enfants de 9 à 13 ans, la longueur du pas peut varier de $0^{m}65$ à $0^{m}80$. Il est inutile de l'allonger davantage, car la rapidité depend plus de la fréquence du rythme que de l'étendue de la foulée. Les enfants peuvent exécuter, en plein air, une course de 500 mètres à 3 kilomètres selon l'âge : 500 mètres jusqu'à 12 ans ; 1 kilomètre de 12 à 15 ; 2 kilomètres de 15 à 17 ;

3 kilomètres à 18 ans et au-delà, avec une progression bien ménagée. — Au delà de 120 pas à la minute, ce n'est plus la course de fond, mais de vélocité.

Le coureur sera chaussé de brodequins lacés, à semelle souple, sans talons ni clous ; il sera vêtu de flanelle, son vêtement sera ample et léger. La respiration sera cadencée ; l'inspiration se fera par le nez, aussi profondément et aussi lentement que possible, l'expiration à la fois par la bouche et le nez, et ces précautions retarderont l'essoufflement, les troubles circulatoires et le point de côté, symptôme, non de l'engorgement de la rate, mais plutôt des tiraillements et des contractions répétées du diaphragme (Monin).

Nous pourrions enregistrer ici, sans intérêt pratique, les tours de force accomplis par nombre de coureurs entraînés.

La course est une allure aimée des enfants ; ils s'y livrent spontanément et avec plaisir et sont capables, à l'occasion d'accomplir de véritables prouesses qu'il n'est pas utile d'encourager : ainsi des élèves du lycée Henri IV ont parcouru dans une course à pied, deux mille mètres en six minutes et 10 secondes. On la rend aisément attrayante par l'émulation, et si on la néglige un peu dans les collèges, c'est peut-être en raison du peu d'espace dont on dispose. Le champ scolaire résoudrait encore la question.

La course fait le principal intérêt du jeu des

*Barres* ; de *l'ostracinode* qui rappelle un peu notre « *barre à cheval* », du *paper-chase* ou chasse au papier importé d'Angleterre. Grâce aux accidents du terrain varié, ce dernier réunit la marche, la course de fond et de vitesse, le saut.

*Le Saut*, *le Galop*, *la Danse*, sont des allures artificielles qui dérivent de la marche et de la course. On distingue : le saut en hauteur, obtenu par la flexion et l'extension successives, soit des jambes seules, soit des jambes et des cuisses : très profitable aux membres pelviens ; le saut en largeur, ordinairement précédé d'une course et accompagné de mouvements des bras, meilleur encore. Le saut à la perche, qui met en action un grand nombre de muscles; d'autres sauts qui s'accomplissent au moyen d'appareils divers, cheval de bois, etc., ont l'inconvénient d'offrir des dangers. Le saut en profondeur développe surtout les extenseurs de la jambe et de la cuisse, mais il est peu recommandable en raison de l'ébranlement qu'il communique aux organes, et des traumatismes dont il est l'occasion, malgré toutes les précautions (arrachement du tendon d'Achille, entorses, etc.). A la longue, les sauteurs de profession ressentent des douleurs articulaires connues sous le nom de « pseudo-rhumatisme » professionnel (Roblot). Certains amateurs arrivent à des résultats extraordinaires, comme l'irlandais Kelly et l'écossais Parsons qui s'élevaient, en hauteur, l'un à 5 pieds 11 pouces, l'autre à 6 pieds 1/4. L'antiquité nous a légué la légende de Phayllus de Crotone qui franchissait, en largeur, plus de 16 mètres. La prédisposition est peu de chose, dit Laisné, la persévérance est tout, et l'on parvient aisément à franchir 4 mètres. Dans les récents championnats, des élèves de Rollin sont parvenus à sauter, sans tremplin, $1^m,75$ en hauteur et $5^m,55$ en largeur. Faut-il ajouter que cet excellent exercice trouve, dans la vie, de fréquentes applications.

*La danse* participe à la fois de la marche, de la course et du saut : c'est un exercice de fond, et l'un des modes les plus recommandables de la gymnastique d'attitudes. Elle est facile, presqu'automatique, sauf pendant la leçon. Sous diverses formes, elle a existé de tout temps « cela prouve, dit Lacassagne (1) que, sous toutes les latitudes, le jeu des fonctions musculaires est un besoin, et que d'instinct, l'homme cherche à les satisfaire. » La danse est, pour les jeunes filles surtout, un heureux correctif à la vie sédentaire. Elle rectifie l'attitude, met en jeu tous les muscles et toutes les fonctions, surexcite l'appétit, donne la grâce et l'aisance. Des moralistes un peu sévères la réprouvent : nous la recommanderons pourtant, mais nous la voudrions en plein air et en plein jour. On évitera toutefois de s'y livrer aussitôt après les repas, et aux dépens du sommeil. On a supprimé à tort, dans l'armée, les traditionnelles leçons de danse, mais

(1) *Précis d'hygiène sociale et privée.*

nous avons eu l'occasion de nous rendre compte que cette tradition n'est pas partout également effacée.

L'*Equitation* est un agréable et précieux exercice qui ne demande, au point de vue du bénéfice hygiénique, qu'un court apprentissage. Les allures diverses de la monture permettent de doser, à volonté, la fatigue. Il convient toutefois, d'en user sans excès. L'équitation comporte une série de secousses transmises et une série de contractions destinées à maintenir l'équilibre dans la demi-station. L'attitude « à la française » est particulièrement favorable aux fonctions respiratoires, et tend à redresser la position voûtée de l'écolier assis. Au manège, à cause de la poussière, le bénéfice est incomplet; le plein air est ici, plus que jamais nécessaire. En Angleterre, où l'équitation est mise à la portée même des classes populaires, le manège est inconnu. Cet exercice si éminemment viril, si propre à grandir la confiance en soi, comporte cependant, dans certains cas, quelques contr'indications formelles que tous les médecins sont à même d'apprécier.

L'*Aviron* (Rowing) ne peut être commencé sans imprudence avant 15 ans : il exige des muscles vigoureux et des poumons robustes, et concourt à les rendre tels. Selon Lagrange, ce sport est le plus salutaire et le plus complet auquel on puisse s'adonner. Les nuances qu'il tolère dans l'allure permettent de l'appliquer a presque tous les états de santé et à toutes les constitutions. Avec son costume sommaire, favorable à la liberté des mouvements, il n'exerce pas seulement les bras, mais tout l'organisme, et fait travailler symétriquement, d'un effort égal, les deux moitiés du corps (aviron de couple). D'un mécanisme automatique, il porte au maximum l'amplitude pulmonaire par les larges inspirations qu'il réclame, et développe à la fois l'agilité, la force, l'endurance, l'initiative. Il jouit aujourd'hui, chez nous, d'une réelle faveur, très justifiée, et passionne à tel point nos voisins d'Outre-Manche qu'il dégénère en excès dangereux.

La *Natation* compte au nombre des meilleurs et des plus utiles exercices. Les mouvements variés des membres et du tronc, la contraction soutenue des extenseurs rachidiens, les inspirations profondes qu'elle entraîne sont autant de stimulants de la nutrition générale. A l'action tonique du grand air et du soleil, elle joint l'apaisement des centres nerveux, et un fonctionnement énergique de la surface cutanée. Nous en reparlerons au chapitre de la propreté corporelle.

La *Boxe* est très recommandable en raison de la généralisation du travail musculaire qu'elle impose, et de la souplesse qu'elle développe. Elle se rapproche des exercices du *plancher*, mais leur est supérieure en attrait, par l'émulation de la lutte. Nous entendons parler, dans ce paragraphe, seulement de la *boxe française* ou *chausson*, et non de la boxe anglaise, sport sauvage et grossier, indigne d'une nation civilisée.

La boxe est, en outre, utile à titre de moyen de défense. Elle est un peu trop négligée peut-être, et mérite plus de faveur.

Le *Patinage*, excellente gymnastique pulmonaire, répond, en outre, au besoin de mouvement qu'on éprouve pour réagir contre le froid. Sans être absolument anodin, il ne donne pas souvent lieu à des accidents sérieux, et il est permis de le recommander.

*Vélocipédie*. Nous ne lui trouvons que des avantages, même pour les jeunes filles (Mme le Dr Garches-Sarraute), si elle est pratiquée sans excès, et autorisée par le médecin : des tares organiques ignorées existent chez certains sujets, qui la contrindiquent. C'est un exercice de plein air qui met en action toutes les régions, tous les organes, et mobilise, en particulier les articulations des membres inférieurs et celles de la colonne vertébrale. L'inclinaison en avant exagérée, vicieuse et assez disgracieuse, d'ailleurs, ne déforme pas comme on serait tenté de le croire et comme on l'a écrit. Bien au contraire, quand le coureur quitte la position penchée de l'extrême vitesse, les puissants muscles des gouttières vertébrales redressent avec vivacité le tronc et le ramènent à la rectitude. Le fait est d'observation journalière. Nul exercice, en somme, ne développe davantage l'énergie et la vigueur de ces muscles et, pour cette raison, les déviations vertébrales n'ont pas de meilleur remède. (J. Lucas-Championnière ; Briand ; Bouloumié).

De même que les cavaliers qui se promènent ne montent pas en jockeys, les cyclistes ne doivent pas monter en coureurs. Ils doivent éviter la vitesse, c'est-à-dire l'excès. Ils doivent aussi adopter la position droite avec guidon haut et selle basse. Ainsi pratiquée, la vélocipédie est un bon exercice. Elle peut être contrindiquée par certaines affections cardiaques non compensées, certaines lésions rénales, prostatiques, etc. Nous avons à peine besoin de faire remarquer que ce ne sont pas là des affectious communes à l'âge qui nous occupe.

La *Phonation*. Nous l'avons étudiée déjà, à un autre point de vue. Nous avons apprécié l'influence de la lecture, du chant, de la déclamation sur le développement thoracique, et l'utilité qu'il y a à joindre le chant aux mouvements rythmés. Rappelons ici que les maladies des voies respiratoires causent 1/4 de la totalité des décès, et que l'hygiène doit se préoccuper, dès l'enfance, de leur prophylaxie. L'hygiène de la voix en est un des modes, et l'observation des sourds-muets, avant et après leur éducation par la méthode nouvelle qui leur rend la parole, suffirait à en démontrer la puissance. On a remarqué, d'autre part, que les gens dont la profession est de parler jouissent d'une immunité relative vis-à-vis des affections thoraciques (Benoiston de Châteauneuf).

Le jeu des instruments à vent, qui est un exercice de la même catégorie, ne saurait être conseillé sans l'avis du médecin. L'observation de Burcq à propos de la résistance des musiciens à la phthisie ne concerne que des adultes, et peut recevoir une autre interprétation.

La valeur de l'exercice vocal n'avait pas échappé aux anciens. Celse conseillait la lecture à haute voix après dîner pour favoriser la digestion. « Les morceaux caquetés, dit M^me de Sévigné, se digèrent le mieux. » Tissot avait remarqué qu'en plein hiver, les prédicateurs étaient en sueur après un sermon d'une heure, alors que leurs auditeurs demeuraient transis de froid. Les chants des religieux suppléent aussi, dans quelque mesure, à leur inaction, et les cris des enfants de la première année leur tiennent lieu d'exercice. Plus tard, dans leurs ébats, ces cris sont l'expression de la santé, et il faut les respecter. Autre chose est l'éducation de la voix. Un exercice prématuré et exagéré peut compromettre à jamais cette fonction. Les jeunes filles en particulier, dit Fonssagrives, ne doivent apprendre à chanter que vers l'âge de 16 ou 17 ans. Nous avons dit que les séances de chant, dans les écoles, gagneraient à être courtes et quotidiennes.

**Les Exercices difficiles**. Ce sont ceux auxquels le cerveau prend une part importante et qui ne s'exécutent pas sans attention, comme la gymnastique aux appareils, les exercices d'adresse, l'escrime surtout. Ils s'accompagnent à la fois de fatigue cérébrale et de lassitude physique et conviennent aux oisifs, non aux homme d'étude et aux écoliers laborieux. « La pensée, dit Bain, épuise la substance nerveuse aussi infailliblement que la marche épuise les muscles. » C'est ce qu'il faut bien savoir pour diriger avec intelligence les exercices intellectuels et les exercices physiques des écoliers. Considérer, dans tous les cas, les uns comme les antagonistes des autres, c'est commettre une grave erreur. Bien que les fonctions du cerveau soient d'un ordre plus élevé, elles produisent la même usure, les mêmes déchets que le travail matériel, et la fatigue ne cesse qu'après leur élimination et la régénération du tissu partiellement détruit ; la composition de l'urine, chargée de l'émonction, est la même qu'après le travail musculaire. De même que le repos du système musculaire s'obtient par la suppression du mouvement, de même celui du cerveau résulte de la suppression de la pensée. Et si l'exercice, en général, active la nutrition du cerveau comme celle des autres organes, il sera d'autant plus reposant pour l'écolier laborieux qu'il réduira davantage l'intervention cérébrale et se rapprochera plus complètement de l'automatisme. Un exercice difficile, un peu compliqué, où interviennent de savantes combinaisons, ne fera que prolonger la fatigue nerveuse et donner le résultat inverse de celui que l'on recherche : l'exercice a besoin d'être adapté :

« l'énergie vitale, dit Lagrange, est un capital indi-
« visible : il faut opter ; et on ne peut pousser pa-
« rallèlement et simultanément jusqu'à leurs der-
« nière limites la culture du corps et celle de
« l'esprit. » Aux époques de poussée intellectuelle, il faut des jeux récréatifs et faciles ; c'est pour le temps des vacances qu'il faut réserver les jeux athlétiques et les exercices violents. Sans doute, même pour ces derniers, la fatigue diminue avec l'accoutumance, et le maître qui donne, par exemple, la leçon d'escrime, ne l'éprouve pas au même degré que l'élève qui, attentif à ses mouvements, hésite et tâtonne. L'écolier sait, par instinct, ce qu'il lui faut choisir ; et lorsqu'il joue après l'étude, il compense l'influence de la sédentarité en se donnant du mouvement, et repose son cerveau en le dispensant de toute intervention.

Nous avons fait longuement le parallèle de l'exercice naturel et des engins. Ils ne s'excluent pas nécessairement. L'erreur consiste à vouloir tout enseigner à la fois. L'étude de la gymnastique, comme celle des matières classiques, comporte des degrés et une progression. Les engins, que nous proscrivons pour les enfants, peuvent rendre des services aux adultes ; on peut en dire autant de l'escrime qui, malgré l'avis du général Tramond, ne devra pas être commencée avant 15 ans, sauf indication orthopédique.

**Les résultats de l'exercice.** Ils sont généraux ou locaux. Cette division est un peu artificielle, car il est, en réalité, peu d'exercices donnant des résultats uniquement locaux, et, à côté des groupes musculaires plus directement intéressés, il se produit des effets de voisinage qui retentissent jusque sur la nutrition générale.

*Effets locaux*. Le principal effet local est celui que subissent les muscles. A l'état de contraction, ils se raccourcissent et se gonflent, la circulation dans les vaisseaux sanguins est momentanément suspendue, mais dès que la contraction cesse, le sang se précipite de nouveau dans les tissus ; il se produit, au total, par la contraction répétée, une sorte de massage, un état congestif habituel qui augmente, dans les organes, l'intensité de la vie, accroît l'élasticité et la vigueur des fibres contractiles, la chaleur produite, et aboutit à l'augmentation de volume et à l'utilisation plus complète de la force ; le repos prolongé donne des résultats directement opposés. L'augmentation de volume résulte probablement de la formation de nouvelles fibres. Le muscle qui travaille « respire » plus activement, consomme plus d'oxygène, émet plus de $CO^2$. Le sang qui en sort est noir, chargé de matériaux de désassimilation et en particulier d'acide lactique, (produit d'oxydation des substances hydrocarbonées, soit préexistantes (glycogène), soit apportées par le sang (glycose, graisse), ; d'acide urique, d'urée et de leucomaïnes. $CO^2$ s'élimine par la respiration, les autres déchets par l'urine, les féces, la transpiration. Si l'élimination est retardée, le muscle, rendu acide, devient douloureux, et le repos lui rend à la fois sa réaction normale et sa contraction indolore. Poussé plus loin, l'encombrement de la circulation par les produits usés détermine des symptômes graves d'intoxication générale, d'auto-intoxication, en même temps que la coagulation musculaire par excès d'acide lactique et la mort de la fibre par excès de chaleur. Tels sont les effets physiologiques de la fatigue. Sans connaître dans tous leurs détails les phénomènes intimes de la contraction musculaire, on sait que la présence de l'oxygène lui est indispensable. Dans l'exercice modéré, les matériaux usés sont éliminés à mesure, il y a excès dans l'apport alimentaire, le muscle s'hypertrophie et remplace par des fibres musculaires le tissu graisseux qui formait une partie de son volume.

Pratiquement, ces effets physiologiques de l'exercice méthodique ont été démontrés par les observations de Chassagne et Dally à l'école de gymnastique de Joinville-le-Pont. En 5 mois, le périmètre des bras s'était accru de $1^{cm},28$ chez 82 °/₀ des élèves, celui des avant-bras de $5^{cm},7$ chez 62 °/₀, celui des cuisses de $1^{cm},38$ chez 64 °/₀, celui des mollets de $8^{cm},2$ chez 56 °/₀, la force de soulèvement de 28 kilogs chez 86 °/₀. Roblot, (1) poussant plus loin l'analyse des mêmes phénomènes,

(1) *Guide pratique des exercices physiques. — Hygiène et résultats*, 1892.

a montré les résultats de l'exercice variant avec l'époque de l'observation. La durée du cours de Joinville est de 5 mois $^1/_2$, et deux cours se succèdent chaque année, l'un du 1er février au 15 juillet, l'autre du 1er août au 15 janvier. La plupart des élèves du 1er cours perdent du périmètre thoracique, du volume des membres et du poids ; on obtient, chez ceux du second cours, les résultats inverses. C'est que 7 heures de travail pendant l'été épuisent les muscles qui, après avoir consommé leurs réserves, se brûlent eux-mêmes pour subvenir aux exigences de la contraction.

Le développement musculaire n'est pas indéfini : il atteint son maximum en cinq années, en moyenne, et se maintient par l'exercice quotidien, mais moins longtemps qu'on serait tenté de le croire.

Carlier (1) a été frappé de la rapidité de l'accroissement en poids, en taille et en périmètre des élèves des écoles d'enfants de troupe, et à âge égal, de la supériorité physique de ces sujets sur ceux des écoles primaires et des lycées ; toutefois les éléments de comparaison manquent encore un peu pour légitimer une conclusion définitive. Il n'y aurait rien d'étonnant à ce qu'elle fût exacte, eu égard à la prédominance qu'accordent à toutes les formes de l'exercice les programmes de ces écoles qui ne consacrent que 4. h 1/2 par jour à l'étude propre-

(1) *Etudes sur la croissance.*

ment dite. En dehors des séances régulières de gymnastique, les élèves peuvent, pendant les récréations, s'exercer à volonté aux appareils placés dans les cours. Ainsi se trouve réalisé le vœu exprimé par M. Strelhy dans ses « récréations perdues », et les résultats qu'il a constatés sur lui-même pendant son séjour de 3 ans à l'Ecole normale supérieure (accroissement thoracique de 17 centimètres) justifient sa conviction. La méthode mise en œuvre aux écoles d'enfants de troupe semble bien être un peu une contradiction avec ce que nous avons dit des « engins et appareils ». En réalité, les élèves dont il s'agit s'en servent peu en dehors des leçons obligatoires, et préfèrent les exercices d'agilité où ils acquièrent une habileté surprenante, malgré quelques horions plus fréquents que graves. Ils ont d'ailleurs de 13 à 18 ans.

Nous ne reviendrons sur les dangers de l'exercice violent prématuré que pour mettre en garde contre eux. On sait qu'ils peuvent aller jusqu'au typhus des membres, maladie très grave, et que, loin d'aider à la croissance, ils ont la propriété de l'entraver. C'est sur cette remarque qu'est basé le conseil de Dally, répété par le « manuel », avec quelque réserve : « Les exercices athlétiques arrêtent la croissance et ne doivent être pratiqués qu'à l'âge adulte. Il y aurait peut-être à faire une exception pour les enfants dont la taille croît d'une façon exagérée. » Cette exception nous paraît scabreuse, et nous préférerions, le cas échéant, aider aux besoins d'une croissance anormale par les moyens hygiéniques généraux que de contrarier cette fonction naturelle.

Inscrivons enfin au passif des agrès quelques déformations particulièrement fréquentes qui prennent l'importance de véritables infirmités : tel, l'épaississement avec demi-contraction permanente du biceps : tels encore les doigts en griffe observés par Roblot, l'arrachement du pectoral cité par Lemaître ; les hernies, ruptures musculaires, etc.

*Effets généraux.* Les effets généraux de l'exercice s'adressent aux grandes fonctions de la vie. Ils sont solidaires des effets locaux, et l'activité plus grande du système musculaire a pour résultat, aussi bien que pour condition, le développement des fonctions de la circulation, de la respiration et de la digestion. On compare assez volontiers l'homme à une machine : or, plus une machine donne de rendement, plus elle dévore de combustible, plus elle donne de coups de piston.

Le rôle prépondérant de la fonction respiratoire donne la plus grande importance à tous ceux des exercices qui s'efforcent d'augmenter la capacité thoracique, c'est-à-dire la place occupée par le poumon et le volume d'air introduit dans ses alvéoles, c'est-à-dire encore la quantité d'oxygène mise en présence de leur réseau sanguin. Une autre fonction que l'habitude de l'exercice rend plus complète, c'est la désassimilation, c'est-à-dire le rejet au dehors des « scories de la nutrition ». Il en résulte que l'essoufflement et la fatigue, ces deux obstacles à la prolongation du mouvement, sont considérablement retardés.

L'essoufflement résulte de la combinaison de deux ordres de phénomènes : apport exagéré d'acide carbonique au poumon, par suite du travail des muscles; inspirations précipitées, superficielles, ne faisant pas pénétrer l'air jusqu'au fond des alvéoles, d'où stase de l'acide carbonique qui réagit sur le cœur. Si on ne s'arrête pas pour reprendre haleine, c'est-à-dire pour vider ses poumons, on éprouve du vertige, des syncopes, et les accidents mortels s'ensuivent quelquefois. L'essoufflement, très prompt au début de l'exercice, va en diminuant avec l'entraînement, et cela résulte moins de l'accroissement des diamètres du thorax que de l'amplitude plus grande de l'inspiration, concordant avec un ralentissement dans son rythme; d'une amélioration, en quelque sorte, du travail pulmonaire dans laquelle l'hypertrophie des inspirateurs ne joue qu'un rôle secondaire et n'est peut-être que consécutive, puisque les exercices qui perfectionnent le mieux la fonction respiratoire sont précisément ceux des membres inférieurs, quoiqu'en dise Woillez.

On sait déjà que la fatigue résulte de la rétention dans l'organisme des produits de déchet de la fonction musculaire. Elle cesse lorsque ces produits sont éliminés, et l'élimination dont l'urine est en grande partie chargée, se fait d'autant plus rapidement que le sujet est plus entraîné, ainsi que l'a constaté F. Lagrange.

Ces très sommaires considérations sur les résultats généraux de l'exercice démontrent, en résumé, que toutes les grandes fonctions se tiennent et que, pratiquement, il est impossible d'agir isolément sur l'une d'elles. L'action exercée sur un point de l'organisme, si modérée qu'elle soit, a un retentissement proportionnel et appréciable sur l'ensemble ; ainsi, dans l'expérience de Chauveau, le seul mouvement des mâchoires se traduit par des effets généraux sensibles. De même, tout mouvement demandé à l'appareil locomoteur se traduit par une accélération des échanges respiratoires, de la circulation, de la digestion, de l'assimilation et de la désassimilation, des sécrétions et des fonctions de la peau, en un mot par une vie plus intense, et c'est là le bienfait de l'exercice.

Si nous voulions résumer ce chapitre sous forme de propositions, nous dirions :

1° Qu'il est indispensable, pour que l'exercice soit parfaitement hygiénique, qu'il soit pris non au sein des villes, dont l'atmotphère est viciée, non dans un espace clos, mais en plein air, et que, pour satisfaire à cette condition, la suppression des internats urbains s'impose, conformément au vœu exprimé par l'académie. Une personne se livrant à un exercice violent consomme 7 fois plus d'oxygène qu'à l'état de repos : il n'est donc pas raisonnable de compter absolument sur l'exercice en chambre, qui n'est qu'un expédient. On peut s'exercer au dehors, aussi bien l'hiver que l'été, et les craintes de refroidissement sont chimériques, si l'on veut s'astreindre à quelques précautions élémentaires.

2° Le jeu est la forme la plus recommandable de l'exercice pour les écoliers. Les agrès donnent un travail d'application convenant bien aux hommes faits, moins bien aux enfants de l'âge scolaire, et qu'il faut bien se garder de commencer trop tôt. Les jeux eux-mêmes comportent une gradation : jeux récréatifs au début. jeux athlétiques plus tard.

La « renaissance physique » a donné matière à quelques critiques ; cela devait être. « N'est-on pas allé d'un excès dans l'autre ? dit M. F. Passy ; nous avions des forts en thème ; nous avons des forts en course, en boxe... ; dans tel lycée où on ne permettait pas de jouer à la balle, aux barres, au saut de mouton, on donne aux sujets qui ont du biceps des dispenses d'études pour aller s'entraîner et représenter avec succès l'institution aux épreuves des concours interscolaires. La vanité est surexcitée à tort..., l'importance de la supériorité physique est ridicule... C'est une agitation factice, un mouvement à vide où l'on contracte l'habitude du jeu et du pari. » Nul ne peut contester ce que cette critique a de juste ; elle fait toucher du doigt ce qui, dans une réaction plus enthousiaste que réfléchie, dépasse le but. Mais il n'y a là qu'une question de mesure, et l'agitation que critique F. Passy ne peut avoir que de bons résultats. La faveur accordée aux « lendits » par les pouvoirs publics, qui ne dédaignent pas de s'y faire représenter, excite une émulation salutaire, qui ne nuit pas, autant qu'on le pourrait craindre, aux études littéraires ou scientifiques, et ne remplace pas, comme certains l'ont affirmé, le surmenage intellectuel par le surmenage physique. Dans un rapport au proviseur, un maître remarquait que « ses élèves travaillaient deux fois plus et se conduisaient deux fois mieux depuis qu'ils s'occupaient d'athlétisme.» L'association athlétique d'un lycée qui comptait 97 membres a obtenu les récompenses suivantes : 5 admissions à l'école normale, un prix d'honneur, un second prix et quatre accessits au concours général, et, dans l'intérieur du lycée, six prix d'excellence, trente-trois premiers prix, trente seconds, cent-trente neuf accessits. « C'est une victorieuse réponse, dit M. P. de Coubertin à qui nous empruntons cette citation, à ceux qui redoutent pour la culture intellectuelle le voisinage de la culture musculaire. »

Les critiques adressées par les médecins sont d'un ordre différent et plus faciles encore à éviter : question, toujours, d'opportunité et de mesure. Que des troubles circulatoires, des palpitations, des épistaxis, des dilatations aiguës du cœur droit, des œdèmes, des hémorrhagies intestinales ou des hématômes des parois abdominales ; que des accès de fièvre, des troubles digestifs, des appendicites, des arthrites aient été observés après des courses abusives ou un usage prolongé de la bicyclette ; qu'on ait accusé l'exercice intensif de produire l'hypérémie cérébrale, l'insomnie et divers troubles psychiques, ou un état de débilité complètement opposé au but recherché, tout cela est possible, mais n'atteint en rien le principe de l'institution. Bouchard déplore l'invention des concours ; il peut avoir raison ; il réclame un examen médical préalable ; nous l'avons considéré comme indispensable et nous sommes disposés à blâmer énergiquement, comme lui, tous les excès. Que l'on conserve, à titre de stimulant, les épreuves interscolaires en les entourant de nouvelles garanties (consentement des parents, examen somatique spécial), ou que l'on y renonce, si on leur reconnaît des dangers, peu nous importe, si l'on parvient à rendre à l'exercice physique le rôle qu'il doit occuper et qu'il occupait jadis dans l'éducation, à lui réserver une place importante dans les écoles du gouvernement et un coefficient sérieux dans les concours d'admission à ces établissements, ce qui serait certainement le meilleur de tous les stimulants ; à en généraliser enfin le bénéfice à toute la jeunesse, en se gardant bien de spécialiser, dans un intérêt d'amour-propre ou de réclame, et au détriment des études sérieuses, quelques candidats choisis parmi les privilégiés de la nature, c'est-à-dire parmi ceux qui en ont, précisément, le moins besoin (1).

(1) Voir, à ce sujet, le rapport de M. Le Gendre au Congrès de l'association pour l'avancement des sciences médicales (Caen 1894), et la discussion qui l'a suivi.

# CHAPITRE VII

## DE LA PROPRETÉ

### I. Propreté des locaux.

La propreté des locaux appelle celle des personnes.

L'effrayante quantité de poussières que soulève le moindre changement de place et qu'on apprécie si bien quand un rayon de soleil filtre à travers une fente de porte ou de fenêtre, n'est pas plus innocente à l'école que dans les manufactures ; elle aggrave la tendance à la tuberculose (Guillaume). La transmission de cette maladie virulente par les crachats desséchés en fournit la meilleure explication. Il importe d'habituer les enfants à cracher dans des récipients appropriés qu'on maintiendra aseptiques au moyen de désinfectants, et qu'on ne garnira jamais de matières pulvérulentes. Les ordures qu'on n'enlève pas souvent par le balayage s'insinuent dans les fentes des planchers, si celles-ci n'ont pas été obturées, parviennent jusqu'à l'entrevous (dont nous avons recommandé la suppression), et y forment, à la longue, mêlées à divers détritus, cette sorte de fumier organique si favorable à l'entretien des microbes pathogènes. La boue des souliers est une source abondante de poussière ; et les décrottoirs auprès de la porte, l'abandon des sabots au vestiaire et le brossage des vêtements au dehors ou dans un local non habité,sont également à imposer.

Si on dispose de planchers imperméabilisés et à joints étanches, on peut, à la rigueur, se permettre des lavages à grande eau : ils ne sont jamais indispensables ni préférables au balayage avec du sablon imprégné d'une solution antiseptique. Les angles arrondis qu'on conseille avec raison évitent les acccumulations d'ordures dans les coins et au bas des murs. On fera deux balayages par jour, les fenêtres ouvertes, et tous les jours un lavage de proche en proche avec une éponge et deux seaux ou une serpillière au bout d'un manche à balai, en ayant soin de contourner les pieds des tables. Les vitrages seront lavés à jour fixe, assez souvent pour rester parfaitement clairs. Suivant que les murs sont peints à l'huile ou passés à la chaux, ils seront lavés à l'éponge ou badigeonnés au minimum une fois l'an : au lait de chaux il est bon d'ajouter 5 °/₀ de crésyl.

L'entretien des lavabos, des dortoirs, des cabinets d'aisance doit être l'objet d'un soin minutieux.

Les tables-bancs, lorsqu'elles seront salies, seront grattées et peintes en noir, et chaque enfant sera rendu responsable de l'entretien de sa place.

En Angleterre, la mission d'entretenir la propreté est confiée à un gardien (House 's Keeper), homme vigoureux et actif qui cherche continuellement à faire disparaître les causes de souillure. Il procède à l'ouverture des fenêtres, au balayage, au nettoyage et au chauffage de tous les locaux ; il vide les lavabos, les réservoirs des latrines, etc. Bref, il remplit une mission de la plus haute importance et nous souhaitons qu'on en vienne, chez nous, à entendre d'une semblable manière le rôle du portier, que nous sommes habitués à contempler sous les traits d'un invalide du travail. Les Anglais adjoignent à leur gardien un ou deux domestiques logés dans la maison, et qu'une cloche appelle partout où leur présence est reconnue nécessaire.

## II. Propreté corporelle.

« La propreté est un devoir qui se change en habitude » (A. Delpit).

Cette question est à coup sûr une des plus intéressantes et des plus nouvelles de l'hygiène scolaire.

Les soins de propreté, déplore Javal, sont de pratique peu courante en France. On les limite aux parties visibles, même dans les classes aisées, et les populations pauvres de la ville et de la campagne les négligent totalement. Pourtant l'intégrité de la surface et des fonctions de la peau joue le rôle le plus important dans le maintien de la santé; la thérapeutique s'en préoccupe au plus haut degré et pratique largement la balnéothérapie, si redoutée des anciens praticiens; et les découvertes de Pasteur ont prouvé la diffusion par les poussières qui se déposent à la surface de la peau, des maladies infectieuses et des fièvres éruptives.

L'école même la mieux tenue exhale toujours une odeur particulière qui se dégage des vêtements, du mobilier et de la peau mal entretenue; ce qui le prouve, c'est que dans les asiles de nuit où l'on n'est n'admis qu'après avoir pris un bain, on ne perçoit pas cette odeur, bien que la clientèle de ces asiles porte, le plus souvent, des vêtements sordides (1).

Nous sommes, sous le rapport de la propreté corporelle, fortement distancés par nos voisins. Elle est, en Angleterre, l'objet d'un véritable culte. En Allemagne, la campagne menée par Lassar a multiplié les établissements publics de bains à bon marché; la clientèle en est nombreuse

(1) Du Mesnil. — Ann. d'Hyg. 1893, p. 546.

et progresse incessamment. En Suède, les plus louables efforts sont déployés pour organiser cette branche importante de l'hygiène. En France, nous sommes réellement en retard ; nous pourrions citer tel internat où les élèves prennent un bain tous les trois mois et un bain de pieds au moment du départ pour les vacances, où toute lotion des parties sous ombilicales est interdite. Néanmoins, il faut reconnaître qu'un mouvement important s'organise. Le conseil municipal de Paris s'efforce de faire pénétrer dans ses écoles l'habitude du bain ; elle est de pratique courante à l'école Monge et dans les nouveaux lycées de la capitale ; elle est passée dans les mœurs de l'armée et de la marine, et il n'est pas un corps de troupe qui n'ait son installation plus ou moins perfectionnée, et qui ne lave ses hommes au moins une fois par quinzaine.

C'est d'en haut que doit venir la réforme, dit Javal ; l'impulsion doit partir du ministère de l'instruction publique, qui a tout pouvoir pour la réglementer et l'imposer. Mise en pratique dès le jeune âge, la propreté corporelle passera aisément dans les habitudes, au bénéfice de la santé publique ; mais il faut que les éducateurs et futurs éducateurs de la jeunesse soient les premiers à l'apprendre. En Angleterre, le résultat est désormais acquis : les salles de bains et les piscines, dans les établissements d'instruction, sont laissées à la libre disposition des élèves qui ne se privent pas d'en user. Pourquoi n'y parviendrions-nous pas à notre tour ?

Le congrès d'Amsterdam, en 1890, a émis le vœu que la création des bains scolaires soit décrétée obligatoire, et, en janvier 1893, à l'occasion d'un rapport de Du Mesnil, le comité consultatif d'hygiène a adopté les conclusions suivantes: « Dans les écoles, collèges, lycées, gymnases publics à construire, on devra installer un système de bains-douches permettant le lavage hebdomadaire des enfants. Au fur et à mesure des ressources budgétaires, tous les établissements existants en seront pourvus ».

Des soins quotidiens s'adressent aux parties visibles, visage et mains. Il est du devoir de l'instituteur ou de l'institutrice de s'assurer par une visite rigoureuse qu'aucun de ses élèves n'est malpropre ; chacun doit être soumis à une revue rapide commençant par les cheveux, pour s'étendre au visage, aux mains, aux vêtements et à la chaussure.

Les cheveux doivent être tenus courts et brossés chez les garçons, régulièrement peignés et nattés chez les filles. Le port des peignes en écaille, os ou celluloïde est condamnable ; il n'est pas sans inconvénient au point de vue des chûtes, et la traction continue qu'il exerce nuit à la nutrition des cheveux. La pédiculose doit être l'objet d'une attention spéciale. On sait qu'elle n'est pas exceptionnelle chez les écoliers, et qu'il subsiste, en bien des lieux, un préjugé aussi stupide que répugnant qui attribue les plus fâcheux effets à la destruction des poux. Les lentes appendues aux cheveux sont caractéristiques du parasitisme dont il est question. Il doit être l'occasion du renvoi de l'élève jusqu'à destruction de la vermine, ce qui n'est vraiment ni long ni difficile. Les maladies du cuir chevelu seront reconnues au premier coup d'œil et signalées au médecin. Le visage, les yeux, les oreilles, les dents, le cou sont successivement examinés, l'enfant présente ses mains et ses ongles. Les ongles des mains seront coupés courts, en rond, nettoyés plusieurs fois par jour. Ceux des orteils seront coupés carrément, pas trop courts, l'ongle rond et ras exposant à l'ongle incarné. Les malpropres seront admonestés sévèrement, renvoyés à leurs familles comme premier avertissement, écartés temporairement de l'école si la faute se renouvelle par la négligence des parents. Riant demande que les élèves se lavent les mains à l'entrée et à la sortie, comme il est d'usage en Angleterre, et l'Instruction du 28 juillet 1882 lui donne satisfaction en créant un lavabo pour 10 élèves dans chaque école maternelle ; la même précaution est de rigueur après chaque récréation. Des lavabos avec robinets, cuvettes, savons et serviettes figureront dans toutes les écoles, quel qu'en soit le degré ; pour éviter les rejaillissements incommodes de l'eau en pression et la tentation qu'elle crée de se livrer à des plaisanteries, on emploiera les robinets à jet filiforme, qui ont l'avantage secondaire d'être économiques. Dans les écoles primaires de Vienne, on rencontre à chaque étage et même dans chaque classe une fontaine émaillée pour la boisson et la propreté. Dans les internats, les installations doivent êtres commodes, larges et propres. Le marbre, la tôle émaillée, les revêtements imperméables, en un mot, y trouveront leur emploi ; chaque élève disposera d'une cuvette et d'un robinet.

Richard décrit (1) un lavabo pour habitation collective, construit en grès cérame avec tuyau de plomb siphonné, robinets peu élevés au-dessus de l'auge, à orifices d'écoulement terminés par une section de 2 à 3 millimètres ; il nous paraît bien convenir aux écoles. D'autre part, voici le modèle adopté à l'école Monge, et qui est individuel. « L'appareil consiste en une tablette de marbre dans laquelle sont enchassées des cuvettes mobiles basculant autour d'un axe. Au-dessous, une rigole pour l'écoulement de l'eau sale qui aboutit directement aux cabinets d'aisance où elle contribue au lavage. Chaque lavabo porte le numéro du lit correspondant (2). » Actuellement, les lycées de Paris sont tous pourvus d'appareils analogues.

Mangenot nous apprend que dans les écoles de Londres, on trouve un cabinet de toilette pourvu

(1) *Précis d'hygiène appliquée*, p. 195.
(2) PALMBERG. — *Loc. cit.* p. 379.

de cuvettes en tôle émaillée disposées le long des murs et dans le milieu, en double rangée. Chaque cuvette est alimentée par un robinet en cuivre et bascule sur une auge aboutissant à un tuyau siphonné. Il y a autant d'essuie-mains que de cuvettes et chaque élève dispose d'un peigne numéroté.

Les lotions seront toujours faites à l'eau froide avec les mains, ou la serviette. L'éponge a des qualités et facilite le débarbouillage à grande eau, mais elle s'imprègne à la longue de matière organique qui, grâce à l'humidité persistante, fermente très facilement.

Dans certains collèges anglais, on a ménagé derrière chaque lit un espace fermé de trois côtés par une cloison de $1^{m},50$, sorte de cabinet de toilette meublé d'une armoire, d'un lavabo, d'une planche-rayon, d'un pliant et d'un miroir : on laisse 3/4 d'heure à chacun pour procéder à sa toilette (1). La même disposition s'applique tout naturellement aux dortoirs à compartiments individuels. Une précaution qu'on néglige trop dans notre pays est de donner aux enfants le moyen de se nettoyer les dents. Chaque élève reçoit, à cet effet, en Angleterre, une brosse et un verre, gratuitement. Dans ceux de nos établissements où

(1) Voir DOUGLAS HOGG. — *Hygiène scolaire dans les établis. d'inst. secondaire de la Grande Bretagne* (Soc. de Méd. publ. 24 février 1892).

on a adopté la même mesure, c'est à titre onéreux que l'intéressé peut se les procurer. Tous les collégiens devraient disposer d'un jeu complet d'ustensiles de toilette rangés sur une tablette et bien en vue, pour qu'on puisse s'assurer qu'ils sont en bon état, et que les élèves s'en servent (J. Rochard).

Le lavage des pieds devrait, à la rigueur, être répété chaque jour. Il ne saurait être moins fréquent que bi-hebdomadaire. Il n'est pas besoin, pour l'assurer, d'une installation compliquée, ni d'eau chaude. L'eau froide est suffisante pour un lavage rapide ; elle tonifie la peau et remédie à la macération du tégument que la transpiration exagérée amène chez quelques personnes. On peut prévoir un pédilûve en tôle émaillée pour chaque élève, ou adopter une disposition de robinets qui permette d'utiliser les mêmes lavabos pour la toilette générale et celle des pieds telle quelle existe à la caserne Schomberg, à Paris : il suffit, pour cela, que l'auge se trouve assez basse. La faible dépense qui résulte de ces installations est très heureusement compensée par l'augmentation du bien-être, l'amélioration de l'atmophère des classes, et la généralisation d'une bonne habitude qui se poursuivra plus tard. Le lavage hebdomadaire des pieds est assuré, actuellement, dans les lycées de Paris, au moyen de diverses installations plus ou moins perfectionnées. Ici, un garçon de service distribue au moyen de cruches, l'eau froide et l'eau chaude ; ailleurs, l'alimentation des pédiluves se fait au moyen de branchements sur les conduites générales d'eau chaude et d'eau froide.

Il faut apprendre aux jeunes filles à se laver les parties génitales, et, quand elles sont parvenues à l'âge de la puberté, rien n'est plus préjudiciable à leur santé que de considérer la menstruation comme une fonction déshonorante, dont il est malséant de s'occuper, et, en les privant des soins de propreté indispensables, de les exposer à rester assises pendant de longues heures sur des linges raidis par le sang désséché. On a longtemps méconnu cette cause de douleurs et d'inflammation vulvaire. Elles se garniront de linges souples, qu'elles changeront souvent, se lotionneront rapidement à l'eau tiède au moins chaque jour et, la période terminée, prendront un grand bain.

La propreté générale du corps est non moins recommandable que les ablutions partielles. Javal estime que, sans demander l'ablution journalière qui serait, cependant, désirable, et nous ajouterons très réalisable, il faut considérer le lavage hebdomadaire comme un minimum. L'ablution générale peut s'obtenir par divers procédés que nous allons passer en revue : le *tub*, le *bain de baignoire*, le *bain de piscine*, *l'aspersion*. Disons de suite que ce dernier est le seul pratique et économique.

L'eau froide est un tonique de premier ordre;

La pratique du *tub* est excellente, très goûtée en Angleterre d'où on l'a importée chez nous, non sans quelque succès. Mais si elle convient à quelques sujets, mettons même à la majorité d'entre eux, elle est contr'indiquée chez les enfants disposés aux névralgies, aux rhumes, à la tuberculose. Elle s'applique mal aux collectivités, car il est assez peu commode de se doucher soi-même. D'ailleurs, c'est moins peut-être la propreté qu'on lui demande qu'une action stimulante. Aussi l'hydrothérapie, sous cette forme ou telle autre qu'on pourrait imaginer, est-elle particulièrement recommandée chez les jeunes filles à l'époque qui précède la puberté ; elle prévient beaucoup d'accidents nerveux et la chlorose. A ce titre, elle mérite d'être introdúite dans les pensionnats pour être mise en usage sur la prescription du médecin.

On a essayé les *bains de baignoire,* soit que l'école possède une salle affectée à ce service, soit qu'elle s'entende avec un établissement balnéaire du voisinage pour y faire admettre ses élèves à des intervalles convenus. Le premier système est celui de l'Ecole Monge, de Lakanal, de Michelet ; le second, celui de Janson de Sailly. A Monge, chaque baignoire est placée dans une petite cellule ; au milieu de la pièce, deux rangées de cuvettes en terre cuite, pour le pédiluve, sont placées devant une double rangée de sièges ; des chambres spéciales sont réservées aux bains de vapeur et à l'hydrothérapie. L'eau des bains vient de réservoirs placés dans les combles. Elle est chauffée par une chaudière, en sous-sol. La température des bains se règle en haut, et un seul robinet suffit pour les préparer. L'eau, en sortant des baignoires, s'écoule dans un petit caniveau placé entre les deux rangées de cuvettes. Les élèves prennent un bain tous les 15 jours. Il en est de même au lycée Michelet.

La méthode est bonne au point de vue de la propreté, permet le savonnage énergique et le contact prolongé de l'eau, mais elle n'est guère pratique. On lui reproche d'exiger une grande dépense d'eau et des installations coûteuses ; et, comme on ne peut disposer que d'un petit nombre de baignoires, on ne peut baigner que peu de sujets à la fois, non sans soumettre cependant le personnel à un travail qui transforme l'école en un établissement de bains. C'est ce qui se passe à Lakanal. On en vient à renouveler rarement l'opération. D'autre part, quand on s'adresse à une entreprise privée, on ne peut obtenir la concession d'un bain que moyennant 0,25 centimes, ce qui est encore un prix relativement élevé. Aussi, à Janson, on ne conduit les élèves au bain qu'une fois par mois. Pourtant il se trouve, en Angleterre, des maisons qui parviennent à abaisser leur prix jusqu'à 0,10 et qui, pour quatre ou six sous, donnent un bain avec une serviette (1).

(1) Du Mesnil. — *Les bains douches dans les Écoles de la ville de Paris.* Ann. d'Hygiène, 1893, p. 546.

Les *bains de piscine* constituent, sur les précédents, un notable progrès. Ils sont généralisés à l'étranger et en voie d'extension chez nous. Beaucoup de pensionnats anglais et allemands ont leurs piscines particulières, dont les élèves usent chaque jour et qui continuent, pendant l'hiver, le bénéfice de l'école de Natation. En France l'idée n'a été appliquée encore qu'à de rares lycées de construction récente. (Michelet). En dehors de cela, la ville de Londres ne possède pas moins de soixante piscines publiques, disséminées au nombre d'une ou de deux dans chacune de ses 58 circonscriptions. On y reçoit, à prix réduit, les élèves des écoles; le conseil des Ecoles a même eu l'idée, retardée par l'importance de la dépense à effectuer, de doter chaque établissement d'instruction d'une piscine particulière.

Le bain de piscine a cette supériorité qu'il admet beaucoup de sujets à la fois et qu'il est, en même temps qu'un procédé balnéaire, une école de natation qui prépare à profiter mieux des bains de rivière.

A différentes reprises, le conseil municipal de Paris s'est intéressé à la question des bains scolaires, mais en a considéré longtemps la réalisation comme difficile, étant donné le nombre des élèves à baigner, qui dépasse 100.000. Nicolas Roger, en 1783, avait eu déjà l'idée des piscines populaires ; mais cette idée ne trouva son application chez nous que quand on en fut fatigué à l'étranger. Bien qu'on ait réalisé un essai de bassin de natation, en 1818, auprès de la pompe à feu du Gros-Caillou, qu'en 1850 une société des *Tritons* se soit formée dans le même but, sans aboutir à une solution, la création des piscines populaires est toute récente. La première date de 1884, alors qu'une commission spéciale avait été chargée, quarante ans auparavant, d'aller en étudier l'installation en Angleterre, et que la société de médecine publique en avait repris l'idée dès 1877. C'est alors que Christmann pensa à utiliser l'eau de condensation des machines élévatoires de l'eau de Paris. Il inaugura, en juin 1884, la piscine de la rue Château-Landon, et encouragea l'entreprise de celles de la rue Rochechouart et du Boulevard de la Gare (1). Depuis, les installations semblables se sont un peu multipliées à Paris, mais celles que nous venons de citer sont les seules utilisables pour les écoles. Voici la description de l'une d'elles : elle se compose d'un vaste bâtiment éclairé par le haut, à trois étages de cabines. La longueur du bassin est de 60 mètres, sa largeur de $14^{m},50$, sa profondeur de 0,50 à 3 mètres, avec une division pour les nageurs. Il est alimenté par la machine élévatoire dont l'eau arrive en sous-sol pour être élevée jusqu'à la piscine, ce qui, soit dit en passant, occasionne une déperdition de chaleur. L'écoulement

(1) MANGENOT. — *Les bains et la natation dans les écoles primaires*. Soc. de méd. publ. 25 mai 1892.

est continu ; l'eau arrive filtrée ; on produit, en plus, par jour, une évacuation plus abondante d'une hauteur de 0m,35 à 0m,40, et on vide le bassin une fois par mois. La température est de 25-30° en été, 20° et souvent 17° en hiver, chaleur insuffisante qu'on pourrait augmenter en faisant barboter dans l'eau une partie de la vapeur employée au chauffage général de l'établissement. La piscine est complétée par une étuve sèche à 80°, une étuve humide à 60°, une salle de douches, des lavabos, un vestiaire pour 50 personnes, un buffet et des cabinets. La piscine du lycée de Vanves a 32 mètres sur 16, et des profondeurs variées ; 48 cabines s'alignent autour du bassin dont les séparent des pelouses gazonnées.

C'est en 1889, pour la première fois, que le conseil municipal a engagé les propriétaires de piscines à traiter avec l'administration pour recevoir les enfants des écoles. L'initiative en avait été prise déjà par quelques arrondissements qui avaient traité moyennant une rétribution de 0,15 centimes par enfant, avec linge, et de 0,10 sans linge. En 1890, on donnait ainsi 180.000 bains, et 200.000 en 1891, dans 8 arrondissements. Les objections sont surtout tirées de l'éloignement, de la perte de temps qu'il impose, de l'importance de la dépense, etc., mais, en réalité, c'est à la négligence qu'il faut s'en prendre, et à l'aversion systématique de quelques pédagogues pour ce qui n'est pas travail intellectuel proprement dit. Elle est inexcusable, cette aversion, car la pratique des bains dans le 18e arrondissement, très généralisée grâce à l'activité du maire M. Thomas et de l'Inspecteur primaire, M. Subercage, n'a pas diminué le nombre des certificats d'études obtenus (1). La multiplication des piscines et une rétribution demandée aux non-indigents lèveraient toutes les difficultés.

Nous pensons avec Mangenot qu'il ne faut pas restreindre la balnéation aux enfants âgés d'au moins 10 ans, ni exiger l'autorisation des parents, comme le prescrit une circulaire préfectorale. Il faut aguerrir les plus petits, et mettre en pratique les conseils suivants : limiter à 60 ou 100 le nombre des baigneurs par piscine ; fixer les heures et les jours de telle sorte que chaque écolier soit baigné tous les mois au moins, et réserver certains jours aux filles ; faire deshabiller les enfants par un ou par deux, un grand et un petit, en laissant les portes ouvertes pour les surveiller ; les faire entrer dans la piscine par le côté le moins profond, les engager à se mouiller immédiatement tout le corps, à ne pas rester en repos, à ne pas dépasser les cordes ; affecter un maître-nageur à chaque section de 0,50 à $1^m,20$, de $1^m,20$ et au-dessus, pour les nageurs ; prolonger le bain pendant 20 minutes ; en profiter pour enseigner la natation. C'est même cette partie du programme qui

(1) MANGENOT. — *Loc. cit.*

semble la plus facile à remplir, car la propreté ne serait assurée qu'autant qu'au bain de piscine on joindrait un savonnage dans l'étuve à vapeur suivi d'une douche si l'on veut ; on sauvegarderait, par la même occasion, l'amour-propre des enfants qui redoutent de se montrer sales. Les garçons porteront un caleçon, les filles un costume. On peut baigner ainsi 300 enfants dans une matinée.

A titre de renseignement, disons qu'à Londres le prix d'un bain de piscine varie de 0 fr. 80 à 0 fr. 10, linge compris, suivant la classe, que Bristol possède une piscine annexée à l'Ecole du château et entretenue sur les fonds scolaires ; que ses autres écoles sont pourvues de bassins, et que Liverpool en a installé dans toutes ses nouvelles écoles, souvent sans préjudice des bains de baignoire, pour mener de front l'entretien de la propreté et l'enseignement de la natation.

Les bains froids n'ont plus l'ablution que comme but secondaire. On peut conduire les élèves, en groupes, dans les établissements publics, partout où il en existe. Les précautions à observer s'adressent surtout aux accidents ; il est utile que le maître ait quelques notions des premiers secours à donner aux noyés. Les élèves sont conduits au bain lentement, pour ne pas y arriver en transpiration, et trois heures après le dernier repas au moins ; ils se deshabillent et ne se mettent à l'eau qu'après quelques minutes. Ils s'y plongent tout d'un coup, après quelques courtes aspersions et n'y restent pas plus d'un quart d'heure, en s'agitant le plus possible pendant ce temps ; ils s'essuient avec soin et se rhabillent ; on les ramène très lentement. C'est aux bains froids qu'on pourrait appliquer la limite de 10 ans. Il importe de s'abstenir de toute brutalité vis-à-vis des timides qui s'habitueront à l'eau froide progressivement, et ne conserveraient de la contrainte qu'une terreur qui n'est pas sans danger et une aversion persistante.

L'étude de la natation, préparée par les exercices à sec et les bains de piscine, se complète au bain de rivière. Mangenot affirme qu'on peut l'enseigner en 6 séances d'une demi-heure à 90 % des élèves.

1re *Séance*. Etude des mouvements des bras sur place, puis en avançant, et enfin debout dans l'eau en avançant en cadence ; quelques mouvements à sec.

2e *Séance*. Mouvements des jambes.

3e *Séance*. Etude des mouvements simultanés des bras et d'une jambe en alternant, puis répétition dans l'eau sur un chevalet immergé.

4e *Séance*. Même exercice soutenu par la main du professeur, une corde à vessies ou une ceinture de liège.

5e *Séance*. Nager en suivant une perche.

6e *Séance*. Nager seul.

L'art de nager devrait donner lieu à l'obtention d'un brevet et être l'objet de concours.

De toutes les installations balnéaires, la plus pratique, nous pourrions dire la seule pratique, est la *balnéation par aspersion*, acclimatée en France par Merry Delabost. Richard l'apprécie ainsi : « Les bains par aspersion sont les seuls qui satisfassent à toutes les conditions d'hygiène et d'économie. Ils sont toniques, non excitants, peuvent être administrés en toute saison, demandent très peu de temps, exposent moins que les autres au refroidissement ; ils lavent parfaitement la surface du corps... et sont la véritable balnéation hygiénique. » On sait qu'il n'existe pas actuellement de caserne qui ne soit dotée de son appareil à aspersion et que beaucoup de maisons de détention se sont assuré le même bénéfice. Rien n'est plus simple que de l'étendre aux écoles, et de trouver un local soit dans les sous-sols, soit ailleurs, pour y installer un appareil. Vaillant propose la généralisation de ce système à toutes les écoles, et son annexion à tous les lavoirs publics.

Qu'on n'allègue pas la dépense ; elle est minime, et si les installations perfectionnées ne sont pas à la portée de tous les budgets, il en est d'assez sommaires pour n'excéder point les plus modestes ressources. En veut-on un exemple ? Nous l'emprunterons à M. Vallin ; c'est le système primitivement adopté à l'asile de nuit de la rue Saint-Jacques (1).

(1) Revue d'Hygiène, 1889, p. 521.

« Le long des murs, à 1m,50 du sol, est fixée une large planche percée de lunettes. Au-dessous de la planche, et au milieu de l'espace qui sépare ces lunettes est fixée une toile grossière imperméable qui transforme chaque place en une logette ouverte en avant. La logette est pourvue d'un siège en fer treillagé et d'un baquet ; le sol est bitumé, pourvu d'une pente, et recouvert d'un châssis mobile. Dans un coin de la salle est une cuve qu'on remplit d'eau chaude et qui est destinée à recevoir des seaux d'une forme particulière. Ces seaux ont la forme d'arrosoirs ronds, fermés en haut par une paroi percée d'un petit trou qu'obture une rondelle de caoutchouc, percés en bas d'un grand nombre de trous en pomme d'arrosoir. Les seaux, portés dans le réservoir, s'y emplissent et restent immergés, accrochés à des supports, jusqu'au moment du besoin. On les transporte alors sur la planche, au-dessus d'une lunette, et il suffit de déranger la rondelle de caoutchouc pour avoir un écoulement d'eau exactement mesuré qu'on peut, à la rigueur, interrompre en replaçant la rondelle. »

Non moins simple et satisfaisante est la disposition qui fonctionne, par exemple, au 3e rég' de Hussards.

Une chaudière encastrée dans un fourneau en briques élève l'eau à la température de 100°. Alimentée par un robinet d'eau froide, elle se déverse, au moyen d'un autre robinet, dans une cuve où se fait le mélange destiné à donner la température de 33-35°. De cette cuve, le mélange est élevé par une pompe jusqu'à une auge de bois doublée de zinc, fixée à 2m,50 du sol, et percée, à sa partie inférieure, de trous où s'adaptent de courts tuyaux terminés par des pommes d'arrosoir. Une soupape à contre poids manœuvrée par une chaîne de tirage permet de suspendre et de reprendre à volonté l'écoulement de l'eau. Une planche à claire-voie et des baquets plats complètent l'installation. Le lycée Montaigne est le seul de Paris qui ait organisé un système de bains douches. « La salle comprend 15 cases en pitchpin. Ces cases sont divisées en deux compartiments : dans le premier, l'élève se déshabille, puis au commandement, il passe dans le second. Celui-ci est surmonté d'un appareil à douche composé d'une branche horizontale mise en communication avec un mélangeur d'eau qui fournit cette dernière à 36°. De la branche horizontale partent deux petites pommes d'arrosoir d'environ 10 centimètres de diamètre. L'eau tombe ainsi en pluie sur les épaules, le dos et la poitrine de l'élève qui, pendant un temps, se frotte tout le corps avec du savon, puis, pendant un second temps de une à deux minutes, se laisse arroser pour se rincer. Il rentre ensuite dans la première case où il trouve du linge chaud pour s'essuyer avant de remettre ses habits.

Le temps nécessaire pour la toilette de l'élève, y

compris le déshabillage et le rhabillage, est d'environ 12 minutes. En les faisant passer successivement par groupes de 15, en 1 heure 60 élèves peuvent être douchés. Pour 300 internes, il faut donc environ 5 heures, pour 1000 élèves, 15 heures. On pourrait les répartir par séries, de façon à faire passer, au moins deux fois par semaine, tous les élèves à la douche ».

Regnier, à qui nous empruntons cette description, désirerait, avec raison, voir les externes et les demi-pensionnaires participer au bénéfice du bain-douche.

A Goettingue, on a réservé dans les sous-sols deux pièces servant, l'une de salle de bains, l'autre de vestiaire, toutes deux asphaltées et recouvertes d'un grillage et de nattes, à parois cimentées. L'appareil à aspersion se compose de trois douches placées chacune au-dessus d'une baignoire plate en zinc d'un mètre de diamètre. Les douches sont alimentées par un réservoir d'eau chaude, en fonte, placé dans la pièce correspondante du rez-de-chaussée, et relié à la chaudière qui se trouve dans la salle de bains dont elle effectue le chauffage. Une classe de garçons d'âge moyen peut être baignée en une heure. Pour les filles et les petits garçons, il faut un peu plus longtemps.

Voici maintenant quelques systèmes plus perfectionnés, appelés à figurer dans les grandes écoles, et existant déjà dans plusieurs dispensaires. La description suivante est celle de l'appareil Herbet

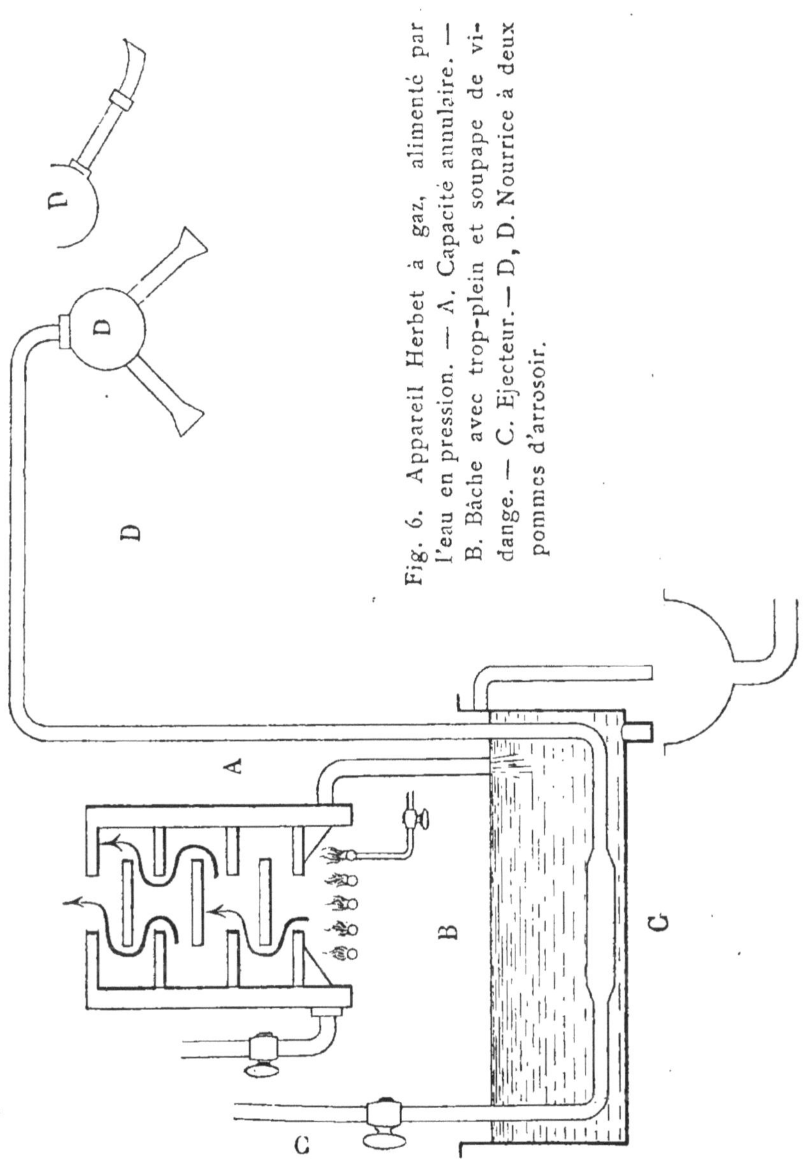


Fig. 6. Appareil Herbet à gaz, alimenté par l'eau en pression. — A. Capacité annulaire. — B. Bâche avec trop-plein et soupape de vidange. — C. Ejecteur. — D, D. Nourrice à deux pommes d'arrosoir.

employé au dispensaire du 1er arrondissement (1) :

L'appareil comprend :

1° Un appareil à chauffer l'eau, composé d'une capacité annulaire, de plateaux superposés en chicane, d'un collecteur et d'une rampe à gaz. (A. fig. 6).

2° Une bâche munie d'un trop plein et d'une soupape de vidange. (B même figure).

3° Un éjecteur plongé dans la bâche et relié à la distribution d'eau de la ville. (C fig. 6. — fig. 7).

4° Une nourrice portant deux pommes d'arrosoir ou des spatules et reliée par un tuyau à l'éjecteur. (D fig. 6).

On fait couler l'eau froide dans le bas de la capacité annulaire ; elle s'élève et retombe de plateau en plateau dans un collecteur d'où elle se rend à la bâche. Elle est échauffée, pendant son passage dans l'appareil, par les gaz de combustion de la rampe qui circulent au milieu des filets d'eau froide et leur abandonnent leur chaleur. La bâche étant remplie d'eau à 65°, on ouvre le robinet d'eau froide qui précipite l'eau en pression dans l'éjecteur, aspire l'eau chaude et refoule le mélange tiède dans la nourrice qui le divise en deux jets séparés ayant une pression de 10 mètres au moins. Le régime est établi au bout de 8 mi-

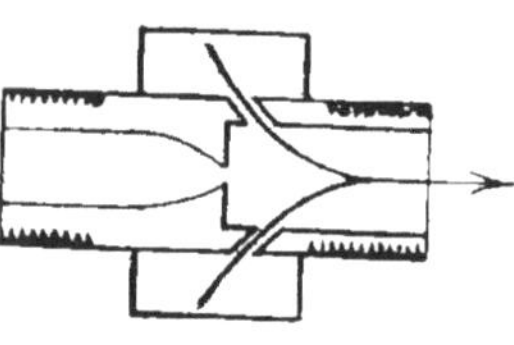

Fig. 7.

(1) Revue d'Hygiène, 1892, p. 408.

nutes et peut se maintenir aussi longtemps qu'on veut, cesser et recommencer instantanément. Les nourrices sont disposées de manière à donner un jet incliné, préférable au jet vertical qui, avec cette pression, produirait, sur la tête, un choc désagréable. D'autre part, une pression légère est nécessaire pour enlever le savon.

L'appareil projette, par heure, 1400 litres d'eau à 35°. En comptant 5 litres d'eau par homme, on pourrait en doucher 280 pendant ce temps. Il coûte 750 francs, et le prix de revient de la douche s'élève à 0 fr. 06. — Il porte, dans le catalogue de la maison Herbet, la lettre D. Il a l'inconvénient d'exiger le gaz et l'eau en pression.

Si l'on ne dispose pas du gaz et qu'on possède de l'eau en pression même faible (3 mètres au moins), on peut se servir de l'appareil C à circulation, de la même maison, lequel comporte une chaudière logée dans un fourneau en maçonnerie, alimentée par un robinet d'eau en charge, réglé de telle manière que la température obtenue au bout d'un certain temps reste constante, avec un débit horaire de 1400 litres à 35°.

Enfin, la maison Herbet construit encore un appareil à vapeur décrit par Laveran, et qui est très ingénieux : Une chaudière à vapeur d'un système quelconque est reliée à un éjecteur fixé sur une bâche d'eau froide et prolongé par un tube de caoutchouc que termine une lance. La vapeur, en passant dans l'éjecteur, aspire l'eau froide et la réchauffe en se condensant. On remplace continuellement l'eau de la bâche, et le fonctionnement a lieu sans interruption. Comme la température de l'eau dépend surtout du volume d'eau froide qui pénètre dans l'éjecteur, il suffit, pour obtenir une élévation de température, de ralentir le débit à l'extrémité du circuit. Dans ce but, l'inventeur a imaginé une lance à plusieurs viroles de diamètres décroissants vissées les unes au bout des autres. Plus le diamètre est petit, plus la résistance s'accroît, plus la vitesse diminue, plus s'élève la température de l'eau. Les viroles sont au nombre de 7, correspondant aux élévations suivantes de la température : N° 1, 22° ; N° 2, 18° ; N° 3, 16° ; N° 4, 14° ; N° 5, 13° ; N° 6, 12° ; N° 7, 7°.

La ville de Bordeaux vient de mettre à la disposition de la classe populaire des bains-douches à bon marché, revenant à 0,15 y compris un morceau de savon, et dont E. Lalanne a donné la description suivante (1) :

Douze cabines s'ouvrent sur un corridor commun. Au-dessus de ces cabines, encadrant la salle, courent des tuyaux d'eau chaude et d'eau froide. Le chauffoir comprend un foyer et un générateur de 500 litres, cylindrique et enveloppé de maçonnerie. Un chauffoir à linge est placé au-dessus du générateur. L'eau n'arrive pas directement dans cet appareil. Elle se rend dans un bassin supérieur

(1) Revue d'Hygiène, 1893, p. 619.

de 900 litres, en relation, par une double conduite, avec le générateur, et formant avec lui un thermo-siphon. Un flotteur règle automatiquement l'alimentation du bassin.

Dans ce récipient, l'eau se maintient à 80°. Elle passe, de là, dans un bassin voisin qui reçoit en même temps une proportion d'eau froide réglable à volonté, et qui peut contenir 1.700 litres. Un thermomètre à cadran placé sur la conduite de distribution, en face du surveillant, en indique la température. Un autre thermomètre agit sur une sonnerie électrique dès que la température dépasse 45°. Du bassin part une conduite qui gagne la salle de douches, distribue l'eau chaude à chaque cabine par un court branchement et revient au bassin ; de telle sorte qu'il s'établit, dans l'ensemble de l'appareil, une circulation continue d'eau à 45°.

Un petit bassin de 40 litres de capacité surmonte chaque cabine. Par le petit branchement, il est en relation avec la conduite d'eau chaude. Le robinet fermant le passage peut s'ouvrir à distance au moyen d'un levier et d'un fil de commande qui vient aboutir à une sorte de clavier placé dans le bureau du surveillant. Le robinet reste ouvert par enclanchement jusqu'à ce que l'eau, remplissant une capacité de 40 litres, soulève un flotteur et détermine le déclanchement. Tout autour de la salle de douches le tuyau d'eau froide court parallèlement au tuyau d'eau chaude et émet, comme lui, une dérivation au-dessus de chaque cabine. Le jet d'eau froide et celui d'eau chaude sont ouverts à volonté par le baigneur au moyen de deux chaînes à poignée. Le mélange s'opère dans le tuyau d'émission, terminé en pomme d'arrosoir.

Chaque cabine, large de $1^{m}20$, profonde de $2^{m}40$ est divisée par une cloison en deux cabinets, le premier, cabinet de toilette, le second, cabinet de douche. Dans le dallage du second, un peu en contre-bas du premier, est ménagée une cuvette où se rassemble l'eau de la douche qui est utilisée pour le bain de pieds. Un escabeau, une planchette à savon, des porte-manteaux complètent l'installation. Armentières, Roubaix, Dunkerque ont suivi l'exemple de Bordeaux.

Nous pourrions multiplier les descriptions d'appareils à aspersion. Nous le croyons inutile, et nous renvoyons le lecteur qui pourrait y trouver de l'intérêt au *Précis d'hygiène appliquée* de Richard. Tous les systèmes sont également bons s'ils fonctionnent, et c'est l'application de la méthode qu'il importe surtout de faire entrer dans les habitudes.

A Carlsruhe, on baigne 8000 enfants par semaine ; à Francfort, on a distribué, dans une seule année, 25.487 bains. A Plagwitz, on baigne 250 enfants en 35 minutes. A Munich, deux écoles sont pourvues d'appareils. Les salles de douches contiennent 16 cellules séparées par des cloisons de tôle ondulée, et deux vestiaires. Cette installation permet de diviser les enfants en deux groupes, dont l'un se baigne pendant que l'autre se deshabille. Le sol, bitumé et recouvert d'une claie en bois, laisse écouler l'eau sale vers un caniveau. Les appareils à douches sont construits de telle façon qu'ils servent pour quatre personnes à la fois. Chaque classe est douchée une fois par semaine : un doucheur et une doucheuse sont attachés à l'établissement. On se lave les pieds dans une auge en zinc. La dépense est d'*un franc par enfant et par an* (1).

La simplicité d'une semblable organisation, a été si bien reconnue que les écoles d'Osnabruck, Francfort, Cassel, Brunschwig, Leipzig, Plagwitz, Nuremberg, Altona disposent aujourd'hui de la balnéation. Des élèves y sont conduits chaque jour et se relaient de 10 en 10 minutes. Chacun a droit à 25 litres d'eau ; l'instituteur et sa femme dirigent la séance. Les enfants apportent leur linge et leur savon, et se baignent facultativement : un refus est exceptionnel.

Les enfants doivent être baignés deux fois par semaine : on les conduira aux bains par petits groupes, pendant la durée d'une classe, sous la surveillance d'un maître ou d'une maîtresse. En disposant d'un vestiaire, on peut arriver facilement à déshabiller un groupe pendant que l'autre est à

(1) Du Mesnil. — Ann. d'Hygiène, 1893, p. 546.

la douche. En accordant dix minutes à l'opération, on arrive aisément à y faire passer une classe entière en une heure. Il n'y a pas grand inconvénient à ce que les garçons se déshabillent par deux ou en commun, et se rendent nus à la douche. Il est préférable que les filles se préparent dans une cabine et reçoivent un peignoir pour le trajet. La température de l'eau, en règle générale, ne doit pas descendre au-dessous de 25°, bien qu'en été, on puisse, sans inconvénient l'abaisser jusqu'à 18°. La quantité de 25 litres d'eau est un maximum et on peut se contenter de 8 a 10 litres.

Les enfants se savonneront, non au savon mou de potasse qui adhère à la peau, se dissout lentement et accroît la dépense d'eau et de temps, mais au savon de Marseille. Chacun se tiendra dans un baquet où l'eau de la douche recueillie servira au lavage des pieds. Autant que possible chaque enfant occupera une cabine séparée ; les filles recevront un bonnet de caoutchouc. Après la douche, on s'essuiera avec une serviette bien sèche, un peu rude et non chauffée, en se frictionnant vigoureusement de façon à déterminer la réaction. La salle de bains sera chauffée, et aucune exception ne sera admise. Il n'y a pas lieu de tenir compte de l'opinion des parents, la pratique dont il s'agit ne pouvant offrir que des avantages.

Le changement de linge est un des points importants à régler. Dans les internats, on remplacera les draps de lit au moins tous les quinze jours ; mieux vaut encore changer tous les 8 jours le drap de dessous et se servir, pour le remplacer, du drap de dessus,beaucoup moins exposé à être souillé. Le linge de corps sera changé souvent : les effets de laine tous les quinze jours, les effets de toile ou de coton tous les huit jours, les bas, chaussettes, caleçons, deux fois par semaine, et plus souvent s'il est nécessaire. Les enfants ne se coucheront pas avec le linge qu'ils portent le jour.

Les habits de nuance claire, dont la malpropreté est facile à reconnaître, méritent la préférence des hygiénistes. Nous avons signalé ailleurs les dangers des vêtements distribués par la bienfaisance privée, vêtements qui proviennent trop souvent d'enfants morts de maladies infectieuses. Ils devront toujours être, avant l'usage, soumis à la désinfection.

# CHAPITRE VIII

## LES COLONIES SCOLAIRES DE VACANCES

Un des plus grands bienfaits de l'école est de soustraire, pendant une trop courte partie du jour, les enfants de la classe pauvre au milieu étroit, encombré, sombre, mal aéré, méphitique, ou végètent leurs familles ; et, pendant les heures où les parents, retenus à l'atelier, ne peuvent veiller sur eux, de leur épargner l'influence néfaste de la rue, avec ses rencontres hasardeuses, ses exemples immoraux et ses liaisons dangereuses.

C'est pour parer à ces dangers, accrus encore pendant les vacances, et pour offrir aux enfants pauvres et voués à la misère physiologique un milieu réparateur, qu'on a imaginé les colonies de vacances. La gloire en revient à un vénérable pasteur suisse, W. Bion, et nous lui devons le premier et très intéressant compte-rendu du fonctionnement de l'institution dans son pays d'origine (1).

Le véritable but de l'éducation, dit le pasteur, est de développer et de bien diriger toutes les dispositions et les facultés tant physiques qu'intellectuelles de l'enfant. La négligence de l'exercice physique est le défaut de l'éducation à notre époque, et le mal est encore aggravé par l'hygiène defectueuse dont souffrent les familles pauvres. C'est le mal que les colonies scolaires de vacances se proposent de combattre. Les hôpitaux d'enfants, si nombreux et si bien aménagés qu'on les suppose, ne sauraient venir utilement au secours des débilités et des scrofuleux qui ont, avant tout, besoin de bonne nourriture et de grand air. Les hospices à destination spéciale de Berck, Saint-Malo, en France, et ceux analogues en Angleterre, en Italie, en Amérique, ont comblé une partie du desideratum en assurant le traitement des scrofuleux. Les colonies de vacances complètent l'œuvre, répondent au même besoin sous une autre forme, et associent les soins de l'intelligence à ceux du corps.

En 1876, pour la première fois, W. Bion conduisit 68 enfants du canton de Zurich sur les montagnes du canton d'Appenzell, et les y laissa quelques semaines, sous la surveillance de maîtres et de maîtresses. Le résultat fut remarquable, et depuis,

(1) *Mém. et doc. scolaires*, 1886, fasc. XIX.

l'institution n'a cessé de grandir : en 1886, le nombre des élus s'élevait à plus de 200, sous la conduite de 20 instituteurs, et la dépense qui se chiffrait par 2 f. 60 par tête au début, tombait à 1 f. 94. L'exemple fut suivi à Bâle en 1878, à Genève, Berne, Aarau en 1879, et bientôt après, dans tous les cantons. En 1887, 12 à 13 000 enfants profitaient des colonies. Sous l'influence de Warrentrapp, et grâce à l'intervention d'un ministre de l'instruction publique, l'Allemagne adoptait, à son tour, la mesure en 1878-79, bientôt imitée par l'Italie (1881), l'Autriche, la Russie, les États-Unis, la Suède, la Norwège. Dans notre pays on doit rapporter aux efforts persévérants de Cottinet la plus large part des résultats obtenus.

Warrentrapp a prouvé que les enfants pauvres admis aux colonies pesaient, en moyenne, de deux à vingt livres de moins que le poids de leur âge ; il a vu, chez des filles, jusqu'à 33 livres de moins.

Telle qu'on la comprend chez nous, comme à peu près partout, cette fondation comporte l'envoi, pendant une durée qui varie entre trois et quatre semaines, à la campagne et dans un lieu choisi d'avance, de quelques enfants des écoles, choisis parmi les plus nécessiteux et les plus chétifs. On n'y admet ni malades ni convalescents. Ce n'est pas une récompense accordée aux plus méritants, sans distinction d'état social, comme les voyages de vacances adoptés, à l'imitation des caravanes scolaires italiennes, par quelques-uns des arrondissements de Paris, et par l'école Turgot, depuis 1870. Cependant la sélection s'opère, parmi les plus débiles, en faveur des plus travailleurs. Logés dans des maisons particulières, des fermes, des pensionnats privés ou des écoles publiques momentanément désertes ; nourris par des particuliers selon des conventions intervenues ; surveillés pour la propreté et la santé ; dirigés, au cours de leurs excursions, par leurs maîtres ou maîtresses, les jeunes colons vivent en commun, sous le régime de l'internat, mais avec la plus large mesure de liberté. On a opposé à ce système, dans un congrès allemand réuni sur l'initiative de Falk, en 1881, d'autres méthodes qui, dans l'état actuel des choses, ne peuvent donner que de moins bons résultats.

Telle est celle, par exemple, qui consiste à envoyer des enfants isolés dans des familles, sorte de système tutorial adopté en Danemark depuis 30 ans, et, primitivement, à Hambourg, Zurich ; c'est aussi le système Anglais. On invoque, pour le défendre, l'influence bienfaisante du spectacle de l'ordre, de l'activité paisible et laborieuse que les enfants ont constamment sous les yeux ; de l'habitude qu'ils contractent d'user raisonnablement de leur liberté, et de s'associer aux joies comme aux douleurs de leur famille adoptive qui leur rappelle à chaque instant le foyer paternel ; la facilité plus grande de répartir les colons selon les âges et les convenances, de réunir le frère à la sœur, de réduire les dépenses, etc.

W. Bion, partisan des colonies telles que nous les concevons, fait valoir, à leur avantage, une surveillance plus aisée et plus compétente, une alimentation mieux appropriée aux besoins, la direction par des personnes éprouvées au point de vue moral comme au point de vue pédagogique ; l'influence heureuse sur le caractère, de la vie en commun ; l'intimité, le courant de sympathie qui s'établissent entre élèves et maîtres qui profitent de la mesure bienveillante ; une surveillance sanitaire simple et sévère. Il ne considère pas la séparation des sexes comme indispensable et se montre favorable à la coéducation dont la Suisse a éprouvé les excellents effets, pourvu que l'âge ne soit pas trop avancé. L'objection relative aux dépenses tombe quand les villes se chargent elles-mêmes de l'entretien de leurs colons.

Partisans des colonies en commun, nous leur reconnaissons encore d'autres qualités. Elles assurent aux enfants une alimentation meilleure, moins livrée au hasard, et remplissent seules le but complet de l'institution, qui est d'instruire en amusant. Les promenades, ascensions et excursions, les visites aux fabriques et aux curiosités archéologiques de chaque région, sont l'occasion d'innombrables et intéressantes leçons de choses. L'idée qu'on a eu de n'imposer aux écoliers d'autre devoir qu'un journal quotidien de leurs faits et gestes et de leurs impressions est une ingénieuse façon d'élargir leur pensée, d'aviver leur imagination, de leur apprendre à réfléchir et à traduire leurs sentiments. Rien n'est plus touchant que la lecture des quelques pages de ces compte-rendus de voyage qui nous sont tombés entre les mains. On y retrouve ce fond de gaieté avec une pointe de malice qui est la plus exacte expression de notre caractère national, et on ne regrette pas d'avoir « fait cadeau d'un mois de bon air, d'exercice et de santé à de braves petits garçons et à de pauvres petites filles qui, plus d'une fois, nous ont fait peine à voir dans la rue ou dans l'école, et dont la mine, comparée à celle de nos propres enfants, éveille en nous presque des remords (Buisson) ».

C'est en 1883 qu'un comité s'est formé, sous le patronage de la caisse des écoles, dans le but « d'enlever, pendant les vacances, les écoliers étiolés au méphitisme urbain... à l'oisiveté et à l'ennui, et de les envoyer, pendant quelques semaines, respirer l'air pur de la montagne, des bois ou de la mer, en les fortifiant par l'exercice et la vie rustique (1) ». M. Buisson, directeur de l'Enseignement primaire au ministère de l'Instruction publique, avait groupé autour de lui un certain nombre de personnes qui ont mené, en faveur de l'œuvre, la plus active propagande. Ce comité central, présidé par O. Gréard, appela l'attention des pouvoirs publics sur l'utilité des colonies scolaires, prépara les voies, obtint des compagnies de chemins de fer

(1) COTTINET. — *Les colonies scolaires du 9e arrond.* 1883-84.

d'importantes réductions, triompha de la résistance du personnel enseignant, réunit des contributions volontaires, et s'assura le concours de la presse. En 1887, les colonies, jusque-là réservées à un arrondissement (le IXe), s'étendirent à 14 arrondissements nouveaux, et, en 1889, deux seulement demeuraient en retard. Enfin, en 1895, il n'y avait plus d'exception. La caisse des Écoles, la contribution des conseils municipaux, le concours de généreux donateurs, fournissent les ressources nécessaires.

Ne pas attendre la maladie, organiser la résistance, tel est le but (Gellé). Les candidats sont choisis par les médecins inspecteurs sur une liste de présentation des directeurs et des directrices, avec l'agrément des parents. On en écarte les convalescents, et on désigne, de préférence, les délicats par suite de développement précoce ou de misère physiologique. Dans la plupart des arrondissements, on a substitué les colonies aux voyages ; dans quelques-uns, on a conservé les unes et les autres. Les premiers essais ont donné lieu à quelques critiques de détail : on a parfois regretté qu'une installation incomplète ou une nourriture mal appropriée soit venue altérer les bénéfices attendus. Mais on y a remédié dans la suite, et l'institution, sortie de la période des tâtonnements, ne tardera pas à dépasser ce qu'on est en droit d'en espérer.

Les chiffres suivants montrent le mouvement ascendant des colonies depuis leur fondation jusqu'en 1895.

| | |
|---|---|
| 1883 . . . 21 élèves | 1888 . . . 869 |
| 1884 . . . 100 — | 1889 . . . 1246 |
| 1885 . . . 109 — | 1894 . . . 3302 |
| 1887 . . . 517 — | 1895 . . . 3350 |

A ces nombres, il convient d'ajouter ceux qui ont retiré le même bénéfice de l'initiative privée. L'institution protestante Lorriaux et la fondation de M^me^ Pressensé colonisaient, en 1889,456 enfants. Total général, près de 1700.

Bayonne et Bordeaux étaient, à la même époque, les deux seules villes de province qui eussent suivi le mouvement.

En 1885, 72 villes d'Allemagne envoyaient aux colonies scolaires 10 000 enfants. En 1883, la Prusse seule en entretenait 2 579.

Comme tous les élèves n'ont pas le même besoin de l'air de la campagne et que le nombre des élus est forcément restreint, on a imaginé, dans ce pays et en Suisse, les colonies de villes : les enfants vont tous les matins et tous les soirs, pendant 3 ou 4 semaines de vacances, prendre du pain et du lait dans les environs de leur résidence, et sont conduits à la promenade.

Après avoir apprécié les bienfaits moraux des colonies scolaires, nous devons en constater l'influence sur le développement physique. Tous les observateurs s'accordent à reconnaître que les sujets qui partent, le plus souvent, pâles, amaigris, tristes, étiolés, reviennent avec les joues pleines, le teint coloré, rayonnants de santé et de bonne humeur, transformés, et que le bénéfice de la « cure d'air » s'étend au-delà du retour. La croissance paraît en conserver une impulsion définitive, regagnant promptement et dépassant même le taux habituel.

Warrentrapp estime le gain en poids à 2 ou 3 livres en moyenne ; quelquefois il s'élève jusqu'à 8 livres, dépassant de 6 à 7 livres l'accroissement normal. — A la colonie de Dresde, on signale un gain de 3 livres 1/2 à 13 livres sur 79 sujets : à Stuttgard, 55 enfants gagnent 56 livres ; l'un d'entre eux figure à lui seul pour 8 livres.

Dès 1884, on recueille, en France, des faits analogues sur 18 filles de l'âge moyen de 12 ans et 9 mois. Le poids moyen, qui était, au départ, de 34 $^{kg}$,416, atteint au retour 34 $^{kg}$,833, un mois après 35 $^{kg}$,722, deux mois après, 36 $^{kg}$,663. La taille moyenne, de 1$^{m}$,399, suit la progression que voici : 1$^{m}$,415 ; 1$^{m}$,422 ; 1$^{m}$,427 et le périmètre, la suivante : 0,676 ; 0,709 ; 0,717 ; 0,721. (Cottinet).

Dans un rapport de Gellé, on relève les détails suivants : Sur 15 filles, 5 ont pris deux centimètres de périmètre, 5, trois centimètres ; 2, un centimètre ; 1, quatre centim. 1/2 ; 2, cinq centimètres. Le poids de celle qui a gagné 4 centimètres s'est accru de 9 livres. Des deux qui ont pris 5 centimètres, l'une a augmenté de 3 livres, l'autre de 2 livres. Celles qui ont pris 3 centimètres ont gagné 7 livres 200. La moyenne de l'élargissement thoracique est de $0^{m}027$ ; celle du gain en poids de $1^{kg},406$. Sur 20 garçons, un a gagné 4 kilogrammes ; trois, 3 kilogrammes; huit, $1^{kg},1/2$ ; trois, moins de 1 kilogramme ; moyenne, $1^{kg},765$. Moyenne de l'élargissement thoracique, $0^{m},0115$.

Le rapport d'ensemble, dressé en 1888 par Cottinet, et qui réunit les observations de Dubrisay, Gellé, Mangenot, Chevallereau, etc. indique, pour les garçons, un accroissement en poids qui va de 868 grammes à $1^{kg},765$, avec des taux de $1^{kg},005$, $1^{kg},094$, $1^{kg},107$, $1^{kg},200$, $1^{kg},333$, $1^{kg},394$, $1^{kg},475$, $1^{kg},600$, $1^{kg},655$, $1^{kg},765$ comme intermédiaires ; et, pour les filles, un minimum de $0^{kg},536$ et un maximum de $2^{kg},804$. Pour celles-ci, le gain en poids est généralement supérieur à ce qu'il est pour les garçons d'âge correspondant, phénomène déjà remarqué par Quételet, mais dans des proportions bien inférieures. L'accroissement en périmètre oscille, pour les garçons, entre 0,011 et 0,043, pour les filles entre 0,013 et 0,020. Enfin la taille augmente de 0,004 à 0,020 chez les filles et de 0,002 à 0,027 chez les garçons. Mêmes constatations en 1894 et 1895. L'augmentation de poids s'est élevée jusqu'à $2^{kg},500$, celle du périmètre jusqu'à 0,03 celle de la taille jusqu'à 0,02.

Ces chiffres acquièrent une signification plus importante si on les compare à ceux de la croissance mensuelle moyenne, déterminée par Quételet. Ils sont de 291 grammes pour les filles, de 150 grammes pour les garçons ; de 0,004 pour la taille, et de 0,002 pour le périmètre, sans distinction de sexe.

Toutes les fois que l'expérience a été négative, c'est qu'un vice dans l'organisation a paralysé l'effet de la cure : ici l'insuffisance de la nourriture ; là l'usage des bains de mer associé à un régime défectueux ; ailleurs le mauvais temps interdisant toute excursion au dehors. Les observations ultérieures ont démontré ces influences, et la cause de l'institution est absolument gagnée. Les plus indifférents, voire même les plus hostiles se sont convertis, et il n'y a plus qu'à perfectionner et à répandre le système. On lui donnera toute sa valeur en profitant des fautes commises, et surtout en ayant soin de faire précéder chaque installation de l'envoi d'un délégué, qui se rendra compte de la convenance des locaux, s'entendra avec les hôtes sur la quantité et la qualité des aliments, et s'adressera, de préférence, aux directeurs d'établissements publics (Cottinet). On trouvera quelque avantage à introduire partout un moyen élémentaire d'appliquer l'hydrothérapie, et à profiter de quelques-unes de nos sources thermales. Il faudra créer une caisse de dotation des colonies scolaires, et leur réserver un large budget. Milan nous en fournit l'exemple. En 1895, 150 000 francs ont été répartis entre les arrondissements de Paris.

Les dépenses, dont le taux moyen s'est trop élevé au début, se réduiront à mesure que se prolongera l'expérience : le fait s'est souvent vérifié. Et on les réduira au minimum lorsque, comme le demande W. Bion, les municipalités prendront à leur charge l'entretien de leurs pensionnaires. La dépense moyenne actuellement est de 3 fr. 30 par élève.

# CHAPITRE IX

## ALIMENTATION ET VÊTEMENT

### I. Alimentation.

L'alimentation, envisagée au point de vue qui nous intéresse, doit être étudiée en particulier, à propos de chaque groupe scolaire.

a. *École maternelle*. Le régime des enfants à l'école maternelle est celui de l'âge de 3 a 6 ans. Il peut utiliser déjà la plupart des aliments du régime ordinaire, avec beaucoup de prudence au sujet des légumes à enveloppe celluleuse, à trame fibreuse abondante, très riches en amidon ; des fruits verts, de la salade et du chou ; des sucreries, des viandes noires, de la charcuterie et des conserves. Il convient, dit, avec raison, la Commission d'hygiène scolaire, de reculer le plus possible le moment où l'alimentation des enfants devient identique à celle des adultes : les préparations au lait, le pain, les pommes de terre, les œufs et le beurre doivent précéder la viande et les légumes. Les repas seront au nombre de quatre au minimum, pendant le premier âge.

Les enfants apportent à l'école, dans un panier, leur repas du matin. La directrice a la mission de visiter ce panier, d'intervenir au besoin auprès des familles pour en améliorer la composition, de distribuer judicieusement, d'après les constatations qui lui sont permises, et d'après la notoriété, l'argent de la caisse des écoles. Il est indispensable que le repas de midi comprenne un plat chaud, au moins une soupe, et mieux encore un autre plat qui peut être fourni par la famille, préparé à l'école moyennant une faible rétribution, ou délivré gratuitement ou à prix réduit à l'aide des fonds de la caisse des écoles. C'est dans ce but qu'ont été instituées les cantines scolaires, qui délivrent pour 0 fr. 10 une soupe chaude et une portion de viande ou de légumes. Ces cantines fonctionnent à Paris, et le congrès de Londres, sur la proposition de Mme Besant et de Lord Meath, en a voté l'extension à toutes les écoles.

C'est par centaines de mille que l'on distribue ainsi à Paris les portions gratuites et un nombre bien plus élevé encore de portions payantes.

En Angleterre, les frais des dîners gratuits sont couverts par des associations charitables. Les non nécessiteux paient un ou deux sous et reçoivent une portion analogue à la nôtre. On en distribue bien moins qu'à Paris.

Là où les cantines scolaires existent, le médecin constatera la qualité des aliments, de la viande principalement.

Les enfants du premier âge ne doivent pas recevoir d'autre boisson que l'eau. Le médecin s'assurera qu'il en est ainsi et tolérera, au plus, le vin ou le cidre largement coupé. Il exercera sur la qualité de l'eau distribuée une surveillance minutieuse, écartera toute source suspecte, et la fera bouillir en cas d'épidémie.

*b. Ecole primaire.* Ici, les enfants apportent encore leurs paniers. La Commission estime qu'il n'est pas indispensable de leur assurer des aliments chauds et en réclame même l'interdiction. C'est aller un peu loin. Elle conseille de donner les repas dans le préau couvert, et même dans la cour si le temps le permet. Il ne s'agit, en somme, que d'un repas, les autres étant pris à la maison. On cherche à expérimenter la viande de conserve qui peut avoir des qualités de commodité et d'économie, mais qui constitue à notre avis, pour de jeunes estomacs, une déplorable nourriture.

Dans les internats primaires, on composera un régime à peu près semblable à celui des adultes, en insistant sur la ration azotée qui doit être particulièrement abondante à l'âge de la croissance. La viande, le pain, les œufs, le fromage, les légumes de digestion facile, en constitueront la base, et les repas seront au nombre de quatre. 1er déjeuner vers 6 ou 7 heures; petit repas vers 11 heures; dîner vers 2 heures, et souper aussitôt avant le coucher. Tout travail pénible doit être terminé à 2 heures et le dîner sera suivi d'une longue récréation. Le repas durera 25 minutes. Nous reviendrons, à propos du régime des lycées, sur quelques détails de cette question. Pour la même raison, nous ne nous croyons pas tenus d'étudier le régime séparément dans les autres internats primaires qui correspondent aux différents âges admis dans les établissements d'instruction secondaire.

La même surveillance, avec les mêmes objectifs, s'impose au médecin des écoles primaires et à celui des écoles maternelles.

c. *Régime des Lycées*. Trouillet (1) y a consacré sa thèse inaugurale à laquelle nous ferons quelques emprunts.

Une commission réunie en 1888, et composée des professeurs Brouardel, Bouchard, Proust, Gautier, Ch. Richet et Straus, s'est livrée à l'étude de la question des réformes à apporter dans le régime des lycées, reconnu insuffisant. Après avoir établi l'importance d'une alimentation réparatrice pour faire face aux besoins de la croissance et du travail intellectuel qui, contrairement à la croyance populaire, entraîne autant et

(1) Paris, 1892.

plus de déperdition que le travail manuel, elle admet comme principe que l'homme qui travaille du cerveau doit se nourrir des substances les plus alibiles sous le plus faible volume, de viande surtout, dont la ration journalière ne doit pas être inférieure à 150 ou 200 grammes, désossée et parée, et consommée, de préférence, rôtie ou grillée ; et que l'alimentation variée est la seule qui permette d'échapper aux troubles dyspeptiques.

Basé sur ces principes, l'arrêté du Ministre de l'Instruction publique, en date du 17 décembre 1888, fixa à 170 grammes de viande cuite, parée et désossée, la ration maxima des élèves, et à 200 grammes celle des maîtres et maîtresses ; la ration de vin pour les élèves à $0^{l}\,33$, pour les maîtres à un litre, pour les maîtresses à $0^{l}\,50$ ; celle de cidre ou de bière forte au double, celle de bière faible au triple.

La ration de 170 grammes a été jugée encore trop exiguë pour les élèves extra-grands, et les tarifs de 1888 ont été modifiés comme suit, selon les vœux d'une nouvelle commission réunie en 1890 :

| | | |
|---|---|---|
| Grands (16 ans et au-dessus) | 200 gr. de viande et | $0^{l}\,30$ de vin |
| Moyens (11 à 16 ans) | 160 gr. » » et | $0^{l}\,24$ » |
| Petits (au-dessous) | 120 gr. de viande et | $0^{l}\,20$ » |

Ces chiffres, adoptés au lycée Saint-Louis, doivent servir de guide aux directeurs des établissements d'instruction secondaire ou primaire qui reçoivent des élèves du même âge. La commission de 1888 a fixé la ration des élèves-maîtres, dans les écoles normales, à 170 grammes de viande cuite et parée, et à 0l 33 cent. de vin pur. Maîtres et maîtresses internes reçoivent 200 grammes de viande et 1 litre ou 1/2 litre de vin, suivant le sexe.

Il est à souhaiter que le tarif dont il vient d'être question soit modifié suivant les indications qui précèdent.

On doit renoncer à l'« abondance », parce qu'elle n'est hygiénique qu'autant qu'elle est préparée au moment même de la boire. Il vaut mieux donner le vin pur et laisser à l'élève le soin d'opérer à son gré le mélange (Rochard).

En 1853, la ration de viande n'était que de 100 grammes pour les extra-grands, de 90 grammes pour les grands, quand il n'y avait qu'un plat, et tombait à 70 grammes quand il y en avait deux. Les maîtres et agents avaient droit aux mêmes prestations. On donnait 0l 30 centil. d'abondance et 0l 375 centil. de vin pur.

La viande ne constitue qu'une part de l'alimentation. Elle représente les 2/5 de la ration azotée. Le reste est fourni par des aliments animaux ou végétaux, le pain, le fromage, les légumes, le poisson, les fruits, la volaille, les œufs. Le pain doit être donné à discrétion (Trouillet).

La commission d'hygiène des écoles demande, comme composition des repas :

1er déjeuner. Potage, chocolat ou café avec pain.

2e déjeuner. Un plat de viande, un de légumes et un dessert.

Dîner. Potage gras ou maigre ou au lait et deux plats chauds (viande et légumes). Des deux plats de viande de la journée, l'un serait nécessairement un rôti.

Les heures des repas seront : 7 h. 1/4 pour le petit déjeuner, midi et 8 heures du soir pour les deux principaux repas, avec une collation à 4 heures. Nous avons exprimé ailleurs le désir qu'il soit accordé plus de temps aux repas : 1/2 heure pour les deux principaux, 15 minutes pour le repas du matin et 10 minutes pour le goûter ; et comme nous estimons, avec tous les hygiénistes, que la distraction est un des principaux éléments d'un bon appétit et d'une digestion facile, nous considérons toute contrainte pendant les repas comme barbare et inutile. Aujourd'hui, dans les établissements qui ne sont pas rétrogrades, on permet de parler à table et personne ne s'en plaint. Les repas seront pris dans les réfectoires dont nous avons décrit, dans le 1er volume, les conditions d'installation.

Il n'est pas mauvais d'apprendre aux enfants à se servir indistinctement des deux mains pour manger, aussi bien que pour les jeux et pour certains travaux, malgré l'opinion de Jobert, qui incline à croire que la tendance à être ambidextre est un privilège des races inférieures, et que l'asymétrie avec adresse exclusive de la main droite est un signe de supériorité ; et celle des médecins italiens, qui croient que les gauchers sont beaucoup plus souvent aliénés que les droitiers. A propos de l'alimentation dans les lycées, Trouillet fait une campagne, à laquelle nous nous associons volontiers, en faveur des maîtres répétiteurs. Il ne suffit pas que ces jeunes gens, très intéressants, reçoivent une ration alimentaire différente de celle des élèves. Ils ont le droit de recevoir un régime particulièrement soigné qui les mette à l'abri des maladies de l'estomac, leur fréquent apanage. Ce qu'on reproche à leur nourriture habituelle, c'est son uniformité dont s'accommodent mal des estomacs déjà fatigués. Il n'est pas nécessaire que les « pions », qui ont déjà tant de raisons d'avoir le caractère aigri, trouvent encore, dans des digestions laborieuses, un nouvel élément de mauvaise humeur.

Ce sera un moyen de réconcilier l'élève avec l'ennemi séculaire qui est bien moins souvent son bourreau que son souffre-douleur.

La pureté de l'eau de boisson acquiert une très grande importance dans les agglomérations de jeunes gens : quelques-uns ne boivent que de l'eau, et la plupart s'empressent de s'abreuver abondamment, pendant les récréations, aux fontaines des préaux. Aussi est-ce avec raison que de nombreuses circulaires ministérielles appellent l'attention sur ce point. Ce qu'il convient d'obtenir, ce n'est pas seulement de l'eau plus ou moins purifiée par la filtration. Cette opération est, pour ainsi dire, une arme à double tranchant, d'un maniement délicat et dangereux entre des mains inexpérimentées ou négligentes. Sans doute il faut filtrer quand on ne dispose absolument que d'une eau de qualité douteuse ; mais il ne faut pas se dissimuler qu'il y a, dans cet artifice, une infériorité de condition. Il faut donc s'efforcer de distribuer de l'eau irréprochable ; le problème s'en trouve réduit à sa plus grande simplicité, et il ne reste plus que quelques précautions à prendre vis-à-vis de la canalisation, des réservoirs et des récipients. C'est de l'hygiène et de la propreté élémentaires.

Le règlement exige la présence d'une fontaine dans les cours de récréations ; il sera utile d'y annexer des gobelets enchaînés. C'est une mauvaise pratique que l'abus de l'eau froide pendant la saison chaude, et nous verrions avec quelque satisfaction profiter de cette saison pour mettre à la disposition des écoliers une boisson hygiénique, thé ou maté léger, décoction de riz, solution de glyzine, etc., comme cela se fait dans nos casernes.

Les puits ordinaires sont un des plus dangereux modes d'alimentation en eau, pour un établissement public. Tout au plus peut-on recourir aux puits tubulaires avec margelle très élevée et close. On sait que les infiltrations y sont fréquentes, qu'on n'a pas rompu encore avec l'habitude de les installer non loin des cabinets d'aisance et que, dans le système des fosses fixes, le péril est réellement grand. Plusieurs relations d'épidémies typhoïdes dans des lycées de province en font foi, et si nous ne sommes pas partisans de l'étiologie hydrique exclusive de la fièvre typhoïde, nous reconnaissons comme primordial le rôle de l'impureté de l'eau dans la prédisposition aux infections en général, et à celle-là en particulier.

L'abondance de l'eau est non moins utile que sa pureté. Il est imprudent d'en distribuer de deux qualités, sous prétexte d'usages différents, si l'on n'est pas très sûr de la surveillance.

Nous devons une mention à l'usage précoce du tabac chez les jeunes gens :

Le tabac, dont l'usage au début ne va pas sans causer un grand malaise, est un poison vasculo-cardiaque par la nicotine qu'il renferme. Il exerce une action des plus pernicieuses sur l'enfant, même à dose modérée. Bertillon avait déjà cru saisir une différence, à Polytechnique, entre les fumeurs et les non fumeurs. Decaisne (1) a remarqué, chez les enfants plus jeunes employés dans les manufactures, et qui fument, un état de chloroanémie, de misère physiologique, dont la nicotine a sa part de responsabilité, à côté de beaucoup de conditions hygiéniques mauvaises. Examinant, au même point de vue, des enfants de la classe aisée de 9 à 15 ans, il en a trouvé, sur 38, 27 offrant des symptô-

(1) Rev. d'Hygiène, 1883, p. 442.

mes sensibles de nicotinisme ; 22, des troubles de la circulation, des souffles vasculaires, des palpitations, de la dyspepsie, de la paresse de l'intelligence et un goût accentué pour les liqueurs fortes ; 13 des intermittences du pouls ; 8 une diminution notable des globules sanguins ; 12 des épistaxis répétées ; 10 un sommeil agité et des cauchemars ; 4 des ulcérations buccales. L'un d'eux serait devenu phtisique. C'est de 9 à 12 ans que les effets paraissent être le plus sensibles : les enfants bien nourris les éprouvent à un degré moindre. Parmi les sujets, 11 fumaient depuis 6 mois, 8 mois ou un an, 16 depuis plus de 2 ans. Sur 11 qui cessèrent, 6 virent disparaître leurs accidents en moins de 6 mois, 3 en un an. Les autres furent perdus de vue.

Des observations ultérieures confirmèrent les précédentes. Aussi le Conseil municipal de New-York n'a pas craint d'adopter la résolution : qu'aucun enfant se trouvant réellement ou apparemment au-dessous de 16 ans ne pourra fumer ni faire usage de cigares et de tabac, sous quelque forme que ce soit, dans les réunions ou n'importe quel endroit public (1er septembre 1890). Cette résolution très sage a trouvé de l'écho en Europe, comme on sait. Nous ne nous en dissimulons pas les difficultés pratiques ; mais nous lui reconnaissons l'utilité d'instruire les parents dont le concours, dans l'espèce, est le seul efficace.

## II. Vêtement.

Il doit être approprié aux saisons, assez chaud sans surcharger, et confectionné à l'aide d'étoffes perméables, qui laissent libres l'émission de la chaleur et l'évaporation de la transpiration.

On conseille de ne pas accoutumer les enfants aux vêtements de dessous en laine. Nous y souscrivons pour les robustes, qu'il faut traiter par la méthode de l'endurcissement, et aguerrir, le plus possible, contre les changements de température. Mais, pour les chétifs, les prédisposés aux bronchites, les convalescents ou les malades, nous les croyons recommandables. Comme linge appliqué directement sur la peau, le coton est préférable à la toile.

Les vêtements, imperméables, nécessaires en cas de temps pluvieux, ne serviront qu'à préserver de l'eau ou de la neige et seront laissés au vestiaire. Sauf pendant les grands froids, les enfants pourront rester tête-nue. Les foulards, cache-nez, etc. sont à proscrire : on leur emprunte une susceptibilité fort désagréable aux angines et aux laryngites.

Des vêtements très légers conviendront aux exercices violents. Trop couvert pendant ce genre de travail, le sujet transpire beaucoup et s'expose davantage à se refroidir. Les refroidissements sont, du reste, beaucoup moins à craindre qu'on ne le croit vulgairement.

Les habits seront surtout commodes et amples. Il semble qu'on se soit ingénié à enfreindre ce précepte en adoptant, dans nombre d'institutions, et dans nos lycées et collèges, la tunique serrée et si gênante dont l'armée a eu tant de peine à se débarrasser. Elle doit disparaître pour faire place à une vareuse large, à deux rangées de boutons, laissant libres le jeu de la poitrine et les mouvements des bras, s'accommodant d'une augmentation ou d'une diminution des vêtements de dessous. La ceinture doit disparaître absolument : les pantalons larges, aisés, seront soutenus par des bretelles et séparés de la chemise par un caleçon de toile ou de coton. Des vêtements spéciaux en toile seront endossés pour la gymnastique, et quittés après la leçon.

L'instituteur veillera à ce que les vêtements soient toujours propres et raccommodés. Il entre dans les attributions de la caisse des écoles de distribuer des vêtements gratuits aux enfants indigents, car, parmi les causes de non-fréquentation de l'école, la misère et l'impossibilité de donner aux enfants une tenue présentable sont souvent invoquées. A Paris, en 1887, des vêtements, chaussures, tabliers, bas, tricots ont été distribués pour une somme de 163. 625 fr.

Les chaussures seront aisées sans être flottantes, maintenues au cou-de pied. Les brodequins lacés sont excellents. La chaussure symétrique a fait son temps et déformé assez de membres pour avoir le droit de céder la place à une forme plus rationnelle. Cette forme nous éviterait les orteils en marteau, chevauchants, spatulés, tourmentés, recouverts de téguments épaissis et de bourses séreuses que nous voyons si fréquemment au conseil de révision, même chez les ruraux.

Le sabot est quelquefois indispensable aux enfants qui, l'hiver, ont quelque distance à parcourir, et conserveraient toute la journée, sans cela, des chaussures humides. Restreint à cet usage, il n'offre pas d'inconvénient. Comme chaussure habituelle, il est mauvais parce qu'il ne soutient pas la voûte plantaire, prédispose au pied plat si commun chez les gens de la campagne, et produit, sur le dos du pied, au point ou s'exerce la pression du bord tranchant de la chaussure, le développement d'une bourse séreuse volumineuse, surmontée d'une callosité, disgracieuse et gênante.

Il faut éviter avec soin les talons tournés, et combattre cette tendance en renforçant, au besoin par une ferrure, le côté qui s'use le plus.

Les vêtements des filles n'offrent pas matière à des développements spéciaux : on peut leur appliquer ce que nous venons de dire. Recommandons seulement, comme indispensable, le port d'un pantalon de lingerie, et arrêtons-nous un peu au corset.

Son procès a été cent fois renouvelé : on lui attribue l'abaissement du pylore, le changement de direction de l'estomac qui devient vertical, l'abaissement de cet organe, le développement d'une poche au voisinage du pylore, et la rétraction de la grosse tubérosité. Ces modifications se traduisent par des douleurs gastriques, les signes de la dilatation, des contractures quelques heures après les repas, témoignant de l'effort que fait, pour se vider, la poche pylorique. Des vomissements, des douleurs dorsales, lombaires et iliaques, une disposition à l'anachlorhydrie ou à l'hyperchlorhydrie complètent les symptômes dont l'un, fort commun et très connu, est le glouglou particulier, rythmé par la respiration que trop de femmes font entendre.

On en est arrivé à ce point, à force d'oublier que le corset a pour but de soutenir, non de comprimer, et que les jeunes filles qui en abusent sacrifient leur santé et leur bien-être à l'orgueil, très discutable, d'offrir, au milieu du corps, un étranglement aussi gênant que disgracieux (1).

(1) Voir, à ce sujet, l'étude du corset par Mme le Dr Garches-Sarraute. — Rev. d'Hyg. 1895, p. 399.

# CHAPITRE X

## PROPHYLAXIE DES MALADIES CONTAGIEUSES
## LES MALADIES CONTAGIEUSES A L'ÉCOLE

### Maladies contagieuses en général.

Les maladies que nous allons étudier sont infectieuses et spécifiques. Elles n'offrent pas, au début, de caractères parfaitement reconnaissables, surtout à une personne étrangère à la médecine, et pourtant, elles sont déjà, le plus souvent, transmissibles. Ce n'est donc pas sur ces caractères qu'il faudrait compter pour prononcer avec certitude le renvoi des sujets atteints. Cependant, il est un symptôme précoce, commun à la plupart d'entre elles, la fièvre, qui suffit à motiver cette mesure. Il faut que les maîtres et maîtresses apprennent à le reconnaître, à le rechercher même, chez tout élève qui paraît indisposé. La chaleur de la peau, l'accélération du pouls, la transpiration, l'état saburral de la langue, la sécheresse de la bouche, la rougeur du visage, l'état brillant des yeux, la courbature générale, l'abattement, ou, au contraire, une excitation anormale, en sont les manifestations extérieures les plus appréciables (1).

Tout enfant qui présentera ces symptômes sera, sans retard, renvoyé à sa famille. Si l'indisposition n'est que passagère, il rentrera à l'école, n'ayant subi qu'une perte de temps insignifiante, nécessaire. Si la maladie se confirme, l'éviction sera maintenue, étendue aux frères et aux sœurs du malade, aux enfants habitant la même maison, et les parents seront avisés de la durée de la quarantaine, et des précautions antiseptiques indispensables pour être réadmis à l'école, après guérison. Dans les établissements pourvus d'une infirmerie, les enfants indisposés y seront envoyés, et mis en observation dans un local spécial.

Napias n'est pas partisan du licenciement des écoles, comme mesure générale en temps d'épidémie, à moins que celle-ci ne se généralise en dépit des précautions que nous aurons à indiquer. Les enfants, livrés à eux-mêmes pendant le chômage, courent, par suite d'une surveillance incomplète, de nouveaux dangers de contagion. Dans la majorité des cas, les évictions successives

(1) THOREKS. — Soc. de Méd. publ. 29 juill. 1885.

et la désinfection suffisent. Des règles générales de prophylaxie s'appliquent à toutes les épidémies ; les résumer, c'est passer en revue les différents chapitres que nous avons consacrés à l'hygiène des écoles :

1° Les écoles doivent être approvisionnées d'eau pure. On filtrera ou on fera bouillir les eaux de rivière ou de puits, pour peu qu'elles soient suspectes ; il ne sera fait usage, dans tout l'établissement, que de l'eau reconnue potable, et les gobelets de distribution seront maintenus rigoureusement propres.

2° Les privés seront tenus irréprochablement, sans communication avec les classes, et pourvus, sinon de tinettes mobiles, au moins de fosses étanches bien séparées des puits. Dans les localités rurales, on recourra à l'*Earth System*.

3° Les classes disposeront d'un cubage libéral, et seront aérées par l'ouverture des fenêtres pendant les récréations et en dehors des exercices, sans préjudice d'une installation de ventilation permanente.

4° Le nettoyage ne sera pas fait par un balayage à sec, mais au moyen d'un linge mouillé promené sur le sol.

5° Hebdomadairement, le parquet sera lavé à grande eau avec un liquide antiseptique (s'il est bien imperméabilisé) ; deux fois par an on procédera au nettoyage des parois.

6° On surveillera la propreté des enfants à leur

arrivée, après chaque récréation, et on disposera d'un service de bains par aspersion.

Avec les moyens dont dispose actuellement la désinfection, le licenciement d'une école maternelle ou primaire est plus souvent nuisible qu'utile. L'assainissement peut être terminé pendant une entre-classe, ou à la faveur d'un jour de congé. On peut y procéder de la façon suivante :

A l'aide d'un pulvérisateur Geneste-Herscher, dont toute école devrait être pourvue, d'un appareil à sulfater les vignes, d'une pompe de jardin ou d'un projecteur Loriot, on projette sur les murs et le plafond de la classe une solution de sublimé à 1/1000, additionnée de 5 grammes d'acide tartrique par litre ; ou de l'eau de Javel, ou une dilution de crésyl à 10 %. Les cartes et pancartes murales peuvent être aspergées comme le reste. L'imperméabilisation des parois ou leur revêtement au lait de chaux facilitent l'opération, qu'on peut faire suivre d'un blanchîment nouveau, au lait de chaux additionné, si l'on veut, de 10 % de crésyl. Le plancher est lavé, brossé avec la même solution. Le mobilier est frotté avec un linge humide du produit antiseptique, et une désinfection particulièrement attentive s'adresse au pupitre du malade dont les livres doivent être incinérés. Les autres livres, qui se prêtent mal à la désinfection par les liquides, sont enfermés dans une petite pièce bien close où l'on fait brûler, par mètre cube, 30 grammes de soufre, en prolongeant l'occlusion durant 36 heures (1). Tous les locaux contaminés sont traités de la même manière. Les privés sont lavés à fond à la solution antiseptique, et on projette dans le récipient des matières fécales une grande quantité de lait de chaux ou de solution de sulfate de fer ou de cuivre à 50 °/₀.

Dans les internats, la désinfection se complique, mais peut se contenter des mêmes moyens. Le linge est livré à la buanderie, les matelas démontés, les enveloppes lessivées, la laine passée à l'acide sulfureux, les tables de nuit, couchettes, sommiers, lavés à la solution antiseptique. Beaucoup de villes peuvent déjà mettre à la disposition de leurs établissements d'instruction, l'étuve à vapeur sous pression. Dans les localités pourvues d'un bureau d'hygiène, un personnel instruit exécute la désinfection sous la surveillance de l'administration. Enfin, beaucoup de grands établissements pourraient posséder une étuve particulière et un personnel dressé. La plupart des dispositions précédentes seront inscrites dans la loi sanitaire, et, devenues obligatoire, feront réaliser à la prophylaxie un notable progrès.

L'Académie de Médecine, consultée sur les mesures à prendre vis-à-vis des maladies contagieuses,

(1) La contagion par le livre vient d'être démontrée par les expériences de MM. du Cazal et Catrin. Jusqu'à présent on ne connaît pas de procédé de désinfection bien efficace des volumes contaminés (Ann. de l'Inst. Pasteur. Déc. 1895, p. 865).

a émis plusieurs avis, dont le plus récent remonte au 25 juillet 1893 : après avoir énuméré les maladies justiciables de l'isolement et précisé la durée de la quarantaine, que nous aurons à détailler plus loin, elle ajoute :

« Les mesures hygiéniques suivantes devront être prises avant de permettre la rentrée dans les établissements scolaires : lotions nasales, buccales et pharyngées, avec des solutions antiseptiques ; bains savonneux et frictions générales partout, même sur le cuir chevelu ; désinfection rigoureuse à l'étuve à vapeur humide sous pression des vêtements que l'élève portait au moment où il est tombé malade.

« Conformément aux conclusions des deux précédents règlements (1882 et 1888), la chambre d'isolement devra être soigneusement aérée ; les parois et les meubles seront lavés avec une solution de sublimé à $^1/_{1000}$. Les objets de literie et les rideaux seront passés à l'étuve ainsi que les matelas.

« L'élève qui aura été atteint, en dehors d'un établissement d'instruction publique, de l'une des maladies contagieuses énumérées dans ce rapport, ne pourra être réintégré que muni d'un certificat de médecin, constatant la nature de la maladie et les délais écoulés, et attestant que cet élève a satisfait aux prescriptions ci-dessus énoncées ».

Pour être complètement efficace, la prophylaxie réclamait, comme derniers moyens, la déclaration

le directeur est tenu de faire connaître aux parents qu'il ne sera réadmis qu'après examen du médecin inspecteur. Dans l'application, les maîtres sont obligés de s'en rapporter à la déclaration, très suspecte, des parents ; le médecin traitant, sous prétexte de secret professionnel, ne veut pas fournir de certificat, et d'ailleurs n'est pas toujours appelé ; il est impossible d'imposer au médecin inspecteur la constatation à domicile. La nouvelle loi lui facilitera cette partie de sa tâche, et Mangenot, dont la compétence est avérée, propose que les choses se passent ainsi : le médecin inspecteur recevrait, le jour ou le lendemain de la déclaration, un bulletin portant le nom, l'âge, le domicile des enfants atteints fréquentant les écoles de sa circonscription, bulletin dont le double serait adressé au directeur ou à la directrice : le premier s'occuperait de la prophylaxie ; le second saurait à quels élèves il doit refuser l'entrée de l'école jusqu'à exécution des prescriptions. Si les frères et sœurs des enfants signalés fréquentaient d'autres écoles, le même avertissement leur serait adressé ; en cas de changement de domicile des parents, les enfants ne seraient admis à la nouvelle école que moyennant une déclaration du médecin et du directeur de l'ancienne, attestant qu'il n'y existe aucune épidémie ; dans le cas contraire, ils seraient mis en quarantaine d'observation. — En temps d'épidémie, tous les élèves seraient soumis à une visite quotidienne.

## Maladies contagieuses en particulier

### 1° *Fièvres éruptives.*

**A. Rougeole.** — *Fréquence.* C'est la plus répandue des maladies éruptives. Peu d'enfants y échappent : ce n'est pas une raison pour y exposer de parti pris ceux qui en sont encore indemnes.

La morbidité atteint un chiffre considérable. Siredey l'estimait à 10 000 cas, dans 54 départements, en 1884. L'école, comme tous les milieux qui réunissent des sujets jeunes, de condition semblable, livrés aux mêmes influences générales, est un terrain de choix pour la maladie.

Elle a augmenté de fréquence en Angleterre. De 1871 à 1881, elle causait 214 décès par million d'habitants ; de 1881 a 1890, elle en a causé 927, augmentation attribuée à ce que les enfants se rendent en plus grand nombre aux écoles. La rougeole est plus rare dans les villes où la population ouvrière étant moindre, il y a moins d'enfants fréquentant les écoles (1).

*Gravité.* La rougeole n'est pas forcément une maladie bénigne. A coté d'épidémies donnant une mortalité de 3 %, on en a vu enlever jusqu'à 70 % des malades. Dans la statistique de Siredey

(1) Soc. méd. de Londres, 1891.

la moyenne s'élève à 12 ou 15 %. Le pronostic dépend de l'âge, de l'état antérieur de la santé, du milieu, de la saison et du génie épidémique, c'est-à-dire de la virulence actuelle des germes. C'est chez les jeunes enfants, abstraction faite des nourrissons, que le pronostic est le plus sévère : les malingres, les affaiblis, les misérables paient à la léthalité le plus large tribut ; l'hiver est la saison la plus mauvaise, par le nombre des complications secondaires, dont on a pu accuser les microbes, commensaux de la cavité buccale, d'être la cause.

Statistique : (1)

MORTALITÉ

| | EN GÉNÉRAL | A PARIS |
|---|---|---|
| En 1886 (35 villes de plus de 20 000 h). | 2 180 | 1 200 |
| 1887 (52 » » » ). | 4 478 | 1 628 |
| 1888 (100 » » » ). | | |
| Janvier | 368 | 57 |
| Février | 336 | 61 |
| Mars | 294 | 69 |
| Avril | 246 | 46 |
| Mai | 288 | 68 |
| Juin | 287 | 77 |
| Juillet | 267 | 90 |
| Août | 282 | 92 |
| Septembre | 166 | 51 |
| Octobre | 105 | 40 |
| Novembre | 198 | 89 |
| Décembre | 357 | 165 |
| | 3 164 | 905 |

(1) RICHARD. — Soc. Méd. des hôpitaux, 12 juillet 1889.

| | EN GÉNÉRAL | A PARIS |
|---|---|---|
| En 1889 (35 villes de plus de 20 000 h). | | |
| Janvier . . . . . . . . . . . | 383 | 197 |
| Février . . . . . . . . . . . | 294 | 153 |
| Mars . . . . . . . . . . . . | 397 | 160 |

*Autriche* :

| | MORTALITÉ |
|---|---|
| 1883 . . . . . . . . . . . . . | 9 903 |
| 1884 . . . . . . . . . . . . . | 11 953 |
| 1885 . . . . . . . . . . . . . | 14 791 |

*Etiologie*. On ne contracte la rougeole que par contagion. Celle-ci s'exerce très rapidement, quand un sujet indemne est mis en contact avec un sujet infecté : car l'immunité naturelle est très exceptionnelle. La seule immunité résulte d'une atteinte antérieure, bien que la rougeole récidive quelquefois (Duchesne-Dignat. Ramonat). A côté de la transmission directe, il faut réserver une place à la transmission médiate, par les vêtements contaminés, les locaux, les personnes (Grancher).

Mais on admet que cette dernière nécessite une imprégnation prolongée de l'intermédiaire, et un court intervalle entre les deux contacts.

Le germe, mal caractérisé malgré les découvertes de Babès, Canon et Piclike, Ritter, paraît habiter la salive, les larmes, les mucosités nasales et bronchiques. Toutes ces excrétions sont inoculables. On ne l'a pas rencontré dans les squames cutanées dont l'inoculation reste stérile.

La maladie est contagieuse surtout par les sécrétions que véhicule l'air expiré (Sevestre) ou qui se déposent sur les vêtements et les objets (Grancher). Elle est contagieuse dès la période d'invasion, fait nié par Panum, démontré par Girard, Sevestre, Dumas, Lancereaux, d'Heilly, Béclère, Bard, Ollivier, Grancher, Burlureaux, Desplats, Forster, Reger, etc. Le pouvoir de transmission paraît commencer trois jours avant l'éruption, atteindre son maximum le lendemain, s'affaiblir beaucoup le 4e jour. Il persiste, en s'atténuant, pendant la période éruptive, et ne lui survit probablement pas. Forster, Sevestre, n'ont jamais vu de contagion au-delà du 5e jour après le début de l'éruption. Néanmoins, il faut penser à la persistance des germes dans les sécrétions jusqu'au 9e ou 11e jour, dans les cas compliqués.

Le germe rubéolique jouit d'une faible vitalité. Séparé du sujet qui le porte, il ne survit pas au-delà de 2 ou 3 heures, selon Sevestre. Grancher lui accorde une survie de 2 ou 3 jours. Il ne se diffuse pas au loin, mais il est émis d'une façon ininterrompue : on estime à 3 ou 4 mètres la zone de transport direct. Que la contagion se transmette par l'air ou par les objets, ce qu'il importe de retenir c'est que le voisinage d'un rubéolique est dangereux, mais dans de faibles limites, quant à l'espace.

L'incubation, comptée de l'infection à l'éruption est, en moyenne, de 12 à 15 jours ; elle est de

12 à 13 jours dans la rougeole inoculée (Mayr). Les incubations plus courtes révèlent une infection grave, les plus longues, un certain degré d'immunité.

*Premiers symptômes.* Fièvre, céphalalgie, coryza, éternuements, injection et état brillant des yeux, larmoiement ; langue grisâtre, sèche, rouge à la pointe et sur les bords ; toux rauque ; quelquefois exanthème prémonitoire pharyngé ou palatin, stomatite érythémato-pultacée, et adénites cervicales. Cet état dure deux ou trois jours, puis apparaît l'éruption de taches rosées légèrement saillantes, séparées par des intervalles de peau saine, débutant par les joues, le menton, la face et le cou, et se généralisant avec redoublement de fièvre, de larmoiement et de toux. L'éruption dure de 4 à 8 jours ; alors le malade parait guéri et la desquamation commence : mais souvent la toux persiste et les complications entrent en scène.

*Prophylaxie.* Elle dispose de l'isolement et de la désinfection. Le danger est au maximum pendant la période prééruptive et disparaît quand vient la desquamation. Si on n'isole que quand les symptômes sont au complet, il est trop tard : il faut les guetter et agir promptement. La quarantaine de 30 ou 25 jours exigée jusqu'ici paraît exagérée, et on peut se contenter de 15 ou 16 jours après le début de la maladie. Gouraud, à Stanislas, Sevestre à Chaptal, ont suivi cette règle et n'ont pas eu lieu de le regretter.

Si la maladie était entretenue par un mauvais état hygiénique de l'école, si elle se montrait d'emblée maligne, il faudrait fermer et désinfecter, ou tout au moins avertir les parents qui seraient libres de reprendre leurs enfants. En dehors de ces circonstances, il vaut mieux s'efforcer d'éteindre le foyer sur place, parce que le licenciement en masse offre des inconvénients : perte de temps et dissémination. On y parviendra souvent en licenciant d'emblée les petites classes, qui sont les plus exposées (Layet), en isolant les malades dès les premiers symptômes, et en considérant comme suspects les frères et sœurs de ces malades, leurs voisins de classe et les enfants qui habitent la même maison, s'ils n'ont pas eu la rougeole. La période de suspicion est de 16 jours ; celle du licenciement doit durer 15 jours, à partir du jour où le dernier cas a été signalé à l'école avant le licenciement.

Barbier (1) donne les conseils suivants :

« L'entrée de la classe devra être rigoureusement interdite à tout enfant présentant des symptômes suspects, qui sera, ou rendu à sa famille, ou isolé dans une salle spéciale de l'établissement.

Mais, la plupart du temps, ce n'est point ainsi que les choses se passent, et le premier cas de rougeole n'est, en général, signalé que par l'érup-

(1) *La rougeole.* — Biblioth. médicale Charcot-Debove, p. 169.

tion. Le malade a donc fréquenté, pendant la période active du contage, ses camarades qui sont, dès lors, tous des suspects. Il faut alors les surveiller jusqu'à ce qu'ils aient dépassé la période de suspicion.

A partir du 7e ou 8e jour après l'apparition des prodrômes du premier cas, les élèves externes seront maintenus en surveillance dans leurs familles et séparés de leurs frères et sœurs. Les élèves internes n'auront aucune communication, pendant ce temps, avec les élèves des autres salles ou dortoirs. Passé le 15e jour après les prodrômes du premier cas, ceux qui ne sont pas tombés malades pourront être considérés comme ayant échappé définitivement à la contagion... Cette manière d'agir qui, il est vrai, expose ceux qui n'auraient pas été contagionnés par le premier cas à la contagion de la poussée nouvelle qui se fera, a l'avantage, cependant, d'éteindre sur place le foyer et de s'opposer à la diffusion. Les non malades seront encore maintenus en quarantaine pendant une quinzaine de jours, après quoi, si aucun cas ne s'est produit, ils peuvent être considérés comme indemnes et l'épidémie comme éteinte.

Dans le cas de licenciement ordonné, on agira, vis-à-vis des internes rentrés dans leurs foyers, comme nous l'avons vu faire pour les externes : on pourra permettre au bout de 15 jours aux enfants frappés de rentrer en classe. Mais, pendant tout le temps de la maladie, les frères et sœurs devront aussi être exclus pendant la même période de temps. Il en sera de même des voisins de classe immédiats ou de tous les élèves si le licenciement en bloc a été ordonné ».

D'après Bard, si on connaît exactement le début de l'éruption du premier cas, on peut se contenter d'une fermeture temporaire pendant 5, 6 ou 8 jours au plus, commençant le 9e jour après cette éruption, et permettant l'éclosion des cas secondaires.

Si l'on objecte la perte de temps ou le danger de diffusion, il faudra créer, comme le demande Ollivier, des asiles ou des hôpitaux de bien portants.

Dans une infirmerie d'internat, il faudra (et ces recommandations pourraient être répétées à l'occasion de toutes les maladies contagieuses) : 1° isoler le premier cas qui se présentera ; 2° lui donner un infirmier spécial, isolé des autres domestiques et sans aucun contact avec eux ; 3° brûler les débris des repas et désinfecter la vaisselle ; 4° éviter toute communication du malade avec ses camarades par lettres, boules de papier, etc. (Rodet).

*Désinfection.* Bien que Bard en nie l'utilité, les exemples de persistance prolongée des germes en font un devoir. Du reste, il se peut que le germe ne soit pas mort, mais seulement en état de virulence atténuée (Barbier). La désinfection comportera l'ablation des squames de la peau au moyen de bains savonneux et de frictions ; la destruction des microbes des voies respiratoires et digestives supérieures par des irrigations nasales et des gargarismes ; l'assainissement de la literie et des vêtements à l'étuve, de l'appartement, par les procédés que nous avons indiqués. La sulfuration n'opère qu'une désinfection douteuse (Geschwind).

**B. Scarlatine.** — *Fréquence.* Elle est moins commune que la rougeole, bien qu'endémique, comme elle, dans les grandes villes, avec des poussées épidémiques assez régulières, mais espacées. Elle est plus grave, d'une façon générale, que la rougeole, non seulement au moment de l'invasion, mais aussi pendant la convalescence, par ses complications à échéance éloignée. Les 9/10 des malades atteints sont des enfants de 10 ans. Une première atteinte confère une immunité plus complète que celle de la rougeole, car les récidives sont moins fréquentes encore.

*Gravité.* Le pronostic varie beaucoup suivant les épidémies, et la mortalité va de moins de 1 à plus de 40 °/₀. Une mauvaise santé habituelle expose aux complications graves. L. Colin en évalue la mortalité, en bloc, à 1/3 de celle de la rougeole.

*Statistique.* D'après la statistique de Richard, la mortalité a été :

MORTALITÉ

| | EN GÉNÉRAL | A PARIS |
|---|---|---|
| En 1886 (35 villes de plus de 20 000 h). | 650 | 403 |
| 1887 (53 » » » ). | 650 | 224 |
| 1888 (100 » » » ). | | |
| Janvier | 73 | 19 |
| Février | 62 | 24 |
| Mars | 80 | 26 |
| Avril | 65 | 16 |
| Mai | 65 | 20 |
| Juin | 65 | 23 |
| Juillet | 46 | 14 |
| Août | 51 | 14 |
| Septembre | 22 | 8 |
| Octobre | 28 | 9 |
| Novembre | 30 | 7 |
| Décembre | 34 | 12 |
| 1889 | | |
| Janvier | 26 | 12 |
| Février | 38 | 14 |
| Mars | 59 | 16 |

*Autriche* :

| | MORTALITÉ |
|---|---|
| 1883 | 13 340 |
| 1884 | 12 503 |
| 1885 | 12 410 |

La scarlatine est une maladie des premiers mois de l'année. Les différentes races y sont plus ou moins sujettes. On connaît la prédisposition toute spéciale de la race anglo-saxonne.

*Étiologie*. La scarlatine a toujours pour origine

une contagion directe, par le malade, ou indirecte par les objets ou les personnes qui l'entourent. Cette transmission n'est pas aussi rapide que celle de la rougeole ; elle réclame un contact un peu prolongé.

On ne connaît, jusqu'à présent, aucun autre mode de genèse de la maladie, malgré les vues de Power et Klein sur la transmission, par le lait, d'une scarlatine animale (le lait peut être un véhicule de la contagion humaine); et celles de Peters et de Snow, sur la nature scarlatineuse de la gourme des chiens et des chats.

L'affection est contagieuse à toutes ses périodes; pendant l'invasion, probablement par les exsudats de la gorge (Lemoine) ; pendant l'éruption et pendant la desquamation certainement. La porte d'entrée du germe est peut-être l'appareil respiratoire, plus probablement le tube digestif supérieur. On n'a pas isolé le microbe de la scarlatine : on connaît mieux ceux des infections associées : le streptocoque est, parmi eux, le plus vulgaire.

Le germe a une grande vitalité : elle se poursuit au moins pendant toute la desquamation, c'est-à-dire six semaines environ après l'éruption. On l'a vue persister plus longtemps encore dans les vêtements et les appartements, et elle est presqu'indéfinie dans l'urine, quand, par suite d'une complication rénale, les tubuli entrent en desquamation : ce liquide, desséché sur des linges, devient alors le véhicule du contage.

L'incubation peut se montrer très courte, depuis 7 heures, 12 heures, 24 heures, jusqu'à 20 jours ; mais il est probable que ce long retard relève de la contagion indirecte. La durée habituelle de cette phase est, pour Sanné, Cadet de Gassicourt, de 3 à 7 jours, pour Guinon, de 4 à 5 jours, en prenant pour point de repère l'apparition de l'exanthème.

*Premiers symptômes*. Ils sont très bruyants et contraignent, dès l'abord, le malade à s'aliter : frissons suivis d'une chaleur sèche ; fièvre vive avec agitation, délire, céphalalgie, vomissements ; douleur de gorge, exanthème pharyngé et staphylo-palatin, léger gonflement du cou. L'éruption se montre au bout de 12 à 30 heures, d'abord sur le tronc, puis sur les membres et la face : d'un rouge framboisé pointillé plus ou moins vif, sans limites nettes, elle offre son maximum de coloration aux plis de flexion des membres : on donne comme caractéristique la raie blanche persistante qu'y dessine le doigt légèrement promené. Elle ne calme pas les symptômes généraux, se complète en 2 ou 3 jours, mais peut être si fugace qu'elle passe inaperçue. Elle dure ordinairement 5 à 6 jours et fait place à la convalescence, et bientôt à la desquamation qui s'opère par squames fines ou par larges plaques, surtout aux extrémités. La desquamation dure 4 à 5 semaines et au delà. Pendant l'éruption apparaît l'angine scarlatineuse, et vers la fin de l'éruption, la langue dépouillée caractéristique.

*Prophylaxie.* L'isolement et la désinfection.

*Isolement.* Le licenciement n'est pas nécessaire s'il ne se montre qu'un ou deux cas isolés, mais, pour peu que les atteintes se multiplient, il faut y recourir. La durée de l'interdiction sera de 8 jours.

Pour le scarlatineux, l'isolement se prolongera pendant au moins 40 jours à dater du début de la maladie, et aura pour complément nécessaire une désinfection rigoureuse. Mais ce n'est là qu'un chiffre moyen, et la quarantaine devra être continuée aussi longtemps qu'il restera trace de desquamation, d'angine ou d'albumine dans l'urine.

Lancereaux se contenterait de 25 ou 30 jours, moyennant antisepsie, et sauf complications rénales : mais ces complications peuvent être retardées au delà du 30e jour. G. Sée, qui a vu la contagion s'exercer au bout de 75 jours, voudrait un isolement de 80 jours ; le Fort lui objecte avec raison que la désinfection permet de l'abréger beaucoup. La société des médecins inspecteurs de Londres demande 14 jours après désinfection complète : en somme, les 40 jours acceptés par l'Académie répondent à la moyenne des cas, aussi bien au point de vue de la contagion qu'au point de vue du refroidissement (Hérard, Barthez).

La suspicion pour les frères et sœurs, les voisins, durera 12 jours (Layet). Aucun enfant ne sera réadmis sans un certificat médical prouvant que la durée de l'isolement a bien été de 40 jours, que les précautions antiseptiques nécessaires ont été prises, et qu'il ne reste plus ni desquamation ni albumine dans l'urine. La réadmission sera subordonnée à l'examen du médecin inspecteur.

Il est bon de rappeler que la scarlatine est quelquefois apyrétique (Roger, Henoch, Bohn, Bietz, etc.), que l'éruption peut être très fugace et qu'en temps d'épidémie, il faut considérer comme suspects tous les maux de gorge et toutes les pellicules cutanées.

*Désinfection.* Mervin Mans (1) recommande les mesures suivantes :

1° Matin et soir, tant qu'existe l'exanthème, lotions à l'éponge en totalité avec une solution tiède de sublimé à 1/4000.

2° Mêmes lotions sur le cuir chevelu ou lotions au borax à 1/250.

3° Désinfection des urines, des crachats, du mucus nasal au sublimé à 1/1000.

4° Dès que l'atténuation de la maladie permet de lever le malade, bains chauds et savonneux suivis de lotions au sublimé à 1/4000, et onctions de pommade composée de vaseline, borate de soude et oxyde de zinc (ou plus simplement à l'huile phéniquée à 50 °/₀₀). Les frictions et onctions comprendront le cuir chevelu.

5° Les objets à l'usage du malade, literie et linge seront plongés pendant quelques instants

(1) New-York Medic. Record, 22 juin 1889.

dans la solution bouillante de sublimé ou désinfectés par le soufre (mieux encore, à l'étuve).

6° On désinfectera les gardes-malades et les personnes qui sortent de la chambre, et on continuera les mêmes précautions jusqu'à la fin de la desquamation.

Pour accélérer cette phase, Jamieson conseille l'emploi de savons contenant un excès de graisse et auxquels on ajoute 3/10 de résorcine et d'acide salicylique. Ainsi la desquamation serait terminée au bout de 40 jours, alors que la moyenne est de 55 (1).

L'antisepsie des cavités naturelles, et surtout de la gorge, outre ses indications prophylactiques, contribue à abaisser la mortalité de la scarlatine (de 51 % à 20 % à l'hôpital des enfants malades) en diminuant les complications (2).

**C. Rubéole**. — Il convient d'accorder une place à cette maladie éruptive qui, incomplètement étudiée dans ses détails, rare et bénigne, jusqu'ici, en France, est plus commune et quelquefois mortelle à l'étranger (Angleterre, Allemagne, Russie, Amérique), et choisit souvent l'école comme milieu d'évolution. Seulement, à l'inverse de la rougeole, dont la tendance à la généralisation est remarquable, elle ne frappe qu'environ 20 % des écoliers (Rehn). Desplats à Lille, Juhel-Renoy à Paris,

(1) Lancet. — 12 sept. 1891.
(2) Damain. — Thèse de Paris.

dans une école primaire, Castan chez plus de 100 soldats d'un régiment, ont observé des épidémies de « Rőtheln ». Beaucoup d'autres, confondues avec la rougeole sont probablement restées ignorées. Les épidémies de rubéole sont courtes (2 mois 1/2 à 4 mois).

L'individualité de cette maladie, encore contestée, compte de nombreux partisans : Jaccoud, Desplats, Juhel-Rénoy, Delastre, Desnos, Castan, Comby, Longuet, Raymond, Lécorché et Talamon, Thomas, Bourneville, Bricon, en France, sont du nombre, et, à l'étranger, on peut citer, parmi les plus récents, Squire, Routh, Seitz, Smith, Duckeworth, Shuttelworth, Klaatsch, Widowitz, Griffith, etc.

Elle est contagieuse, directement ou indirectement, mais on n'est pas bien fixé sur la période de la maladie qui offre le plus de danger. Pour les uns, c'est la convalescence, pour d'autres l'éruption, pour d'autres encore les prodrômes, Quoi qu'il en soit, le danger doit-être assez limité, la maladie offrant une courte invasion, une éruption de 4 ou 5 jours et une desquamation de deux ou trois.

Le contage, inconnu dans son essence, que Hood croit être le microorganisme de la rougeole modifié par certaines conditions de terrain, paraît être très actif. Il suffit d'un contact très-bref entre les enfants, même au milieu des jeux, pour en assurer la transmission. Klaatsch, cependant, est d'un avis différent. La saison de choix est le printemps, l'âge de prédilection de 5 à 15 ans. Une première atteinte confère probablement une immunité à peu près absolue, car on n'a pas vu la rubéole récidiver. Ni la rougeole, ni la scarlatine n'en mettent à l'abri. L'évolution successive de la rougeole et du « rötheln », chez le même sujet, à 12 jours d'intervalle (Widowitz, Eddons) ; la transmission constante sous une forme unique suffisent à prouver qu'il s'agit bien d'une entité morbide distincte.

L'incubation est ordinairement de 15 jours : mais elle varie beaucoup et se montre tantôt courte, 5 jours (Griffith), 8 à 10 jours (Bourneville et Bricon), tantôt très longue, 20 et 21 jours) Jaccod, Desplats).

Les prodrômes sont peu accusés ou nuls : pendant quelques heures, un ou deux jours, exceptionnellement plus, un peu de malaise, de rares vomissements. A cette période apparait déjà, précédant l'éruption, le gonflement des ganglions sous-mastoïdiens, jugulaires, axillaires et inguinaux. L'invasion est brusque, l'éruption complète en un ou deux jours, caractérisée par son polymorphisme, ici morbilliforme, là scarlatiniforme ou passant d'une forme à l'autre au cours de la maladie (Desnos). Souvent aussi, l'exanthème morbilliforme à papules saillantes repose sur une rougeur diffuse, violacée, qui n'existe jamais dans la rougeole. Elle commence par la face, ou par le tronc, et c'est surtout sur cette partie du corps et sur les membres qu'elle offre son polymorphisme spécial. Le prurit n'y est pas rare, et le catarrhe des muqueuses, inconstant, est analogue, à l'intensité près, à celui de la rougeole, tout en respectant les bronches : il est contemporain de l'éruption qui disparaît en 3 à 5 jours, faisant place à une courte desquamation.

*Prophylaxie.* Si une épidémie de rubéole venait à se déclarer dans une école, il n'y aurait pas lieu de songer au licenciement. Mais il faudrait prendre, vis-à-vis des malades et des suspects, les mesures ordinaires. L'isolement durerait 21 jours à partir de l'invasion, ou 16 jours après la désinfection, et la suspicion 20 jours.

La désinfection consisterait dans l'emploi des moyens habituels.

**D. Roséole.** — Jablowski, au Congrès d'hygiène de Paris, en 1889, a demandé que cette maladie fût comprise au nombre de celles qui nécessitent l'isolement. L'incubation étant de une à deux semaines, et le danger de contagion durant encore une semaine au-delà, la quarantaine devrait être de 25 jours. Mais la roséole est une affection si bénigne qu'elle ne mérite pas autant de précautions, et le médecin scolaire est toujours à même de prescrire les mesures nécessaires, si besoin est.

**E. Érysipèle.** — On peut en dire autant de l'érysipèle. Peu contagieux dans sa forme dite spontanée, il n'exige que l'éviction du malade et quelques pratiques de désinfection avant sa réadmission.

**F. Variole et varioloïde.** — *Fréquence.* On peut poser en axiôme que la fréquence de la variole est en raison inverse de la diffusion de la vaccine : ce n'est plus une maladie de l'enfance que là où cette mesure prophylactique est négligée (Proust). Aussi l'école n'est guère un foyer de variole, surtout pour les tout jeunes ; mais il est bon de savoir que l'immunité vaccinale s'atténue déjà vers 5 ou 6 ans pour disparaître, à peu près, vers 10 ou 12.

La morbidité, à défaut de déclaration obligatoire, est difficile à connaître. Proust indique les chiffres suivants en 1886 et 1887 : sur 6.337.772 et et 6.361.011 habitants des 53 villes le plus peuplées de France, 2.991 et 1.955 cas. Elle varie beaucoup d'une année à l'autre, ainsi qu'une recrudescence nouvelle vient d'en témoigner.

La mortalité, pour 100.000 habitants, a été à Paris de 1865 à 1886 :

| | | | |
|---|---|---|---|
| 1865 | 42 | 1876 | 19 |
| 1866 | 32 | 1877 | 7 |
| 1867 | 17 | 1878 | 4 |
| 1868 | 33 | 1879 | 43 |
| 1869 | 36 | 1880 | 103 |
| 1870 | 521 | 1881 | 46 |
| 1871 | 149 | 1882 | 27 |
| 1872 | 5 | 1883 | 19 |
| 1873 | 1 | 1884 | 75 |
| 1874 | 2 | 1885 | 194 |
| 1875 | 13 | 1886 | 10 |

Le pronostic varie infiniment d'une année à

l'autre, en rapport avec l'état de la vaccination et de la revaccination. En 1888, la mortalité était, à Paris, de 48,14 °/₀ chez les non vaccinés, de 10,32 °/₀ chez les vaccinés, de 8, 8 °/₀ chez les revaccinés. Elle est très élevée chez les enfants du premier âge non vaccinés.

*Etiologie.* Abstraction faite des causes prédisposantes, malpropreté, misère, encombrement, non-vaccination, la variole se transmet toujours par contagion. Un contact très court avec le malade suffit à l'assurer, quand on ne jouit pas de l'immunité. La contagion indirecte est, pourtant, le mode le plus commun de transmission : le linge, les vêtements, la literie, les personnes et les animaux domestiques, les poussières virulentes en sont les agents. L'affection est contagieuse à toutes ses périodes. Chauffard et Legroux l'ont vérifié pour l'invasion. La contagiosité va croissant pendant l'éruption et atteint son fastigium au moment de la suppuration et de la formation des croûtes, non peut-être que le virus soit plus actif à ce moment, mais parce qu'il atteint son maximum de diffusibilité : c'est par la dissémination au loin des croûtelles et des squames que se produisent les cas nouveaux, et la virulence de ces produits se conserve au-delà de 20 ans. Par eux, la variole est inoculable. La porte d'entrée est, probablement, l'appareil respiratoire.

Le microbe, microcoque ou sporozoaire, est imparfaitement connu.

L'incubation est de 15 jours selon Raven, et de 11 à 12 jours pour la plupart des auteurs, un peu plus courte pour la variole inoculée et pour la variole hémorrhagique, jusqu'à l'apparition des premiers symptômes. Les incubations prolongées jusqu'à 20 jours et au-delà sont des formes de la contagion médiate.

*Premiers symptômes.* Frisson, fièvre, céphalalgie, vomissements, rachialgie : exorde bruyant avec agitation et délire, imposant l'éviction. Prodrômes de 2 à 3 jours, puis éruption de macules bientôt transformées en papules, en vésicules et en pustules qui se dessèchent et se couvrent de croûtes dont la chute commence vers le 16e jour.

La varioloïde n'est qu'une variole atténuée, à prodrômes adoucis, allongés, à éruption discrète, avec suppuration abrégée ou insensible.

L'exanthème, cutané dans les cas moyens et intenses, se complique d'une éruption vésiculeuse sur les conjonctives, les muqueuses nasale et buccale, le pharynx, les bronches.

*Prophylaxie.* Renvoi immédiat de tout enfant offrant des symptômes douteux. Isolement des malades durant 40 jours au moins, à dater du début de la maladie, et, en tous cas, aussi prolongé que la desquamation. Isolement, pendant 15 à 18 jours, des enfants suspects ou probablement contaminés.

On atténue beaucoup le danger de la desquamation par les bains antiseptiques. Les cheveux coupés ras, on enduit le cuir chevelu d'une pommade au sublimé ou d'huile phéniquée. On prescrit des bains au sublimé à 1/5000, et on ne vide la baignoire qu'au bout de deux heures. On change souvent le linge de corps ; on évite de secouer les effets de couchage et on les immerge sans retard, pendant plusieurs heures, dans une solution antiseptique, avant de les envoyer à la lessive.

L'enfant ne rentrera en classe qu'après une désinfection complète des conjonctives, du nez, de la bouche et de la gorge. Les objets mobiliers, l'appartement seront assainis avec soin, et longuement ventilés, sinon remis à neuf. Mais il n'est aucun moyen prophylactique supérieur ou égal à la vaccination et à la revaccination, que nous étudierons dans un chapitre spécial.

**G. Varicelle.** — Nous n'avons pas ici à prendre position, au sujet de la varicelle, entre les unicistes et les dualistes. Mais, au point de vue qui nous occupe, nous croyons devoir accepter l'opinion de ces derniers, qui sont en majorité : l'important, en effet, pour nous, est de savoir que la varicelle ne transmet que la varicelle, qu'elle est bénigne et que le vaccin n'en préserve pas.

La varicelle est une maladie de l'enfance, de l'âge de 6 à 10 ans. Elle ne choisit pas de saison, et les épidémies, quoique d'observation courante dans les écoles, n'y prennent jamais beaucoup d'extension.

*Etiologie.* Elle est contagieuse, autant que la

rougeole pour certains ; quel en est l'agent propagateur et par quelle voie pénètre-t-il ? Quel en est le parasite et où siège-t-il ? A quelle période de la maladie correspond le maximum de contagiosité ? Est-elle inoculable ? autant de questions qu'on ne peut actuellement résoudre, d'Heilly étant le seul qui ait, jusqu'ici, inoculé la varicelle, dans des expériences sujettes, d'ailleurs, à quelques critiques.

L'incubation est de 14 jours en moyenne.

*Premiers symptômes.* La maladie débute d'emblée par l'éruption ou bien offre quelques symptômes d'invasion si légers qu'ils passent inaperçus : un peu de malaise et de tristesse, de légers frissons, une fièvre très modérée, quelques vomissements alimentaires. Quand il se produit quelques symptômes plus graves, ce qui est rare, ils sont du même ordre et durent, au plus, 24 ou 48 heures. L'éruption peut débuter indistinctement par tous les points du corps ; mais les boutons sont, dès le début, plus nombreux au tronc qu'à la face. Ce sont d'abord des taches rouges, limitées, peu saillantes et disparaissant à la pression, de courte durée et inconstantes. Bientôt elles se transforment en bulles et c'est, le plus souvent, à cet élément qu'on a affaire quand on est appelé à examiner le malade. La bulle, transparente, est arrondie ou oblongue, quelquefois étranglée au milieu ; elle est volumineuse, et repose sur une auréole inflammoire. Dès le 2e jour, le contenu devient trouble, le liquide diminue, la vésicule tend à s'affaisser et se couvre, à son centre, d'une croûtelle noirâtre qui simule l'ombilication ; ou bien elle se dessèche simplement et s'affaisse. Les croûtes qui, dans le premier cas, se complètent, se détachent vers le 7e ou 8e jour ; mais l'éruption peut être considérée comme terminée vers le 5e. Il se produit ordinairement plusieurs poussées successives, chacune accompagnée d'un peu de malaise, mais la durée totale de la maladie ne dépasse guère 8 à 10 jours. L'enanthème bénin, le plus souvent ignoré, occupe, sous forme de vésicules, la bouche, le pharynx, la vulve, le prépuce, plus rarement la conjonctive et la cornée ; rapidement les vésicules éclatent et font place à des érosions (Guinon). La guérison est la règle chez les enfants bien portants, mais les débilités sont exposés à des complications d'une certaine gravité.

Tout enfant atteint de varicelle doit être renvoyé de l'école. La durée de l'isolement est fixée, en France, à 25 jours depuis l'invasion ; en Angleterre, à 18 jours après une désinfection complète, ou laissée à l'appréciation du médecin scolaire qui décide de l'opportunité de la rentrée quand toute desquamation a disparu. La durée de la suspicion est de 20 jours (Layet). La désinfection aura lieu par les moyens ordinaires.

### 2° *Suette miliaire.*

Elle n'est pas comprise au nombre des maladies à isoler ; mais on ne saurait réglementer que les plus communes, et celle-ci n'est pas du nombre ; elle a des foyers très spéciaux et c'est affaire au médecin inspecteur de prendre l'initiative des mesures qui lui paraissent nécessaires.

La suette est transmissible pendant les 10 ou 15 premiers jours, peut-être plus longtemps. Du malaise, de l'anxiété, des sueurs abondantes, une constriction pénible de la base de la poitrine, des palpitations, des douleurs dans les membres et une éruption spéciale de miliaire rouge en sont les principaux caractères.

Jablonski estime à 40 jours la durée de l'éloignement à prescrire.

### 3° *Oreillons.*

Maladie de l'âge scolaire, ils offrent leur maximum de fréquence entre 5 et 15 ans, mais c'est à partir de ce dernier âge qu'ils deviennent sérieux. Ils procèdent toujours par épidémies limitées à un pensionnat, à une portion de pensionnat si celle-ci n'est pas en communication directe avec l'autre.

Aucune statistique n'en indique la fréquence chez les écoliers, mais si on cherche un terme de comparaison dans un milieu comparable, à beaucoup d'égards, à celui qui nous occupe, l'armée, on trouve, en 1888, 13,7 ‰, en 1889, jusqu'à 56 ‰ pour certains corps, et en 1890 à peu près 40 ‰ (Marvaud). Les oreillons prédominent au printemps et en hiver.

Les oreillons entraînent une mortalité à peu près nulle; mais il ne faut pas croire qu'ils soient forcément inoffensifs. Dreyfus-Brisac a attiré l'attention sur les formes hyperinfectieuses ; on connaissait déjà nombre de complications sérieuses de cette maladie.

L'atrophie testiculaire est rare, exceptionnelle même chez l'enfant, en raison du faible développement de son appareil génital. Barthez et Sanné, Debize, Fabre, de Cérenville en citent des cas clair-semés ; Cadet de Gassicourt, Comby n'en connaissent pas d'exemples. Mais l'orchite ourlienne commence à se montrer au collège et au séminaire. Dans l'armée, elle frappe 1/3 ou 1/4 des malades, et atrophie les glandes séminales dans 1/5 des cas. Chez la jeune fille, la mastite, l'ovarite, l'inflammation des grandes lèvres sont des métastases du même ordre, moins communes.

A côté d'accidents exceptionnels comme la suppuration, les adénites persistantes, la dacryoadénite, la néphrite, l'œdème du poumon, la péricardite, l'endocardite, le pseudo-rhumatisme ourlien, les accidents nerveux, meningitiques, paralytiques, l'aphonie, les conjonctivites, l'amblyopie, l'atrophie papillaire et la névrite optique, il en est un qui a plus spécialement attiré l'attention, récemment : c'est la surdité constatée par Toynbée. Buck, Moos, Moure, Haslon, Brunner, Roosa, Dreyfus-Brisac, Lannois et Lemoine, Calmette, Ménière, Gellé. Elle est la conséquence d'une otite moyenne ou bien elle s'installe sans inflammation apparente, précédée seulement de bourdonnements et de vertiges, quelques jours après l'apparition des ourles. La marche en est rapide, et la surdité se complète en 2 à 4 jours : elle résiste à tous les traitements, et paraît siéger dans le labyrinthe. Dujardin-Beaumetz est à peu près seul à en contester l'incurabilité.

En résumé, les oreillons se comportent comme une maladie infectieuse de quelque sévérité. Divers microbes y ont été signalés par Capitan et Charrin, Ollivier, Bordas, et, plus récemment, par Laveran et Catrin, Busquet et Ferré.

*Étiologie*. Leur contagiosité n'est pas douteuse, mais elle paraît être assez faible, car ils ne procèdent pas par grandes poussées, mais par cas isolés ou petits groupes séparés par la période d'incubation. La transmission nécessite un contact direct, chemine de proche en proche, se limite à une chambre, à une aile de bâtiment, à une portion d'école. Variot a vu une épidémie de 25 cas en 15 jours au rez-de-chaussée d'une école maternelle, alors que le premier étage, occupé par 200 jeunes filles, était épargné : une porte vitrée ordinairement fermée et un mur de $2^m$,50 de hauteur séparaient les deux cours de récréation. Il serait facile de trouver d'autres faits du même genre.

A quelle période les oreillons sont-ils contagieux ? Roger et Labric, Rendu croient qu'ils le sont avant la fluxion parotidienne, à la fin de l'incubation ; le danger est au maximum dans les 48 premières heures de l'invasion, ne persiste pas au delà de 4 ou 5 jours de maladie, et disparaît suivant Gouraud et Rendu, avec le gonflement des parotides. La transmission s'opère probablement par l'haleine. Pourtant Sevestre, Antony, Merklen ne se montrent pas aussi affirmatifs ; Antony, Comby ont vu la contagion se faire pendant la convalescence, et Pearse estime qu'elle est à redouter pendant 3 semaines. Peut-être le germe persiste-t-il dans la cavité buccale ! Laveran et Catrin l'ont retiré du sang 15 jours après la disparition des ourles. Il serait donc prématuré d'accepter l'opinion de Rendu.

L'Incubation est, en moyenne, de 18 à 20 jours, par exception de 8 jours à 30 jours.

*Premiers symptômes.* Dans la moitié des cas, quelques prodrômes : fièvre, céphalalgie, courbature, vertiges, vomissements ; au bout de 12 à 36 heures, douleurs vives parotidiennes, irradiées vers l'oreille, spontanées et exagérées par la pression, le bâillement, la mastication ; points douloureux assez constants à l'articulation temporo-maxillaire, au-dessous de l'apophyse mastoïde, dans la région sous-maxillaire ; gonflement, qui se montre souvent d'emblée, siège au niveau des parotides qu'il gagne successivement, très variable dans son volume, qui croît pendant 3, 4 ou 6 jours, et diminue en suite de telle sorte que, vers le 7e ou 8e jour, il n'en reste ordinairement aucune trace. Pourtant Rilliet et Barthez l'ont vu persister 2 ou 3 semaines. L'angine, la sécheresse buccale, la rougeur autour de l'embouchure du canal de Sténon, à la voûte palatine sont inconstantes, mais peuvent mettre sur la voie, en temps d'épidémie.

*Prophylaxie.* Les oreillons ne justifient jamais la fermeture de l'école.

Bien qu'à la suite d'une discussion à la société médicale des hôpitaux, on ait cru devoir demander l'abréviation de la quarantaine imposée aux oreillons, en présence des divergences d'opinion, il est prudent de surseoir à cette réforme. L'isolement devra durer 10 jours après la disparition des symptômes locaux, davantage s'ils persistent plus que d'habitude. Les médecins anglais demandent 24 jours, Comby 15 jours depuis l'invasion.

La suspicion durera 24 jours ; mais on n'est pas tenu d'être très sévère à cet égard, à moins que l'épidémie ne semble vouloir s'éterniser ou s'étendre anormalement.

La désinfection bien faite permettra d'abréger la durée de la quarantaine.

## 4e *Diphthérie.*

*Fréquence.* C'est la plus terrible des maladies de l'enfance. « C'est, de toutes les maladies aiguës, celle qui fait le plus de victimes, pendant la durée de la première enfance, chez les sujets âgés de 3 à 7 ans. » Le pronostic général est malaisé à connaître, à cause des différences de gravité suivant l'âge, l'état habituel de la santé, les conditions d'hygiène, le génie épidémique tel qu'on le comprend désormais. La statistique suivante de Bergeron pourra en donner une idée : (à Paris).

| Années | Admissions aux hôpitaux | Décès |
|---|---|---|
| 1866 . . . . . . . . . . . . . | 318 | 204 |
| 1867 . . . . . . . . . . . . . | 324 | 194 |
| 1868 . . . . . . . . . . . . . | 300 | 192 |
| 1869 . . . . . . . . . . . . . | 271 | 190 |
| 1872 . . . . . . . . . . . . . | 465 | 317 |
| 1873 . . . . . . . . . . . . . | 463 | 330 |
| 1874 . . . . . . . . . . . . . | 479 | 333 |
| 1875 . . . . . . . . . . . . . | 565 | 415 |
| 1876 . . . . . . . . . . . . . | 657 | 493 |
| 1877 . . . . . . . . . . . . . | 934 | 696 |
| 1878 . . . . . . . . . . . . . | 839 | 595 |

| Années | Admissions aux hôpitaux | Décès |
|---|---|---|
| 1879 . . . . . . . . . . . . . . | 752 | 659 |
| 1880 . . . . . . . . . . . . . . | 1 128 | 637 |
| 1881 . . . . . . . . . . . . . . | 1 192 | 711 |
| 1882 . . . . . . . . . . . . . . | 1 503 | 877 |
| 1883 . . . . . . . . . . . . . . | 1 494 | 858 |
| 1884 . . . . . . . . . . . . . . | 1 711 | 931 |
| 1885 . . . . . . . . . . . . . . | 1 581 | 904 |
| 1886 . . . . . . . . . . . . . . | 1 676 | 960 |
| 1887 . . . . . . . . . . . . . . | 1 790 | 1 039 |
| 1888 . . . . . . . . . . . . . . | 1 981 | 1 249 |
| 1889 . . . . . . . . . . . . . . | 2 136 | 1 149 |
| 1890 . . . . . . . . . . . . . . | 2 132 | 1 118 |

La statistique précédente montre la progression de la diphthérie à Paris, que démontre encore celle de Bergeron (décès pour 100 000 habitants) :

| | |
|---|---|
| 1865 . . . . . . . . . . . . . . . | 53 |
| 1866 . . . . . . . . . . . . . . . | 45 |
| 1867 . . . . . . . . . . . . . . . | 36 |
| 1868 . . . . . . . . . . . . . . . | 41 |
| 1869 . . . . . . . . . . . . . . . | 41 |
| 1872 . . . . . . . . . . . . . . . | 62 |
| 1873 . . . . . . . . . . . . . . . | 64 |
| 1874 . . . . . . . . . . . . . . . | 53 |
| 1875 . . . . . . . . . . . . . . . | 67 |
| 1876 . . . . . . . . . . . . . . . | 79 |
| 1877 . . . . . . . . . . . . . . . | 121 |
| 1878 . . . . . . . . . . . . . . . | 93 |
| 1879 . . . . . . . . . . . . . . . | 84 |
| 1880 . . . . . . . . . . . . . . . | 99 |
| 1881 . . . . . . . . . . . . . . . | 104 |
| 1882 . . . . . . . . . . . . . . . | 106 |
| 1883 . . . . . . . . . . . . . . . | 88 |
| 1884 . . . . . . . . . . . . . . . | 85 |

On observe le même progrès dans toutes les grandes villes de France :

| Années | Marseille | Lyon | Lille | Bordeaux |
|---|---|---|---|---|
| 1874 . . . . . . . . . . | 112 | 112 | » | » |
| 1875 . . . . . . . . . . | 115 | 166 | » | » |
| 1876 . . . . . . . . . . | 133 | 112 | » | » |
| 1877 . . . . . . . . . . | 166 | 76 | » | » |
| 1878 . . . . . . . . . . | 271 | 124 | 29 | » |
| 1879 . . . . . . . . . . | 255 | 132 | 41 | » |
| 1880 . . . . . . . . . . | 427 | 186 | 35 | » |
| 1881 . . . . . . . . . . | 395 | 159 | 44 | 159 |
| 1882 . . . . . . . . . . | 401 | 154 | 79 | 87 |
| 1883 . . . . . . . . . . | 367 | 129 | 64 | 90 |
| 1884 . . . . . . . . . . | 346 | 104 | 52 | 106 |
| 1885 . . . . . . . . . . | 354 | 93 | 46 | 91 |
| 1886 . . . . . . . . . . | 582 | 143 | 43 | 60 |
| 1887 . . . . . . . . . . | 564 | 173 | 87 | 114 |
| 1888 . . . . . . . . . . | 468 | 173 | 92 | 173 |
| 1889 . . . . . . . . . . | 363 | 280 | 123 | 166 |
| 1890 . . . . . . . . . . | 675 | 385 | » | 119 |
| 1891 . . . . . . . . . . | » | 81 | » | » |

Voici, d'autre part, d'après les relevés de Janssens, la situation relative des grandes villes de l'ancien et du nouveau monde (décès pour 100 000) en 1884.

| Villes | | Villes | |
|---|---|---|---|
| Amsterdam . . . . | 265 | Paris . . . . . . | 85 |
| Berlin. . . . . . | 245 | Hambourg . . . . | 76 |
| Madrid . . . . . | 225 | Naples . . . . . | 74 |
| Dresde . . . . . | 184 | Lisbonne. . . . . | 74 |
| Varsovie . . . . . | 167 | Stuttgard . . . . | 61 |
| Philadelphie . . . | 163 | Rome. . . . . . | 56 |
| Chicago . . . . . | 140 | Edimbourg . . . . | 50 |
| Turin . . . . . . | 127 | Buda-Pesth . . . . | 50 |
| St-Pétersbourg. . . | 121 | La Haye. . . . . | 45 |
| Bucharest . . . . | 118 | Vienne . . . . . | 44 |
| Berne. . . . . . | 115 | Londres . . . . . | 44 |
| Munich . . . . . | 111 | Christiania . . . . | 43 |
| Stockholm . . . . | 107 | Copenhague . . . | 42 |
| Malines . . . . . | 105 | Bruxelles (faub.) . . | 36 |
| Anvers . . . . . | 104 | Bruxelles . . . . | 35 |
| New-York . . . . | 91 | | |

| de 1875 à 1890 p. 10000 Pays | | 6 premiers mois de 1890 Pays | |
|---|---|---|---|
| Villes des États-Unis. | 14,6 | Villes Autr.-Hongr. | 12,8 |
| Autriche-Hongrie. . | 11,6 | » Scandinaves . | 12,4 |
| Espagne . . . . . | 11,2 | » Suisses . . . | 9,3 |
| Russie . . . . . | 11 | » Allemandes . | 8,8 |
| Pays Scandinaves. . | 11 | » Françaises . . | 8,4 |
| Allemagne . . . . | 10,1 | » Américaines . | 8,1 |
| France . . . . . . | 8,4 | » Russes . . . | 5,7 |
| Italie . . . . . . | 7,9 | » Italiennes . . | 4,7 |
| Suisse. . . . . . | 5,9 | » Néerlandaises. | 4,0 |
| Pays-Bas. . . . . | 5,3 | » Belges . . . | 3,13 |
| Belgique. . . . . | 4,4 | » Anglaises . . | 3,1 |
| Iles Britanniques . . | 4,1 | | |

En France la diphthérie fait, par an, 5 000 victimes et aucune ville n'est épargnée. Lorsqu'on songe qu'un des facteurs de la multiplication de la maladie infectieuse est l'importance croissante des contacts à la crèche et à l'école, on voit quelle responsabilité incombe à l'État, et quelle tâche aux maîtres et aux médecins des écoles.

*Etiologie.* La diphthérie est une maladie contagieuse. L'agent de la contagion, le bacille de Klebs-Lőffler, est uniquement contenu dans les fausses membranes et les mucosités de la gorge, de la bouche et du nez (à moins de localisation cutanée), et conserve, hors de l'organisme, ses propriétés virulentes pendant un temps très long. Il pénètre par les premières voies à la faveur d'une porte ouverte, érosion des muqueuses, excoriations de la peau; il est même probable qu'il peut s'y introduire, sommeiller, et retrouver, à un moment donné, sous une influence mystérieuse, son activité primitive. La diphthérie est fréquente dans les campagnes, les saisons froides, les pays froids et sur les terrains humides.

La contagion est directe par le malade lui-même, ses mains ; ou indirecte, plus fréquemment, par les vêtements, le linge, les jouets, les aliments et principalement le lait. Les personnes qui ont soigné un malade deviennent souvent, sans être atteintes elles-mêmes, des agents de contagion (Thoinot, Mignot, Misset). Elles conservent quelquefois longtemps le bacille de Lőffler dans leurs mucosités pharyngiennes, sans en être incommodées. Cette immunité peut avoir un grand rôle dans la transmission indirecte. A l'abri de l'air et de la lumière, le germe desséché conserve, dans les objets souillés, sa virulence pendant plusieurs mois, fait expérimentalement vérifié, et peut-être pendant des années (Révilliod, Richard, Hauser, Legrand). L'eau joue, dans la propagation de l'infection, un rôle à peu près nul, ou du moins peu connu encore, de même le lait. Russel a insisté sur celui des matières fécales, Teissier et Klebs sur celui des poussières mises en mouvement, des chiffons. Le danger des fumiers a été incriminé surtout par Teissier, et Longuet a prêté à cette thèse l'appui de ses observations. On n'en saisit pas bien la raison, si ce n'est en admettant l'identité de la diphthérie humaine et de celle des oiseaux. Encore tous les fumiers ne recèlent-ils pas d'excréments aviaires. La non identité invoque la bactériologie, qui n'a peut-être pas dit son dernier mot, le témoignage de Saint-Yves Ménard, et d'autres moins valables. L'identité a pour elle les observations de Nicati, Delthil, Pamard, Teissier, Bribosia; le fait de l'île de Skiatos, où l'épidémie fut importée par des dindons (L. H. Petit), et l'opinion de beaucoup de médecins anglais, belges et allemands. On connaît encore assez mal la diphthérie des bovins, du cheval, du chat et du lapin.

La rougeole, la coqueluche, l'angine banale, si communes à l'école, sont autant de causes prédisposantes ; une première atteinte ne confère pas l'immunité.

Hors les cas où le transport des germes s'opère par les poussières soulevées et flottantes, leur pouvoir de diffusion paraît assez restreint. Dumez a vu, dans une école communale à deux groupes séparés par quelques mètres, l'infection se localiser à l'un de ces groupes, et Lancry, dans des conditions identiques, les voisins directs des malades atteints en totalité et les voisins moins immédiats entièrement indemnes.

A quel moment commence-t-elle à être transmissible ? Bergeron estime que c'est dès qu'apparaît la pellicule blanche qui deviendra la fausse membrane. Bard, Lemoine, Mayet ont même cité des contagions précoces, avant l'apparition des symptômes évidents de la diphthérie. Le fait est, actuellement hors de doute. Le danger persiste pendant toute la maladie en s'affaiblissant à mesure que disparaissent les fausses membranes ; mais il est important d'insister sur ce fait qu'il persiste pendant la convalescence. Lőffler, Roux et Yersin, Tobiesen, Tezenas du Montcel, Schafer, Deschamps, etc., en ont constaté directement la présence dans la gorge et les cavités nasales ; Ogle a vu la contagion après un mois, Bard et Lemoine après 100 et 53 jours. Le coryza diphthéritique semble offrir, dans ce cas, un danger spécial, et la persistance du bacille y est bien plus longue que dans la gorge, où l'on admet qu'elle ne dépasse pas un mois, en moyenne. Il n'est pas besoin d'insister sur le parti que la prophylaxie doit tirer de cette remarque : l'antisepsie bucco-nasale au cours de la maladie, l'examen microscopique des sécrétions avant de rendre l'enfant à la vie commune sont, ici, plus que jamais nécessaires. Malheureusement, la seconde indication exige une compétence toute spéciale et expose à confondre avec le bacille de Lőffler des microbes pseudo-diphthéritiques, beaucoup moins nocifs : ce ne sont peut-être que des formes atténuées du microorganisme spécifique, et il vaut mieux, dans la pratique, et en vue d'une prophylaxie hygiénique, ne pas faire une distinction, qui risquerait souvent d'être en défaut, entre la vraie et la fausse diphthérie.

L'essai de la virulence sur le cobaye est toujours nécessaire. D'ailleurs, ce desideratum sera entièrement comblé quand on aura institué à Paris, et, au moins dans les grandes villes de province des laboratoires d'examen bactériologique à l'exemple de ceux de M. Miquel (annexe Lobau), et de M. Macé à Nancy.

L'incubation est très courte, de 1 à 3 jours, rarement plus longue, 12 ou 15 jours : les incubations aussi prolongées résultent, sans doute, d'une contagion ancienne après laquelle le microbe est resté dans les vêtements, ou a sommeillé dans les cavités naturelles, pour pénétrer dans l'organisme à la faveur de la première porte d'entrée.

*Premiers symptômes.* La diphthérie débute tantôt par des symptômes généraux, tantôt par des symptômes locaux. Dans le premier cas, l'exorde est bruyant, avec température de 40° et plus, frissons, anorexie, vomissements, soif et pâleur livide de la face, sans qu'aucun trouble fonctionnel, sans qu'aucune gêne locale attire l'attention du côté du point d'infection. Il en résulte l'obligation de toujours examiner la gorge, les voies aériennes ou les surfaces cutanées excoriées (Bourges) (1), et cette autre, de renvoyer, surtout en temps d'épidémie, tout enfant fébricitant. Cette décision est imposée, dans le cas qui nous occupe, par l'intensité des symptômes. Dans le second cas, le début est insidieux, se caractérise par un mouvement fébrile léger, sans diminution des forces ni de l'appetit, avec un peu moins de gaieté, une douleur de gorge médiocre ou insignifiante, un peu d'enrouement et de gonflement des glandes cervicales. Cela ressemble au début d'une angine ordinaire : mais il ne faut pas s'y laisser tromper et l'examen de la gorge s'impose : si l'on aperçoit du blanc, même seulement de la rougeur et du gonflement, il faut évincer l'enfant. Quand l'affection débute par le larynx, on ne voit pas de membranes : on constate un peu de malaise, de la douleur de gorge et de l'enrouement. Ces symptômes nécessitent encore le renvoi (Thorens). La période de début ne dure que 24 à 36 heures. Au bout de ce temps les fausses membranes se constituent et les symptômes se complètent.

(1) *La diphthérie*. Biblioth. médic. Charcot-Debove.

*Prophylaxie.* Gellé recommande, en temps d'épidémie, d'examiner chaque matin la gorge de tous les élèves et d'habituer à cela les instituteurs qui renverront tout élève ayant du blanc dans la gorge. Il serait préférable qu'un tel examen fût réservé aux médecins, lourde besogne, il est vrai, mais que justifie l'importance du sujet.

La désinfection a beaucoup de valeur parce qu'elle atteint aisément les germes, uniquement contenus dans les fausses membranes. L'isolement, qui doit tenir compte de la contagion tardive, devra durer six semaines, ou 40 jours, à partir du début de l'affection, pourvu qu'il ne reste plus d'angine, de catarrhe des muqueuses ni d'albuminurie. En Angleterre, les prescriptions du *Médical office of schools* de 1886 exigent quatre semaines à dater du moment où il n'y a plus ni mal de gorge ni sécrétion dépendant de la maladie. Raven se contenterait de trois semaines; la société des médecins inspecteurs de Londres, de 12 jours après désinfection complète; Bard demande 50 jours. Sans discuter plus longuement cette question, nous nous rallierons au chiffre de 40 jours, que nous considérons comme un minimum. L'examen bactériologique des sécrétions naso-pharyngées donnerait à cet égard, toute certitude.

Layet fixe à 10 jours la durée de la suspicion.

Un cas de diphthérie ne suffit pas à autoriser la fermeture d'une école : mais s'il s'en produit un second, il faut licencier, désinfecter et ne réadmettre qu'après dix jours au moins d'interruption. Les frères et sœurs des enfants qui seraient tombés malades dans l'intervalle seront tenus en suspicion pendant le même temps à partir du moment du dernier contact. Toute angine, même simple en apparence, sera tenue pour suspecte. Si un seul des quartiers fréquentant l'école est contaminé, on peut se contenter d'en interdire l'accès aux enfants de ce quartier. Enfin Bourges conseille de pratiquer deux fois par jour, en temps d'épidémie, l'antisepsie des cavités supérieures. Cette pratique est excellente, même à la suite des maladies aiguës les plus banales en apparence. Le bacille pseudo-diphthéritique y a été rencontré 25 fois sur 60 chez des enfants d'une école par Roux et Yersin : le pneumocoque y persiste longtemps après la pneumonie (Netter), et Frankel y a trouvé le staphylocoque et le streptocoque très-fréquemment, ce qui donne l'explication des complications secondaires si communes dans les maladies infectieuses.

L'antisepsie buccale, préventive aussi bien que curative, peut se pratiquer au moyen de l'acide thymique, et du salol, non toxiques.

Formule de Müller (de Berlin) :

| | |
|---|---|
| Thymol . . . . . . . . . . . . . | 0 gr. 15 |
| Acide benzoïque. . . . . . . . . . | 3 gr. 00 |
| Teint. d'Eucaliptus. . . . . . . . . | 12 gr. 00 |
| Eau. . . . . . . . . . . . . . . | 790 gr. 00 |

Autres formules. Acide borique 3 à 4 %, acide benzoïque 1/175, acide salicylique 1/200; Thymol 1/1500.

La désinfection comporte les indications habituelles: insistons encore sur l'assainissement prolongé des voies supérieures. Il est très important de détruire par ignition les jouets, les linges sur lesquels ont été déposées les fausses membranes, les mouchoirs, les ustensiles ou instruments de peu de valeur qui ont servi pendant le traitement. Bains de sublimé; désinfections à l'étuve à vapeur sous pression de tout ce qui, n'ayant pas été détruit, se prête à cette manœuvre. Grattage des murs et des planchers, aspersions phéniquées, car l'acide phénique est, pour la diphthérie, le désinfectant de choix; l'emploi successif ou combiné de cet acide et du sublimé est meilleur encore. On utilisera cette constatation que l'accès de l'air, du soleil et de l'humidité atténue promptement la virulence du germe et on y livrera la chambre du malade, qu'on ne réoccupera que longtemps après.

Les mêmes précautions s'étendent autant à l'entourage du malade qu'au malade lui-même. Le personnel affecté à son service sera rigoureusement isolé, les aliments déposés dans un local désigné, les restes détruits par le feu, et la vaisselle désinfectée à l'eau bouillante après chaque repas. On restreindra le plus possible le personnel, et on n'admettra d'autre visite, auprès du malade, que celle du médecin et celle d'une personne de la famille si elle désire lui donner des soins.

Gilbert affirme que la mortalité diphthérique a diminué de moitié au Hâvre depuis qu'on lui oppose des mesures sanitaires bien dirigées. C'est probable et très encourageant.

Mais les faits révélés récemment au congrès de Buda-Pesth par notre savant ami le Dr Roux sont plus satisfaisants encore, et permettent de concevoir les plus grandes espérances. Le traitement par le sérum antidiphthérique qu'il a appliqué, avec le concours de MM. Martin et Chailloux, à l'hôpital des enfants-malades, du 1er février au 24 juillet 1894 sur 448 enfants, a eu le merveilleux résultat d'abaisser à 24 % la mortalité qui était jusqu'alors de 51 %, avec toutes les autres méthodes. M. Aronson (de Berlin) a également traité avec le sérum, du 1er mars au 1er août 1894, 192 enfants atteints de diphthérie confirmée, et la mortalité n'a été que de 14 %, alors que dans le même hôpital, de janvier à mars, la mortalité était de 41,8 %.

« Tout porte à croire, dit le professeur Strauss, dans son rapport à l'Académie de médecine (16 octobre 1894), que le sérum antidiphthérique exerce aussi chez l'homme, ainsi qu'il le fait expérimentalement chez les animaux, une action immunisante et préservatrice. Ce sérum est antitoxique, immunisant et curateur. Il ne peut y avoir qu'avantage à inoculer préventivement le sérum aux personnes bien portantes surtout aux enfants qui vivent au contact d'un sujet atteint de diphthérie ». Ainsi a procédé M. Aronson. Sur 130 enfants traités préventivement par l'injection sous-cutanée d'un centimètre cube de sérum, 2 seulement ont été atteints de diphthérie bénigne. Mais le traitement de la diphthérie confirmée, employé dans les hôpitaux par le Dr Roux, nécessite l'inoculation d'une plus grande quantité de sérum. Tous les malades entrants recevaient systématiquement 20 centimètres. cubes de serum, en une seule piqûre, sous la peau du flanc. L'injection faite aseptiquement n'est pas douloureuse, et ne donne lieu à aucun accident. Dans trois cas, pourtant, il y eut un abcès qui guérit après incision. En quelques instants le sérum est généralement résorbé. Une seconde injection de 20 ou de 10 centimètres cubes était faite 24 heures après ; ces deux injections suffisaient le plus souvent pour la guérison, une 3e injection de 20 ou de 10 centimètres cubes était faite encore si la température restait élevée. Les effets du traitement sont saisissants et rapides. On sait que les expériences de Roux ont reçu, depuis lors, une éclatante confirmation.

L'état général s'améliore, les fausses membranes se détachent et ne se reproduisent plus, la température s'abaisse, dès le lendemain, en général, il n'y a plus d'albumine dans les urines, les symptômes inquiétants disparaissent.

A Roux appartient la découverte de la toxine diphthéritique, à Behring celle de l'antitoxine. La sérumthérapie appliquée à la cure de la diphthérie humaine, donnera, tout porte à le croire, des résultats bienfaisants dont il est difficile aujourd'hui de pouvoir apprécier toute l'étendue. Malheureusement, on a signalé quelques accidents, non sans gravité, imputables au sérum, ce qui engagera à être prudent, en matière d'injections préventives, jusqu'à ce que la technique se soit perfectionnée.

## 5° *Coqueluche.*

Le maximum de fréquence de cette maladie est de 2 à 5 ans ; mais elle atteint tous les âges. Elle est grave par ses complications, au point que Gaucher la redoute plus que la scarlatine ; on connaît ses affinités avec la rougeole et la diphthérie. On se rend difficilement compte de sa fréquence car les statistiques des hôpitaux ne sauraient en donner une idée exacte, la plupart des coquelucheux étant soignés à la maison. Les statistiques obituaires des hôpitaux exagèrent la gravité du pronostic, parce qu'elles ne comportent que les formes les plus graves et que le milieu nosocomial est très propre à multiplier les complications.

La statistique de Bertillon donne, pour Paris (décès par 100 000 hab.)

| | | | |
|---|---|---|---|
| 1865 . . . . . . . . | 12 | 1876 . . . . . . . . | 10 |
| 1866 . . . . . . . . | 10 | 1877 . . . . . . . . | 26 |
| 1867 . . . . . . . . | » | 1878 . . . . . . . . | 13 |
| 1868 . . . . . . . . | 12 | 1879 . . . . . . . . | 13 |
| 1869 . . . . . . . . | 7 | 1880 . . . . . . . . | 24 |
| 1870 . . . . . . . . | » | 1881 . . . . . . . . | 22 |
| 1871 . . . . . . . . | » | 1882 . . . . . . . . | 9 |
| 1872 . . . . . . . . | 13 | 1883 . . . . . . . . | 27 |
| 1873 . . . . . . . . | 4 | 1886 . . (35 villes) . | 1169 |
| 1874 . . . . . . . . | 13 | 1887 . . . . . . . . | 1113 |
| 1875 . . . . . . . . | 15 | . . . . . . . . . . . | |

| | | |
|---|---|---|
| Paris. 1886, 555 décès | Autriche 1883 | 23957 |
| » 1887, 424 « | « 1884 | 27695 (Richard) |
| » 1889, 520 « | « 1885 | 24786 |

C'est surtout une affection de l'école maternelle. La fin du printemps et le commencement de l'hiver en sont les saisons de prédilection. Les filles en sont plus souvent atteintes, et la classe pauvre y paie le plus large tribut.

*Etiologie.* La maladie est contagieuse directement. Toute autre cause que la contagion ne saurait la produire. La puissance du contage est très grande ; quelquefois la transmission est tardive. Toutefois le danger est au summum pendant la période des quintes. La contagion indirecte, acceptée par quelques-uns, n'est pas certaine. La coqueluche procède par épidémies, et l'école leur convient particulièrement. Elle est spécifique, infectieuse : l'immunité qui résulte d'une première atteinte en est la meilleure preuve. On n'en connaît pas l'agent microscopique, mais on peut être à peu près certain qu'il est contenu dans le mucus dont l'expulsion met fin à chaque quinte. Il paraît s'atténuer et perdre toute virulence quand l'élément infectieux a fait place à l'élément purement spasmodique, 30 ou 40 jours après le début de la période convulsive. Toutefois, il est bon de prolonger les précautions 15 jours après la disparition de cette période, et mieux, jusqu'à l'extinction complète de la toux.

L'incubation est de 12 jours en moyenne.

*Premiers symptômes.* Ils se résument en ceux d'une bronchite d'allure banale, avec fièvre légère, enrouement, coryza, injection des conjonctives. Pourtant « indépendamment des conditions de milieu propres à faire craindre une contagion possible, certains indices peuvent faire soupçonner la nature de l'affection : la toux est fréquente, tenace; elle s'accompagne d'un chatouillement laryngé que certains auteurs considèrent comme assez particulier : elle est plus fréquente la nuit et associée alors à de la dyspnée, à une sensation douloureuse derrière le sternum ». La durée de cette phase est de 8 à 15 jours, puis la toux se modifie peu à peu et devient convulsive. La durée de la seconde phase est en moyenne de 38 à 40 jours ; celle de la 3e ou période de déclin, est de 10 à 20 jours.

*Prophylaxie.* On commencera l'isolement dès que la maladie sera reconnue ou soupçonnée et on le prolongera trois semaines après la disparition des quintes caractéristiques. Les médecins inspecteurs anglais demandent six semaines après le début de la toux pourvu que l'élément spasmodique n'existe plus, ou que la toux ait cessé; ou encore 21 jours après la désinfection complète.

La suspicion durera 24 jours (Layet).

La désinfection la plus rigoureuse précédera la rentrée de l'élève. La sulfuration jouit, vis-à-vis de la coqueluche, de quelque efficacité.

### 6e *Stomatite ulcéro-membraneuse*

Maladie des enfants de 4 à 8 ans, endémique dans les asiles, probablement contagieuse par les cuillères, les verres, etc. La contagiosité paraît faible et nécessite une prédisposition par inflammation bucco-gingivale, d'où sa fréquence au moment de l'évolution dentaire, chez les enfants mal soignés.

Début par symptômes généraux inconstants, sensation chaude et douloureuse dans la bouche, rougeur et tuméfaction, et bientôt ulcérations et fausses membranes friables aux gencives, aux lèvres, à la langue, au palais ; salivation et fétidité de l'haleine.

Les sujets atteints doivent-être éloignés jusqu'à guérison.

### 7° *Grippe.*

Il est difficile de prendre, à l'égard de cette maladie épidémique, une mesure efficace. La contagion, infiniment probable, la diffusion si rapide du virus semblent déjouer toute tentative prophylactique. Le médecin inspecteur pourra prescrire telle mesure qui lui semblera indiquée par les circonstances et se souviendra que la grippe est souvent fatale aux affaiblis.

### 8° *Fièvre typhoïde.*

Les épidémies de dothiénentérie ne sont pas exceptionnelles dans les écoles. Pour les lycées, collèges, écoles normales, le fait est avéré et les observations nombreuses. Pour les écoles communales, nous en avons trouvé quelques relations comme celle de Guibert (de Saint-Brieuc).

La fièvre typhoïde est contagieuse, mais à un faible degré. L'abattement général, si prononcé du début de la maladie, est ordinairement une cause précoce d'éviction, et aussi la contagion se fait-elle moins d'élève à élève que par l'intermédiaire des matières fécales, d'une eau contaminée.

L'incubation est de 15 jours en moyenne.

Les premiers symptômes sont, avec une courbature générale dont nous avons parlé, la céphalalgie, les épistaxis, l'insomnie, l'état saburral de la langue, la diarrhée, les bourdonnements d'oreilles.

Une épidémie de typhus abdominal ne nécessite jamais le licenciement d'une école.

La prophylaxie tient tout entière dans l'hygiène générale, la propreté, la pureté de l'eau potable. Il faut préserver les puits de toute contamination possible par les matières fécales infiltrées ou débordées, et, s'il n'est pas possible de renoncer à ce mode incertain d'approvisionnement d'eau, il faut l'éloigner des fosses, des propriétés voisines, des ruisseaux, le maçonner avec soin, le doubler d'argile tassée sur une grande épaisseur, le munir d'une margelle saillante,couverte, et renoncer à l'épuisement au moyen du seau pour préférer une pompe.

Si l'affection se déclare, les enfants seront éloignés pendant un temps qu'on ne saurait fixer, à cause de ses variations de durée, en tous cas jusqu'à la fin de la convalescence, moment où tout danger a disparu. La suspicion durera une vingtaine de jours. Une désinfection sévère est de rigueur : l'agent de transmission existe dans les selles.

L'école contaminée sera évacuée pendant 24 heures et assainie. On accordera une surveillance toute particulière aux latrines et aux fosses d'aisance.

### 9° *Tuberculose.*

On sait à présent que c'est une maladie parasitaire, transmissible par l'expectoration. Il en résulte qu'on doit observer certaines précautions vis-à-vis des tuberculeux. La contagion par l'air expiré est plus que douteuse, mais la pulvérisation des crachats desséchés, leur mélange à l'air et aux poussières banales en sont le mode habituel. Les expériences de Cadéac et Mallet ne laissent plus aucun doute à ce sujet.

La Tuberculose s'accompagne souvent d'une déchéance organique qui attire l'attention, mais elle peut coïncider avec des apparences satisfaisantes. Il faut examiner tout enfant qui tousse ou se plaint d'oppression, de faiblesse, d'amaigrissement, de transpirations nocturnes.

Si l'on n'a pas compris cette maladie au nombre de celles qui motivent le renvoi, c'est qu'on a voulu laisser toute latitude au médecin. Il est prudent d'écarter tout sujet atteint de lésions confirmées, selon la règle établie dans l'armée. Faire une distinction entre ceux qui expectorent ou n'expectorent pas, considérer qu'il suffit de défendre de cracher par terre, c'est s'exposer à de graves mécomptes. L'état de suspicion n'indique qu'une surveillance incessante et la médication préventive. Accessoirement, l'adoption de crachoirs antiseptiques et l'interdiction de souiller le sol s'imposent.

### 10° *Maladies externes*

Nous avons traité ailleurs des conjonctivites contagieuses. Nous n'y reviendrons pas.

### 11° *Affections parasitaires.*

*a. Pourlèche.* La pourlèche ou perlèche, lésion fissuraire des commissures labiales est très commune, en toute saison, chez les écoliers malpropres. Lemaistre (1), à Limoges, en a trouvé un cas sur 17 enfants des écoles primaires ; Raymond, dans une école maternelle, 42 sur 115, et dans une école d'enfants plus âgés, 25 sur 245, surtout dans les petites classes.

A la commisure des lèvres, l'épiderme blanchit et se soulève, bien qu'il n'y ait pas, à proprement parler, de vésicule. Il se forme une pellicule blanchâtre, saillante et plissée, empiétant en haut et en bas sur chaque lèvre dans l'étendue d'un millimètre à un demi-centimètre. Cette pellicule, comme décollée, s'arrache facilement, et on trouve, au dessous, le derme nu. Puis la lésion progresse en surface et en profondeur, et il survient une fissure qui occupe la commissure, ordinairement unique, quelquefois multiple, les fissures secondaires moins profondes que la principale. La lésion, pendant ce temps, gagne le long des lèvres, mais ne s'étend jamais à plus de trois-quarts de centimètre du pli commissural, gagnant plutôt du côté de la face cutanée que de la face muqueuse. La pourlèche est ordinairement bilatérale et aussi avancée

(1) *Revue sanitaire de Bordeaux*, 1886, p. 101.

d'un côté que de l'autre, indolore à moins que la fissure ne devienne saignante par suite d'écartement intempestif des lèvres ou de négligence : sous ces influences, elle se creuse, devient croûteuse, s'entoure d'une auréole inflammatoire (1). Elle tend à guérir spontanément en 15 à 30 jours (Lemaistre), 4 à 6 semaines (Raymond). Après guérison, il reste une plaque blanche qu'on pourrait prendre pour une plaque muqueuse. La récidive est commune. Elle est très contagieuse et se colporte, surtout chez les enfants du premier âge, à l'occasion des baisers, et par l'usage commun des gobelets et des serviettes. La prophylaxie en découle : linge personnel, flambage ou lavage à l'eau bouillante des seaux et des gobelets. Le borax, l'alun, le sulfate de cuivre sont les topiques les plus efficaces.

Lemaistre a constamment trouvé, au niveau de la lésion, le *Streptococcus plicatilis*, mais d'autres microbes peuvent la produire et elle n'a rien de spécifique. Cette constatation nous a permis de l'inscrire au nombre des maladies parasitaires.

*b. Impetigo contagieux.* — La contagiosité de l'impetigo, admise pour la première fois, en 1857, par Devergie, reconnue par Kaposi, T. Fox, Vidal, est aujourd'hui admise par tous les dermatologistes (2) Des épidémies de familles, d'écoles ont

(1) RAYMOND. — *Ann. de dermatologie*, 1893.
(2) OLLIVIER. — *Et. d'hygiène publique*, 1888.

été vues en grand nombre par Zit, Ollivier, Leroux (1), Eichstedt (2), dans les cas de ce dernier auteur, de Guttmann. Poggi, la transmission s'est faite par le vaccin. Leroux, sur 750 cas, a observé la contagion 220 fois.

L'impetigo est inoculable (Fox), Leroux, sur 120 tentatives, a réussi 79 fois, soit 65,8 %. L'inoculation peut avoir lieu en série, aux enfants et aux adultes, mais la contagiosité paraît s'affaiblir à mesure que la lésion vieillit. Le microbe est probablement un *streptocoque* auquel s'associent divers *staphylocoques*, agents vulgaires de la suppuration.

Bénigne, la maladie est répugnante. Elle débute par des pustules disséminées qui se rompent et laissent des croûtes jaune-miel, brunâtres ou verdâtres : ces concrétions ne siègent jamais que sur les parties découvertes où l'enfant peut porter la main ; il n'y en a pas dans le dos. Cela démontre le rôle du grattage affirmé, d'ailleurs, par le développement assez fréquent de tournioles. La porte d'entrée est une érosion quelconque, et les contacts entre enfants sont les moyens de propagation. Les chétifs, mal nourris, malpropres, sont particulièrement réceptifs.

Ollivier voudrait que l'impetigo fût compris au nombre des maladies à isoler jusqu'à guérison.

*c. Pédiculose.* — Elle n'est rien moins que rare

(1) Ac. de Méd. 25 oct. 1892.
(2) Berlin Klin. Wochensc, 1885, p. 44.

chez les enfants des écoles, et certains préjugés la respectent. La propreté et l'usage habituel du peigne et de la brosse suffisent à en préserver. Quand la pédiculose est simple, c'est-à-dire, quand le cuir chevelu est normal, des insufflations de poudre insecticide, des lavages à la solution faible de sublimé, des lotions au vinaigre et à l'eau sédative prolongées quelques jours pour tuer les lentes en ont raison (Lailler). Quand elle se complique d'eczéma suintant, de croûtes, d'excoriations, d'ecthyma, Besnier conseille de faire des insufflations de poudre insecticide deux ou trois jours de suite, des lavages au sublimé faible, de couper les cheveux, de lotionner le cuir chevelu avec l'eau amidonnée additionnée d'un ou deux pour cent d'acide borique, et de panser les pustules d'ecthyma à l'emplâtre de Vigo.

Les pellicules sont justiciables de lavages à l'eau de panama suivis d'onctions oléagineuses. On fera un usage modéré du peigne et de la brosse douce.

*d. Teignes.*

### 1. Teigne faveuse.

Affection contagieuse, déterminée par la végétation d'un champignon parasite, *l'achorion schœnleinii*, maladie des localités rurales, rare en ville, en voie de diminution dans notre pays où elle cause encore, annuellement, 4 à 600 exemptions du service militaire.

La propagation se fait directement par les sujets atteints ou, indirectement, par les coiffures, les peignes, les brosses. Aubert, Gailleton, Kobner croient qu'une porte d'entrée est nécessaire à l'implantation du parasite. Les poux, l'impetigo pédiculaire, un traumatisme la créent. Les spores se conservent assez longtemps en dehors de l'organisme ; Sabrazès a pu les cultiver après cinq mois. Une température de 70° les tue. Quelques animaux, souris, poule, vache, chat, chien, paraissent pouvoir être des agents de contagion ; Girard a observé, en 1880, une épidémie de favus atteignant à la fois des bœufs et des enfants. Tripier a inoculé avec succès le favus de la souris à l'homme, et le favus de l'homme à la souris et au chat ; pourtant Sabrazès n'a pu obtenir le transport du favus de la teigne de la poule et du chien et n'a constaté que des lésions épidermiques de favus circiné. La transmission de l'homme à l'homme, quoique moins fréquente que dans la teigne tonsurante, est établie par les expériences de Remak et Deffis, elle est du reste d'observation constante.

La teigne faveuse est limitée ou généralisée à toute la tête. Les cheveux sont décolorés, frisottants, ternes, gris, comme poudrés, clair-semés, et finissent par tomber ; l'affection est constituée par des croûtes jaune-clair déprimées en godets, à surface sèche, poussiéreuse, avec démangeaisons et odeur de souris. Si l'on fait tomber les croûtes, on trouve au-dessous la peau luisante, glabre, rouge (Lailler).

Les teigneux doivent être tenus à part jusqu'à guérison. Les maîtres, instruits des caractères de la maladie, doivent renvoyer les sujets à leurs familles, ou, en raison de la longueur de l'affection, les instruire dans un local séparé. Les grandes villes pourraient annexer des écoles spéciales de teigneux à leurs hôpitaux, comme cela s'est fait, sur l'initiative de Lailler, à l'hôpital Saint-Louis, par le concours de l'assistance publique et de la municipalité. Quand un teigneux est réclamé par sa famille, il y a lieu de l'informer du danger et de ne le réadmettre qu'après un examen sérieux, et comme il se rencontre encore certainement des cas de teigne provoquée pour échapper au service militaire, il y aurait peut-être lieu aussi de rayer cette maladie de la liste des causes d'exemption (Feulard).

## II. Teigne tonsurante ou tricophytie.

C'est une des manifestations cutanées du *tricophyton tonsurans*, champignon parasite découvert par Gruby. Elle est beaucoup plus fréquente chez l'enfant que chez l'adulte, et devient même rare à partir de 16 ou 17 ans pour disparaître après 20 ans (Thibierge). Elle règne souvent à l'école sous forme épidémique : la contagion, extrêmement facile, est directe ou indirecte, comme pour le favus. La tricophytie est quelquefois d'origine animale (2 ou 3 fois sur cent dans l'enfance, d'après Sabouraud), L'espèce bovine, le cheval et le chien seraient aptes à la transmettre : il est possible que, chez ces animaux, elle affecte quelques caractères différentiels, mais ils ne sont pas faciles à reconnaître, et, partant, restent sans intérêt pratique. La tondeuse employée alternativement pour un cheval et pour un enfant, a été, dans un cas de Gerlier, l'agent de propagation. La tricophytie est contagieuse aussi sous forme d'herpès circiné.

Saboureau et Bodin ont émis l'hypothèse d'une existence saprophytique des parasites qui causent les teignes cryptogamiques de l'homme. Elles ne résulteraient pas toujours, par conséquent, de la contagion. Mais cette opinion qui repose sur des considérations botaniques demande encore confirmation (1).

La teigne tricophytique est caractérisée par des plaques rondes, ou ovalaires, légèrement surélevées, à bords nets, siègeant à la tête, sortes de tonsures isolées ou réunies par groupes, à surface grisâtre, sèche, squameuse : les cheveux sont cassés ras. Au début, où il est imporant de la reconnaître, tous les cheveux ne sont pas cassés, mais en regardant de loin et un peu obliquement,

(1) Soc. de dermatol. et de syphiligr. 18 mai 1893.

on reconnaît le contour de la plaque. Si l'on cherche à arracher les cheveux à la pince, on les trouve friables. Il y a des démangeaisons et de la rougeur au début. Le développement est lent, sournois, et on trouve en même temps, quelquefois, et dans le voisinage du cuir chevelu, plus rarement sur le corps, des plaques rosées à surface farineuse, de la dimension d'une pièce de 0,50 à 2 francs. La maladie est longue et difficile à guérir, peut durer des années, et guérit souvent sans laisser de traces (Lailler).

La recherche de la teigne tonsurante chez les garçons aux cheveux courts est relativement facile. Elle est plus malaisée chez les filles. Il est nécessaire de soulever les cheveux et d'examiner attentivement tous les points du cuir chevelu en recherchant les cheveux friables ou cassés.

Quand on en trouve un cas dans une famille ou une école, ii faut examiner tous les autres enfants, car il est rare qu'il reste unique. Il ne faut jamais garder à la classe un enfant atteint, et on n'est autorisé à le reprendre qu'après guérison constatée et maintenue au moins trois mois sans rechûte (Lailler). C'est pour ce cas si long et si préjudiciable à l'instruction que les écoles de contagieux sont particulièrement désirables. On ne peut songer à en créer dans les petites communes, mais une école annexée à l'hôpital du chef-lieu du département pourrait être ouverte à tous les sujets.

Les plus grandes précautions doivent être observées vis-à-vis des animaux tricophytiques.

La transmission du cheval à l'homme est démontrée (Bazin, Mégnin, Bouley, Dieu, Longuet...) ; il en est de même du chat à l'homme (Lancereaux), du chat au cheval (Williams), du chien à l'homme. (Cramoisy) ; Mais c'est surtout de l'homme à l'homme que la contagion est la plus fréquente ; c'est dans les Ecoles, et en particulier dans les Ecoles privées (dépourvues d'inspection médicale) que réside le véritable foyer de cette affection.

Sur cent enfants atteints, la teigne a été contractée 73 fois à l'Ecole, 12 fois dans les familles, 4, 8 dans un hospice, 3, 7 auprès des voisins, enfin 1,07 chez le coiffeur (Dr Butte).

### III. Teigne décalvante ou Pelade.

Aucune question n'a soulevé plus de discussions que la contagiosité de la pelade. Malgré la campagne d'Ollivier et de Gaucher contre cette doctrine, presque tous les dermatologistes s'y sont ralliés. Les observations de L. Colin, aux sapeurs pompiers, de Coustan au 122e de ligne, d'Hillairet, de Lailler, de Leloir, de Hardy sont probantes ; et nous nous rangeons à l'opinion du professeur Leloir qui divise les pelades en trois variétés : 1° Les peladoïdes trophoneurotiques non contagieuses ;

2° Les pelades où l'on n'a constaté ni contagion ni nervosisme ; 3° Les pelades contagieuses cette théorie éclectique est, d'ailleurs assez généralement acceptée.

Le parasite n'est pas nettement connu. Il ne reste rien du *Microsporon Audouini*, revu par Bazin et T. Fox ; presque tous ceux qui ont été décrits depuis ne sont que des microbes accidentels. Les recherches de Vaillard Nimier et Vincent, confirmées par Faivre semblent se rapprocher de la vérité, et le siège extérieur du parasite explique comment il a pu, jusqu'ici, échapper à l'observation. La transmission par les animaux, chevaux et chats, repose sur les observations d'Hillairet, Armazan, Bourguedieu, Mégnin.

Les conditions qui favorisent la contagion sont les chevelures épaisses, brunes, l'habitude d'avoir la tête découverte, les cheveux secs, les rapports fréquents avec les coiffeurs (Besnier). Ce qui se dégage des observations des anticontagionnistes, c'est que le pouvoir contagieux de la pelade est faible et que la transmission n'en est pas fatale. Elle se fait directement, mais surtout indirectement par les coiffures, les oreillers, les traversins, les instruments de toilette et surtout la tondeuse.

Elle est constituée par des plaques arrondies sans croûtes ni écailles, où les cheveux amincis, ternes, poussiéreux, secs, décolorés, tombent avec leur racine à la moindre traction et laissent une place nette. La peau est glabre, lisse, éburnée ;

on trouve quelquefois des cheveux cassés : quand on les arrache ils viennent avec leur bulbe atrophié. Il n'y a souvent que 2 ou 3 plaques qui peuvent confluer. Dans quelques cas rares, tous les cheveux, tous les sourcils et les cils tombent ; toutes les parties pileuses du corps peuvent être atteintes. Les récidives ne sont pas rares, et la maladie, qui guérit dans la plupart des cas, laisse quelquefois des traces indélébiles (Lailler).

Ce que l'on sait de la pelade permet de n'être pas aussi absolu dans la question d'isolement, à cause du préjudice que pourrait causer la longue durée du mal. Mais, la contagion possible étant avérée, aucun peladeux ne peut réclamer comme un droit son admission à l'école, au lycée. Cette admission demeure subordonnée à l'appréciation du médecin. Si l'intéressé refuse de s'y soumettre, la question devra être soumise à une commission déléguée, nommée par l'autorité supérieure, et composée de spécialistes (Besnier). Souvent on pourra concilier, sans aller aussi loin, les intérêts de l'élève et ceux de la prophylaxie.

Les mesures suivantes, votées par l'académie de médecine après un rapport de Besnier au nom d'une commission (1), ont été rendues exécutoires par une circulaire d'octobre 1888 :

*Mesures de prophylaxie générale :* Les peladeux

(1) Composée de Hardy, Bergeron, Fournier, Cornil, Brugnon, Ollivier, le Roy de Méricourt, Vallin, Vidal et Besnier.

auront la tête couverte ; leurs plaques seront oblitérées avec des emplâtres, du collodion ; le traitement a une influence prophylactique de premier ordre : le sujet traité et tenu propre offre le minimum de danger. Pendant toute la maladie il aura les cheveux courts, la barbe rasée ou coupée aux ciseaux. Chaque matin, la partie malade sera lavée à l'eau chaude et au savon, sans préjudice des moyens thérapeutiques. On continuera ces précautions longtemps après la guérison apparente ; on interdira l'échange des coiffures, la communauté de literie, de linge. Tous les objets contaminés seront détruits ou désinfectés, même pour le sujet atteint qui peut être réinfecté par eux. Les objets de toilette seront personnels, et les coiffeurs instruits du danger et des moyens de l'éviter. La tondeuse sera abandonnée quand, dans un groupe où l'on s'en sert, un sujet sera contaminé. Les instruments seront désinfectés par immersion dans l'huile bouillante phéniquée, les ciseaux flambés.

*Mesures de prophylaxie spéciale.* Au sujet de chaque malade on se livrera à une enquête sur les conditions de développement de l'affection, ses origines, la période où elle en est arrivée, son ancienneté, son état stationnaire. Le bon état du cuir chevelu en dehors des plaques, sa réparation en voie d'exécution, permettront la conservation ou l'admission sous certaines réserves : les circonstances opposées, début récent, augmentation, multiplicité, peu d'adhérence des cheveux autour des plaques motiveront la non-admission, le renvoi où l'isolement temporaires.

Pour les asiles et les écoles de la première enfance, la non-admission, l'exclusion ou l'isolement effectif seront la règle. Cela n'a pas de gravité pour les études et l'on ne peut, en rien, compter sur le concours des sujets.

Dans les écoles primaires, on pourra les admettre moyennant un certificat médical en attestant la possibilité, et sous la réserve de l'observation des prescriptions. La tolérance cesse dès qu'un foyer est créé. Les conditions d'admission sont que les élèves resteront séparés pendant les classes et les récréations, soumis au traitement et à la propreté et qu'ils auront la tête couverte quand l'étendue et le nombre des plaques n'en permettront par l'occlusion effective.

Dans tous les externats, les peladeux pourront être admis aux classes et aux cours dans des conditions analogues. La récréation et l'étude en commun seront surveillées avec soin. La tête restera couverte.

Dans les internats, la surveillance peut être exercée plus utilement encore par les médecins; l'âge des sujets permettant, en outre, d'être assuré de leur concours, on n'excluera que pour des cas particulièremet intenses, et l'on pourra conserver les malades si les parents acceptent les mesures prophylactiques, la surveillance et les soins du médecin de l'établissement. Dans le cas contraire, on pourra les conserver comme externes.

*e. Gale.* — Maladie contagieuse par contact direct et prolongé, principalement la nuit. Caractérisée par un prurit violent, porté au maximum le soir, la nuit par la chaleur du lit, peu prononcé le jour. Début, le plus souvent, par les mains et les organes génitaux; lésion pathognomonique : le sillon, « mince ligne grise, ponctuée de points plus foncés, visible à l'œil nu quand on l'examine attentivement, mais plus facile à observer à la loupe ; ligne rarement droite, plus souvent plus ou moins contournée de façon à représenter une virgule ou une S, un fer à cheval irréguliers ; mesurant de 2 à 3 millimètres à 1, 2, plus rarement 3 ou 4 centimètres... Cette ligne, dont la coloration est surtout nette chez les ouvriers aux mains malpropres et résiste aux lavages, présente nettement deux extrémités, l'une plus large au niveau de laquelle on peut voir une éraillure épidermique, correspond à l'entrée du parasite ; l'autre, légèrement saillante, est marquée par un point blanc brillant, facile à voir à la loupe, qui n'est autre chose que le parasite lui-même » (Thibierge).

Lésions accessoires : Vésicules à contenu transparent ou opalin, prurigo acarien, pustules et croûtes ; traces de grattage, surtout aux avant-bras et aux cuisses, du côté de l'extension, au devant des aisselles, au ventre ; à la verge, sillons et papulo vésicules « centrées par une croûtelle » caractéristiques.

La gale ne demande qu'une exclusion momentanée, jusqu'à destruction des acares, qui se fait en quelques heures au moyen du traitement de Hardy (bains et frictions à la pommade d'Helmerich), ou par le suivant, de Vidal : frictions avec

| | |
|---|---|
| Onguent styrax. . . . . . . . . . | 2 parties |
| Huile. . . . . . . . . . . . . | 1 » |

matin et soir pendant 4 ou 5 jours... guérit bien les éruptions et est facile à faire accepter des enfants.

**Maladies contagieuses par imitation**. — Tous les auteurs ont coutume de consacrer une description spéciale à ces maladies, qui sont toutes d'origine nerveuse, et englobées sous les noms vulgaires de convulsions, attaques de nerfs, vapeurs, etc.

a. *Epilepsie*. — La terreur que cause la vue d'une attaque peut être la cause de la première manifestation de l'épilepsie. Il convient d'éloigner les épileptiques à grandes crises, ou tout au moins de les soustraire, sans retard, aux yeux de leurs camarades quand ils sont sous le coup d'un accès.

Des attaques plus ou moins répétées, brusques, quelquefois annoncées par une sensation variable, l' « aura », caractérisent l'épilepsie. Suivant leur intensité, on décrit le petit mal et le grand mal.

Le petit mal consiste dans une absence, sans chûte ; l'enfant, immobilisé dans son attitude. l'œil fixe, hagard, la face pâle, ou marchant devant lui inconsciemment, se réveille au bout de quelques secondes et reprend son occupation au point ou il l'avait laissée, sans se rendre compte de ce qui lui est arrivé ; ou bien reste quelques instants assoupi ou atone. D'autres se livrent à un acte inconscient, tombent et se relèvent sans conserver le souvenir de leur chûte. Le vertige épileptique ou petit mal n'a d'importance que parce qu'il est le précurseur des grandes attaques. C'est à ce titre qu'il pourrait, suivant Thorens, motiver l'éloignement, car il passe souvent inaperçu des autres enfants et ne se transmet pas.

L'attaque vraie, précédée ou non d'aura, est subite. Un cri, et l'enfant pâlit, tombe sans connaissance au risque de se blesser cruellement, insensible, raidi dans une contraction tétanique. A celle-ci succède, au bout de quelques secondes, la phase des secousses cloniques, grands mouvements sur place : les membres se fléchissent et s'étendent, les mains sont énergiquement fermées, le pouce sous les autres doigts ; les yeux convulsés en haut, la face turgide et violacée, grimaçante, le grincement de dents, l'écume sanguinolente, teintée par le sang qui s'échappe des morsures de la langue souvent prise entre les arcades dentaires, caractérisent encore ce second épisode. Enfin, après 30 à 40 secondes, une ou plusieurs minutes, l'attaque cesse, le malade reste somnolent, avec une respiration stertoreuse et se réveille brisé sans conserver aucun souvenir de son attaque. Quelquefois plusieurs crises se succèdent sans interruption constituant l' « état de mal », forme grave. L'incontinence nocturne d'urine est souvent un symptôme de l'épilepsie ignorée, à crises nocturnes.

*b. Hystérie.* — Les « attaques de nerfs » sont une manifestation de la névrose hystérie, commune chez les jeunes filles, au moment de la puberté. Les hystériques sont très enclines à l'imitation, et il est rare, quand il y en a plusieurs en présence, qu'une attaque reste isolée. A la suite d'une frayeur, d'une contrariété, et souvent sans motif connu, l'enfant tombe, mais ayant eu le temps de prévoir sa chute, ne se fait généralement aucun mal. A une très courte période de contractions toniques, dont l' « arc de cercle » est la forme la plus saillante, succède une agitation très grande avec locomotion, cris, insensibilité, perte incomplète de connaissance, faisant place à une phase de délire ou d'hallucination, et à un temps de repos, après quoi l'attaque recommence, jusqu'à ce qu'une crise de larmes et une émission abondante d'urine claire « nerveuse » y mettent fin. La compression ovaire suspend généralement l'attaque. On a toujours avantage à l'essayer; en dehors de ce moyen, il faut se borner à maintenir la malade, et à la soustraire très vite aux regards.

*c. Eclampsie ou convulsions de l'enfance.* — Causées par les émotions, les frayeurs, l'indigestion, l'évolution du vaccin, elles nécessitent le renvoi immédiat et l'intervention du médecin.

*d. Chorée.* Il n'est pas de névrose plus fréquente et plus influencée par l'imitation. La brièveté de la maladie et sa tendance à la guérison spontanée justifient et rendent acceptable l'isolement des enfants atteints.

Elle est souvent précédée d'une modification du caractère qui devient capricieux, irascible, agité. Des « inquiétudes » dans les jambes, des tressaillements dans les doigts et les bras, des grimaces y préludent, et une maladresse insolite des mouvements, des tics inaccoutumés avertissent le maître ou la maîtresse. Bientôt la maladie est constituée, avec ses mouvements incessants, irréguliers et désordonnés, sa marche sautillante et précipitée, ses contractions intempestives, et ses contorsions bizarres : l'enfant parle et mange difficilement, ne trouve pas sa bouche du premier coup, répand ses aliments. L'agitation cesse pendant le sommeil.

Les tics sont du même ordre et justiciables aussi de l'isolement.

# CHAPITRE XI

## VACCINATION ET REVACCINATION

Nous n'avons pas craint de consacrer à cette question un chapitre spécial ; elle intéresse au plus haut point le médecin des écoles, et la prophylaxie de la variole par la vaccine est une des parties les plus importantes de sa tâche. Il faut qu'il se fasse une conviction profonde de la valeur du moyen pour l'imposer aux directeurs d'écoles et aux instituteurs, et que sa compétence le mette à l'abri des accidents, même légers, qu'on exploite si volontiers contre la vaccine et qui nuisent au progrès de sa cause dans l'opinion publique.

Car il reste encore bien des préventions contre la pratique Jennerienne, qu'on n'était pas parvenu jusqu'ici à rendre obligatoire dans notre pays. Elle a une rude lutte à soutenir contre des adversaires passionnés, remuants, de mauvaise foi, qui ont d'autant plus de chance de faire entendre leur voix qu'ils s'adressent aux classes populaires, si disposées à accueillir, même sans preuves, les affirmations qui flattent leurs secrètes aversions. Il est regrettable qu'il se trouve des médecins dans le nombre. En Belgique, c'est Boens qui ne cesse de s'agiter, avec une tenacité digne d'une meilleure cause ; l'Angleterre a sa ligue des antivaccinateurs et nous avons failli avoir la nôtre, sous les ordres d'une noble dame que l'ignorance excuse, du moins. Ce n'est donc pas faire œuvre inutile que de mettre sous les yeux du lecteur quelques documents saisissants, choisis entre mille, et de le faire juge.

La variole faisait en France, au siècle dernier, plus de 30 000 victimes, et tuait alors 1/4 du genre humain. Aujourd'hui, très affaiblie en Europe, mais grave encore dans certaines contrées de l'Amérique du Sud, de l'Asie et de l'Afrique, elle n'a rien perdu de sa vitalité, et l'atteste par des retours offensifs comme celui de 1870-71, où elle frappa mortellement, à Paris seulement, près de 11 000 personnes, immobilisant 20 000 hommes de notre armée, alors que l'armée allemande, protégée par la vaccine, demeurait presque indemne.

Buchanan estime qu'à Londres, la proportion des décès par variole, par million d'habitants, est de 3350 pour les non vaccinés et de 90 pour les autres, en bloc. Pour les enfants au-dessous de 5 ans considérés isolément, les proportions deviennent 5050 et 40,5 (1881). La mortalité qui était de

3,26 pour 100 000 avant l'obligation, est tombée après à 0,48, et les enfants surtout ont bénéficié de l'écart. — Pfeiffer (1) fait connaître que, pendant une période de 50 ans, et sur un million d'habitants, la mortalité était, avant la vaccination, de 2000, après la vaccination, de 686, et après la vaccination obligatoire, de 169. En Westphalie, le chiffre obituaire qui atteignait, par million, 2643 avant la vaccination, est descendu à 114, après. Il a fléchi de 11 à 1, de 13 à 1, de 20 à 1, dans les mêmes conditions à Copenhague, en Suède, en Autriche (Proust).

Voici, réunissant un nombre considérable de documents, un tableau très suggestif dressé par A. J. Martin : il met en relief, dans plusieurs provinces étrangères, les faits observés avant et après l'introduction de la pratique Jennérienne, et pendant des périodes prolongées :

(1) Réunion des naturalistes et des médecins allemands, 1891.

| Pays | Avant et après la vaccination | Mortalité annuelle moyenne | |
|---|---|---|---|
| | | Avant | Après |
| Autriche inférieure | 1777-1806 et 1807-1850 | 2 484 | 380 |
| Autriche supérieure et Salzbourg | » | 1 421 | 501 |
| Styrie | » | 1 052 | 446 |
| Illyrie | » | 518 | 244 |
| Trieste | 1777-1806 et 1838-1850 | 14 046 | 182 |
| Tyrol et Vorarlberg | 1777-1803 et 1803-1850 | 911 | 170 |
| Bohême | 1777-1806 et 1807-1850 | 2 174 | 215 |
| Moravie | » | 5 402 | 215 |
| Silésie Autrichienne | » | 5 812 | 198 |
| Galicie | » | 1 194 | 676 |
| Westphalie | 1776-1780 et 1816-1850 | 2 643 | 154 |
| Bukowine | 1787-1806 et 1807-1850 | 3 527 | 516 |
| Berlin | 1781-1805 et 1810-1850 | 3 422 | 176 |
| Suède | 1774-1801 et 1810-1850 | 2 050 | 158 |
| Copenhague | 1751 1800 et 1801-1850 | 3 128 | 286 |

Au cours des épidémies, les non-vaccinés sont atteints en bien plus grand nombre, avec plus de gravité, et offrent une plus forte mortalité. Dans les hôpitaux de Londres de 1870 à 1872 et de 1876 à 1880, sur 30 000 cas de variole, on compte 44 °/₀ morts parmi les non vaccinés ; 9,50 parmi les vaccinés, et encore ceux-ci sont-ils souvent suspects de l'avoir mal été ou de ne l'avoir pas été ; car on s'en est rapporté à leur déclaration. Deux énormes séries de varioleux, réunies par Hart (1), indiquent une léthalité de 8 °/₀ pour les vaccinés,

(1) *Brit. med. Journ.* 1883.

34 à 40 % pour les réfractaires : les enfants très rapprochés de l'époque de la vaccination donnent 4,35 % et 49,2 %. A Sheffield, en 1887, 5000 enfants non vaccinés de moins de 10 ans ont donné 172 cas et 70 décès, 95 000 du même âge vaccinés, 189 cas et 2 décès (1). Pendant l'épidémie anglaise de 1892, dans 32 districts comprenant 4 553 583 habitants, on a enregistré 1943 cas et 144 morts et l'on a pu constater que le nombre des vaccinés atteints était dix fois moins élevé que celui des non vaccinés. A Sheffield, sur 6 088 atteints la morbidité et la mortalité ont été, respectivement, de 15,5 et 0,7 et de 97 et 48 pour 1000.

En Écosse, où la vaccination est obligatoire, les enfants au-dessous de 5 ans ont figuré, en 1871-72, par million d'habitants, avec 514 décès ; en Hollande où elle est libre, il en mourait 6122 pendant la même année (par million d'habitants). En Écosse, la mortalité, qui s'élevait, avant l'obligation, pour 100 000 habitants à 310 de 0 à 6 mois, à 341 de 6 à 12 mois, tombait ensuite à 174 et 49.

D'une statistique de Chemnitz, due à Flinzer, il résulte que la variole frappe 1,6 % des vaccinés, 57 % des non vaccinés, et tue 2 % des premiers et 97 % des seconds.

En Suède, pendant la période prévaccinale, on perdait par million d'habitants 1973 varioleux ; quand la coutume fut introduite, on n'en perdit

(1) Ritchic. — *Ibid.* 11 fév. 1888.

que 479 ; quand elle devint obligatoire 189, et dans les années qui suivirent 1880, 3,8 ; 6,5 ; 3,5 ; 2,7.

Pendant l'épidémie de Bordeaux, en 1891, on relève, parmi les malades, 91 °/₀ de non vaccinés de 0 à 10 ans ; 61 °/₀ de non vaccinés de 10 à 20 ans, 94 °/₀ de non vaccinés de 20 à 50 ans.

Tandis que Londres, Paris, Prague, Saint-Pétersbourg ont une léthalité variolique variant de 136,3 à 101,05 p. 100 000 ; tandis que Berlin, Breslau, Hambourg, Munich, Dresde avaient, de 1870 à 1874, 92,38, on vit, de 1875 à 1883, tomber le chiffre, pour ces dernières villes, à 1,44 (Proust).

Il serait oiseux de prolonger la démonstration.

Mais il ne suffit pas de vacciner ; il faut revacciner ; l'immunité se perd de 6 à 10 ans, et les enfants de 10 à 15 ans paient aux épidémies un assez large tribut ; et dans un pays où la vaccination est obligatoire, lorsqu'on voit survenir une recrudescence, on peut être certain qu'il a été apporté quelque négligence dans l'exécution des règlements. L'Allemagne seule, où la revaccination est imposée, a pu abaisser sa mortalité à 1,4 et 0,4 p. 100000. — L'épidémie anglaise de 1892 a eu pour origine la négligence des autorités aidée par les agissements des antivaccinateurs ; et c'est dans les centres de cette réaction, à Leicester, à Balley qu'elle a acquis sa plus grande violence ; on y a, par contre, recueilli des faits probants : ici, sur 28 personnes employées aux hôpitaux, 22 revaccinées restent indemnes, 6 non revaccinés donnent

4 décès ; là, 25 enfants meurent dont aucun vacciné, et tous les autres, vaccinés, restent indemnes. Malgré l'obligation de la vaccination, l'épidémie dont il s'agit a coûté à l'Angleterre plus de 42 000 existences, et l'on a pu s'assurer que l'isolement et la désinfection, réduits à leurs seules ressources, étaient moins efficaces, quoique plus onéreux que le vaccin. L'Ecosse, qui se mit à revacciner, fut épargnée (1).

Dans l'armée allemande, où la revaccination prescrite depuis 1820 n'est appliquée réellement que depuis 1834, les décès qui étaient de 1831 à 1833, de 100 par an en moyenne, tombent immédiatement à 5, 9, 3, et à partir de 1847, ils oscillent entre 2 et 3 pour cesser complètement à partir de 1873. En 1881, il s'est produit, dans toute la population militaire, 28 cas de varioloïde et 2 de variole. Dans le peuple, soumis à la revaccination obligatoire depuis le 8 avril 1874, voici les chiffres (pour 100 000).

| | | | | | |
|---|---|---|---|---|---|
| 1835 | 27,12 | 1870 | 17,52 | 1874 | 9,52 |
| 1840 | 16,4 | 1871 | 243,21 | 1875 | 3,60 |
| 1850 | 15,69 | 1872 | 262,37 | 1880 | 2,60 |
| 1862 | 21,6 | 1873 | 35,65 | 1885 | 1,40 |
| — | | — | | 1886 | 0,49 |

Dans l'armée française, où l'on revaccine tous les jeunes soldats, de 1872 à 1880, il meurt 514 hommes sur 3 622 659, soit 0.0148 %, et depuis 1880 la pro-

(1) MONOD. — *Rev. d'Hyg.* 1893, p. 452.

portion diminue encore. En 1890, on n'a enregistré que 4 décès pour 102 cas, et pendant les 10 années précédentes, on n'a pas dépassé le chiffre de 20 décès, tandis que dans la population civile, la variole fait encore par an 7 000 victimes (Rochard).

Dans l'armée anglaise, on ne comptait plus, en 1885, que 25 décès annuels, soit 0,1 à 0,3 p. 10 000, tandis qu'en 1860 et 1861 on en relevait encore de 30 à 43, soit 1,5 à 2,2.

Dans les hôpitaux de varioleux de Londres, en 35 ans, aucune personne du service n'a contracté la variole parmi celles qui se sont fait revacciner avant leur entrée en fonctions.

La revaccination donne, en moyenne, 40 à 45 °/₀ de succès et beaucoup plus, dans certaines conditions. Sur 40 000 personnes de tout âge, en Belgique, 57 °/₀. Les proportions qui dépassent 60 et 70 ne sont plus exceptionnelles chez nos recrues. Sur 47.975 agents de la compagnie P. L. M., Blum a obtenu 30 °/₀; Hervieux sur les pompiers de Paris 63 °/₀, au Val-de-Grâce 43 °/₀ la même année, en Italie 43,3 °/₀ à Genève 60,9. Plus intéressants pour nous, sont les résultats obtenus chez les écoliers : Layet, en 1884, à Bordeaux, 41 °/₀ sur 3 180 garçons, 45 °/₀ sur 1729 filles; résultats analogues de Jablowski à Poitiers, de Mangenot en Alsace-Lorraine. A Paris, en 1888, sur 787 enfants de plus de 10 ans du 13e arrondissement, 27,6 °/₀ seulement; à Bordeaux, en 8 ans, 20 °/₀; sur une autre série de Mangenot, 38 °/₀. La moyenne des succès s'accroîtra à mesure que les virus et les méthodes se perfectionneront ; nous en avons eu la preuve dans l'armée ; et ce qui précède suffirait à démontrer que la revaccination est le complément indispensable de la vaccination.

Bien que Layet, Blot, Mangenot pensent que 38 °/₀ des enfants sont revaccinables dès l'âge de 6 ans ; bien que Hirtz demande l'inoculation répétée à 3, 6 et 9 ans, il paraît raisonnable, pour la faire accepter, et transitoirement, de s'en tenir à l'âge de 10 ans, si l'enfant porte des cicatrices. C'est cet âge qu'on a choisi en Belgique pour conseiller la vaccination, en Allemagne pour l'imposer, et c'est celui qu'on a adopté dans celles de nos colonies qui sont soumises à l'obligation.

Dès 1881, l'Académie de médecine en adoptait le principe. La même année Liouville déposait en ce sens, sur le bureau de la Chambre, un projet très complet qui, adopté en première lecture, fut abandonné faute de ressources vaccinales. La même pénurie n'existe plus aujourd'hui et nos instituts vaccinaux peuvent répondre à tous les besoins. Aussi l'obligation, déjà appliquée à nos colonies, réclamée pour la métropole par le comité consultatif d'hygiène, les sociétés savantes, les conseils d'hygiène départementaux (59 sur 63 consultés), par les congrès, est-elle venue en discussion une seconde fois à l'Académie de médecine, en 1891, après une communication d'Hervieux dont nul n'ignore le dévouement à cette cause. La majorité de l'assemblée s'est prononcée en faveur de l'obligation et les opposants, au nombre de 19, tous partisans convaincus de la méthode Jennérienne, se sont retranchés surtout derrière des considérations de liberté individuelle, et n'ont accepté comme mesures prophylactiques à ordonner que l'isolement et la désinfection. Mais ces mesures, assurément excellentes, mais incomplètes, ne portent pas moins atteinte à la liberté individuelle, sans être aussi efficaces, ainsi que l'ont judicieusement fait remarquer Vallin, Dujardin-Beaumetz et Brouardel. Il vaut mieux n'avoir pas à isoler ; « la vaccine est l'arme contre les maladies évitables, l'isolement contre les maladies limitables. » L'isolement n'est qu'une mesure contre une épidémie déjà effectuée et ne prévient pas l'importation étrangère. La variole n'a disparu d'un pays que quand on y a revacciné sévèrement, en dépit de toutes les autres tentatives, et l'isolement seul n'en est plus à compter ses échecs. L. Colin, loin de voir une contrainte dans l'obligation, y voit la généralisation d'un privilège jusque là réservé aux classes riches, une mesure philanthropique à l'égard des pauvres qui sont les premiers frappés. L'argument tiré du respect de la liberté individuelle est spécieux : outre que la société a le droit de se défendre et que l'intérêt général prime l'intérêt particulier, la liberté de chacun a pour limite celle du voisin. « Dans une République, chacun est parfaitement libre en ce qui ne nuit pas aux autres, a dit d'Argenson. » Il ne manque pas d'obligations plus vexatoires que la vaccination, qu'on impose, sans sourciller, pour le bien être de tous, et le soin de la défense nationale. La contrainte, en ce qui concerne la vaccination, est imposée aux enfants des écoles, aux soldats, aux employés des administrations : pourquoi ne pas l'étendre à tous. De quoi s'agit-il en somme ? d'une opération anodine, exempte de dangers quand on l'entoure des précautions nécessaires. Elle compte, à son passif, quelques accidents que nous apprécierons à leur juste valeur, et qui appartiennent déjà, pour ainsi dire, à son histoire. Les récalcitrants ne sont pas, quoiqu'on en dise, aussi nombreux qu'on le pourrait croire. Mangenot s'en est assuré lorsque, revaccinant, sur l'invitation du maire, tous les enfants des écoles du 13e arrondissement, il demanda l'assentiment des parents : il rencontra 26 oppositions sur 1204 enfants ; et les raisons invoquées démontrent que la négligence, plus ou moins dissimulée, est la principale conseillère des résistances. Des recherches de Russell, médecin sanitaire de Glascow, l'ont amené à de semblables constatations. Instituons partout la vaccine gratuite, entourons là de toutes les garanties, mettons là à la portée de tous, encourageons le zèle des opérateurs, anéantissons les préjugés stupides qui règnent encore dans les campagnes, et la vaccination obligatoire sera acceptée sans difficulté. La persuasion ne suffit pas : le peuple ne fait rien, même pour son bien, que quand on l'y force (1).

Avant tout il importe, comme le pense Richard. de ne pas confier au premier venu la mission de vacciner : c'est entre les mains des ignorants que les accidents se produisent. Les instituteurs, les sages-femmes elles-mêmes n'ont pas la compétence désirable, quel que puisse être leur zèle, et les médecins ne l'obtiennent que par une expérience consommée. L'État doit leur en faciliter l'acquisition, à l'exemple de l'Allemagne, conférer au besoin des brevets et accorder des récompenses, et choisir ses fonctionnaires officiels parmi ceux qui font preuve d'une instruction spéciale : car le succès dépend de l'expérience, et elle seule peut mettre à l'abri des accidents.

La vaccination doit avoir lieu dans les six premiers mois, la revaccination à 10 et à 20 ans, et ensuite, aussi souvent que le retour menaçant d'épidémies peut le rendre nécessaire.

**Accidents de la vaccine. Syphylis vaccinale.** — Le plus sérieux est la syphilis, autour de laquelle Depaul a mené beaucoup de bruit. Il importe de ne s'en pas exagérer la fréquence, car Lotz n'en a réuni que 750 cas, dérivant de 50 infections, sur plusieurs centaines de millions de vaccinations. Le danger suffit, néanmoins, pour imposer le de-

(1) La vaccination obligatoire a été inscrite dans la nouvelle loi sur la protection de la santé publique, au cours de la 1re année, à 11 ans et à 21 ans.

voir de s'assurer minutieusement de la provenance du vaccin.

La syphilis vaccinale est indéniable, prouvée par la clinique et l'expérience ; mais les recherches de Cory et de Delzenne prouvent que l'inoculation n'est ni fatale ni même facile : Cory n'a réussi qu'à la quatrième tentative.

On a cru longtemps à l'immunité de la lymphe pure recueillie sur les syphilitiques. Viennois a affirmé que la présence d'un peu de sang pouvait seule rendre cette lymphe dangereuse. Le fait est loin d'être démontré et d'ailleurs, comment être sûr que le liquide est, microscopiquement, exempt de tout globule rouge. Il faut donc se comporter comme si le danger de la lymphe était prouvé, et, en toute occasion, rejeter, *a fortiori*, celle qui est colorée par le sang.

Ce qui rend redoutable la syphilis vaccinale, c'est que le même vaccinifère la transmet à plusieurs sujets qui deviennent, à leur tour, des agents de transmission, privilège qu'ils confèrent encore, quelquefois, à leurs mères ou à leurs nourrices. Aussi, c'est toujours par petites épidémies que la syphilis vaccinale s'est montrée, et quelques unes d'entre elles sont demeurées tristement célbères (Crémone, Rivalta, Lupara, Morbihan, Lot, Alger, etc). La maladie est grave, le plus souvent mortelle pour les nourrissons, et s'ils survivent, entraîne des conséquences morales et matérielles déplorables.

Les vaccinifères syphilitiques sont quelquefois malingres, souvent très beaux : ils sont contagieux même en état de syphilis latente, et même d'incubation.

La lésion indispensable pour que la vaccine soit coupable, c'est le chancre syphilitique apparaissant, vers le 20e jour, au point inoculé. Hors de là, il n'y a que coïncidence. Dès lors, l'affection suit son évolution régulière et parcourt ses phases. Elle ne débute pas, comme la syphilis héréditaire, par des accidents profonds, immédiatement graves ; elle frappe l'enfant en pleine santé, alors que l'hérédo-syphilitique est, presque toujours, déjà cachectique.

Il faut éviter de confondre la syphilis vaccinale avec la vaccine ulcéreuse. En voici les caractères différentiels :

La vaccine ulcéreuse apparaît du 12e au 15e jour, le 20e jour au plus tard, sur tous les boutons ou sur la majorité des boutons de vaccine, chez un enfant chétif ou strumeux, produite et entretenue, bien souvent, par des irritations locales. L'ulcération est profonde jusqu'à dépasser l'épaisseur de la peau, térébrante, taillée à pic, à bords anfractueux, à fond gris blafard ou jaunâtre, pultacé, diphthéroïde ou gangréniforme ; elle repose sur des tissus engorgés, phlegmoneux, entourée d'une large auréole inflammatoire envahissant le haut du bras jusqu'à l'épaule et retentissant sur les ganglions axillaires qui présentent un gonflement empâté et douloureux. Enfin les complications inflammatoires, érysipèle, phlegmons, etc., sont fréquentes.

Le chancre commence seulement vers le 20e jour et ne pourrait prêter à la confusion que vers le 30e ou le 40e. C'est presque toujours une lésion croûteuse, peu profonde, étendue plutôt en surface, relativement aphlegmasique, avec induration sèche, parcheminée et adénopathie indolente (1).

Il y a encore une variété d'accidents cutanés qui pourrait en imposer. C'est ce que Fournier appelle la *vaccino-syphiloïde*, Besnier l'*intertrigo vacciniforme*, Hallopeau la *dermatite vacciniforme*. C'est une éruption à poussées successives où, à côté de papules syphiloïdes ayant une fausse apparence de plaques muqueuses, on rencontre des vésicules vacciniformes, ce qui n'a jamais lieu dans la syphilis.

La contagion se fait, d'ordinaire, directement : mais il se peut qu'un enfant syphilitique en devienne l'agent, même si l'on se sert du vaccin de génisse, lorsque la lancette qui l'a inoculé n'est pas essuyée ; les instruments malpropres, la salive sont donc des agents secondaires dont le rôle est loin d'être négligeable.

Contre l'accident qui nous occupe, il y a deux ressources d'une efficacité complète : renoncer

(1) FOURNIER. — *Leçons sur la syphilis vaccinale.* Paris, 1889.

au vaccin Jennerien, a moins qu'on ne soit assez sûr de la source à laquelle on l'emprunte pour pouvoir écarter toute crainte ; veiller à la propreté minutieuse des instruments, du vaccinifère, de l'opérateur et de l'opéré ; en un mot, opérer antiseptiquement.

*Vaccination ulcéreuse.* Nous venons d'en décrire les caractères. On se rappelle encore l'émotion que causa, en 1889, l'épidémie de la Motte-aux-bois qu'on crut syphilitique. A cette occasion, Lereboullet a rappelé les épidémies observées à Paris par Commenge, par Saucerotte à Lunéville. Brouardel en a rapporté un fait intéressant dans lequel le vaccin, devenu septique au troisième passage, détermina des accidents foudroyants, 6 morts en 24 heures et de l'impétigo généralisé chez les sujets qui furent épargnés. L'un de nous a recueilli une observation d'ecthyma généralisé, survenu à la suite d'une vaccination en apparence normale, dans toute une famille de Rouen. Dans tous les cas qui précèdent, il s'agissait de vaccin Jennérien qu'on signale, dans ce cas, comme extrait de boutons de mauvaise apparence, enflammés, suppurants ou excoriés.

On a observé les mêmes accidents avec le vaccin de génisse à Berlin, Glogan, Eberfeld. Pourquior (1), qui les a réunis, en a vu personnellement des exemples, et a remarqué qu'ils coïncidaient

(1) Soc. de méd. publ. 24 août 1888.

avec des pustules irrégulières, éclatant rapidement, laissant des ulcérations sales, se compliquant d'abcès ; que l'éruption secondaire partait des points inoculés et s'irradiait excentriquement transportée par le grattage ; que les vésicules de cette éruption s'élargissaient assez vite, semblables, au pemphigus, éclataient, se couvraient de croûtes et prenaient, après leur chûte, une surface ulcérée jaunâtre, d'aspect graisseux. La guérison se fait alors, ou tarde quelques semaines. Les pustules des génisses vaccinifères qui ont déterminé les accidents offrent une évolution anormale, une inflammation sensible, une lymphe moins transparente striée d'une matière blanche dont l'inoculation à d'autres animaux provoque des accidents inflammatoires locaux et généraux ; on y trouve un *micrococcus*, cultivé par Carrieu, qui, mélangé à du cow-pox, reproduit, chez la génisse, l'altération des pustules et paraît provenir de l'eau de lavage. Chambon a constaté aussi la purulence des vaccinifères bovins et l'a attribuée à l'habitude qu'on prend de vacciner les génisses avec de la pulpe plus ou moins pure. Il conseille d'en revenir à la lymphe.

Ces constatations et l'état actuel des connaissances microbiologiques permettent de penser que les diverses lésions englobées dans la vaccine ulcéreuse résultent de l'inoculation accidentelle de microbes étrangers contenus dans les pustules vaccinales, concurremment avec le coccus qui paraît en être le parasite normal. Rien n'est plus simple que de s'en préserver en rejetant, soit chez l'enfant soit chez la génisse, toute pustule inflammée, indurée, à contenu louche. Cette précaution est tellement élémentaire qu'il est inutile d'y insister. C'est encore une des formes de l'antisepsie.

*Erysipèle, Phlegmon, septicémie.* Ces phénomènes sont de la même nature et dérivent des mêmes fautes. On vit 200 cas d'érysipèle en Prusse après 1872, alors qu'en 1883 on n'en relève que 3 ou 4 pour plus de 100000 vaccinations, grâce aux progrès de l'antisepsie. Nous n'avons jamais observé un accident de cette nature depuis que nous nous servons de la pulpe animale recueillie, avec le soin que l'on sait, dans les instituts vaccinaux militaires.

*Vaccine généralisée.* En voici un exemple : un enfant âgé de 7 mois, atteint d'eczéma généralisé ayant été vacciné, fut couvert, au 7e jour, après une évolution particulièrement rapide du vaccin, d'une multitude de papules rouges qui, promptement, suivirent le développement des premières ; une éruption semblable se produisit encore sur la poitrine. Il en résulta, au 9e jour, un ensemble de 260 à 280 boutons ombiliqués de vaccin de divers âges avec un état général sérieux (Guéniot). Carré, Lereboullet, Padieu, Besnier, Janselme, Colcott fox, Acland en ont rencontré d'autres cas, mais le phénomène est exceptionellement rare, car on ne l'a.

jamais vu sur les nombreux vaccinés de l'Académie de médecine. La généralisation paraît être la conséquence ou de quelque chose comme une fièvre éruptive vaccinale, ou d'une auto-inoculation sur des surfaces exulcérées. Le rôle du grattage dans la dissémination se trahit par des tournioles, et l'on sait que, jusqu'à réalisation de l'immunité qui demande 6 à 9 jours, le sujet reste inoculable.

Il ne semble pas que la crainte de la vaccine généralisée puisse être une raison de différer l'inoculation chez un eczémateux, s'il y a, d'autre part, urgence. Seulement, il est indiqué de préserver la région vaccinée par un pansement et d'éviter, à tout prix, le grattage.

*Eruptions diverses.* Il se produit encore, par le fait ou à l'occasion de la vaccination, d'autres éruptions. Nous avons parlé de la vaccino-syphiloïde ; on peut voir aussi des poussées érythémateuses, roséoliformes, morbilliformes, scarlatiniformes, lichénoïdes, qui sont comme un « rash » de la vaccine. Elles apparaissent de bonne heure, limitées ou étendues, accompagnées d'un peu de réaction, durent rarement plus de 8 à 10 jours, et sont, parfois, épidémiques. A l'occasion de la vaccine, se montrent aussi la miliaire, l'eczéma, l'impetigo, le purpura, le pemphigus, plus ou moins généralisés.

*Tuberculose.* La transmissibilité de cette infection par la lancette, est jusqu'à présent, plus théorique que démontrée.

Par le vaccin humain, elle est problématique. Les jeunes enfants sont rarement tuberculeux avec les apparences de la vigueur. Strauss, Lothar Mayer, Schmidt, Chauveau, Acker, Josserand, ont vainement cherché le bacille de Koch dans la lymphe vaccinale de sujets tuberculeux, et l'inoculation de ce fluide aux cobayes est demeurée stérile. La tuberculose s'inocule mal par le derme (Chauveau). Inoculer une humeur quelconque empruntée à un tuberculeux n'est dangereux que si la lancette a trempé en plein dans un réel tubercule : un tubercule de la peau serait dangereux, mais visible (Arnould). La transmission par la lymphe animale ne repose, jusqu'ici, que sur un fait de Toussaint (de Toulouse) qui aurait vu la tuberculose passer ainsi d'une vache à un lapin et à un porc. Un fait isolé motive quelques réserves. Fût-il exact, il n'aurait pas grande valeur. Les veaux sont rarement, on pourrait presque dire ne sont jamais tuberculeux, et n'a-t-on pas la ressource de les abattre et de vérifier l'intégrité de leurs organes avant d'en utiliser le vaccin ?

*Lèpre.* Dans les pays à lèpre, la transmission est peut-être à redouter. Pourtant il n'y a pas de preuve irréfutable en faveur de ce mode de contagion, et en Norwège, on n'en connait pas d'exemple (Hausen). Quoi qu'il en soit, il n'en saurait être question là où l'on vaccine de pis à bras ou avec la pulpe.

*Charbon.* Il ne mérite pas de nous arrêter. Les

veaux de trois mois ne l'ont guère, et s'ils l'avaient, la vaccine se développerait peu ou point, parce que l'animal serait très-malade et peut-être même mort au moment de s'en servir (J. Arnould). En tous cas, l'autopsie ne laisserait aucun doute.

*Maladies diverses.* Que dire de la transmission du rachitisme, de la diphthérie, de la rougeole, de la scarlatine, de la scrofule, du vice dartreux (?) alléguée par les antivaccinateurs, si ce n'est qu'on peut les mettre au défi d'en montrer un exemple. Prétendre que la vaccine propage la variole en temps d'épidémie c'est démentir, par une affirmation dénuée de preuve, l'expérience de tous les jours, les observations d'un siècle. On sait, depuis Jenner, Woodwyle, Willan, qu'un sujet en puissance de vaccine est à l'abri de la variole même inoculée. Huguenin en a renouvelé la démonstration en 1879 ; Coste, Welsch ont fait voir que l'inoculation, même chez des sujets en incubation de variole, donne d'excellents résultats et diminue la mortalité (1). Quel médecin n'a pas vérifié le fait ? Quant à affirmer que la méthode Jennérienne a une influence néfaste sur la mortalité générale, c'est aussi absurde qu'inexact : les statistiques obituaires en font foi. Affirmations sans preuves, insinuations perfides, exagérations ridicules comme celle de Boens dénonçant 150000

(1) JEUNHOMMÉ. — *Vaccin. et Variol. en Allemagne. Rev. d'Hyg.* 1888, p. 874.

accidents de vaccine en 10 ou 15 ans sans plus de précision ni de preuve (1), mauvaise foi en un mot, telles sont les armes des antivaccinateurs dont l'agitation est à nos yeux coupable. Nier les bienfaits du vaccin, c'est refuser d'ouvrir les yeux à la lumière, car ils s'imposent à l'esprit avec tous les caractères de l'évidence.

La variole et la vaccine sont-elles deux maladies distinctes comme le voulaient Chauveau, Layet, Juhel-Renoy, Millard, Barth, ou la même maladie atténuée par le terrain comme le soutiennent Jenner, Trousseau, Thiéle, Bollinger, Pfeiffer, Fischer, Haccius, Eternod, etc. ? il serait actuellement difficile de le dire. Mais l'évolution simultanée des deux éruptions chez le même sujet donne une grande force aux partisans de la non-identité. La substance active du vaccin est-elle un corps chimique ou un microbe ? Est-ce le microbe de Klebs ou celui de Siegel, de Ferré, de Maljean, peu nous importe, et la solution de ces divers problèmes a surtout un intérêt scientifique.

*Sources naturelles du vaccin.* Elles sont abondantes et multiples, et si l'on s'en est tenu, jusqu'ici, à deux d'entre elles, il est bon de savoir qu'il en existe d'autres auxquelles ou peut recourir, à l'occasion.

Pendant toute la période Jennerienne et jusqu'à ces dernières années, le vaccin humain a régné

(1) Acad. de médecine belge, 1889.

sans partage. Pourtant, on en avait reconnu les inconvénients : rareté, faible abondance, dangers, préjugés des parents contre la récolte, contre certaines saisons, épuisement de la virulence quand on prolonge quelque peu l'opération, etc. Mais on le croyait seul efficace. Peu à peu, il a été détrôné par le vaccin de génisse qu'on a appris à mieux connaître.

L'origine du vaccin Jennerien est le cow-pox, maladie spontanée pour les uns, transmise du horse pox suivant les autres, chez les animaux de la race bovine, siégeant aux trayons, et transmissible aux sujets sains par inoculation accidentelle ou voulue.

Le cow-pox spontané n'est pas absolument rare. On en signalait, dès 1798, dans presque tous les états de l'Europe et de l'Amérique. En Angleterre seulement, de 1825 à 1837, on en comptait 61 cas indéniables et 152 probables. En France on en recueillait, de 1836 à 1885, nombre d'observations. La Prusse, la Belgique, l'Italie y trouvent une ressource, pour régénérer leur provision de vaccin. C'est une maladie du printemps, plus commune dans l'état de vêlage. Sur les trayons un peu gonflés et douloureux apparaissent, vers la base, des vésicules grosses comme un pois, une féverolle, remplies d'un liquide clair, crevant sous l'action des doigts pendant la traite et laissent à leur place des plaies à bords ulcérés, quelquefois entourés de vésicules accessoires, se couvrant bientôt d'une croûte brune de la grandeur d'un franc ou davantage, tombant au bout de six jours à six semaines (Cameron-Crooskank). D'après d'autres descriptions, les vésicules seraient précédées d'une papule; les sujets atteints sont réfractaires à la vaccine. Layet fait une distinction entre le cow-pox spontané caractérisé par une pustulation vésiculeuse ou bullaire laissant des ulcérations auréolées, arrivant par poussées successives, et le cow-pox inoculé du horse-pox, se montrant sous forme de pustules ombiliquées, irrégulièrement localisées sur les pis, à la base des trayons, sans vésicules ni bulles (1).

Pour concilier les partisans de l'origine équine et ceux de l'origine bovine, Warlomont admet que cow-pov et horse-pox ont pour origine commune la variole humaine que modifie le terrain nouveau. Le virus se déprécie chez le cheval, plus encore chez la vache et sa virulence va s'affaiblissant de l'un à l'autre, de même que la température générale va en augmentant, de même encore que l'homme, le plus accessible des trois aux manifestations sérieuses de la variole, offre la température la moins élevée. Peut-être y a-t-il dans ce fait l'explication de la différence d'évolution. Ce n'est là qu'une ingénieuse hypothèse.

Quoi qu'il en soit, le cow-pox spontané est une source naturelle de vaccin qu'il ne faut pas laisser

(1) Soc. de méd. publ. 27 juin 1888.

échapper lorsqu'elle se présente, à la campagne surtout où les ressources sont si limitées.

En Cochinchine les bufflons ont fait d'excellents vaccinifères, et leur vaccin a donné des proportions de 100 % et de 55 à 65 % de vaccinations et de revaccinations positives (1).

Le Horse pox ou Gréase, bien connu des vétérinaires, est une maladie générale du cheval, avec éruption aux jambes, aux narines, à la bouche, au bourses, à la vulve. L'affection n'est pas rare chez les jeunes animaux. C'est une très bonne ressource, qu'on l'emploie en nature ou après un passage sur la génisse. Dans le premier cas, il faut songer à la morve. Pingaud, en Algérie, a profité d'une épidémie de horse pox pour inoculer de jeunes soldats qui devinrent d'excellents vaccinifères, et donnèrent 64 % succès de revaccination chez leurs camarades. Le passage sur génisse atténua nettement le virus, et abaissa le % à 28. La réaction inflammatoire fut très-modérée (2). Longet transporta du horse-pox sur une génisse et inocula 146 jeunes soldats déjà revaccinés sans succès avec 52 résultats certains et 15 douteux. Ces observations sont très encourageantes (3).

La chèvre est réceptive au cow-pox et au vaccin humain ; le fait est connu depuis 1805 (Valentine). Elle reproduit un vaccin (coat-pox) efficace

(1.) MARCHOUX. — *Rev. d'Hyg.* 1893, p. 417.
(2) Acad. méd. 3 janv. 1879.
(3) *Gaz. hebd.* 1885, p. 661.

et de tout repos. L'activité n'en est pas inférieure à celle du vaccin de génisse, et c'est une précieuse ressource, car on sait combien la chèvre est réfractaire à la tuberculose. Elle est facile à immobiliser, douce, peu coûteuse ; mais elle est rare, n'offre qu'un flanc étroit et ne se prête qu'à 20 ou 30 scarifications. Le vaccin de chèvre évolue comme celui de la génisse ; il réussit bien si l'inoculation est pratiquée aussitôt après la récolte. L'usage du virus conservé réussit aussi bien avec la pulpe, moins bien avec la lymphe que chez la vache (Hervieux).

L'âne, le mouton, le jeune chien pourraient, à la rigueur, servir de vaccinifères (Saint-Cyr, Depaul, Bouley). Pour ce qui est de l'âne, Blachez a assisté à une épidémie de horse-pox transmise ainsi qu'il suit : Un enfant fut atteint d'une ulcération avec gonflement de la lèvre inférieure. L'ânesse qui l'allaitait avait une ulcération au pis et tenait la maladie, par l'intermédiaire des doigts d'un infirmier, d'un enfant entré 12 jours auparavant avec une vaccine généralisée. Les ânons servirent de véhicule et inoculèrent toute l'écurie (1).

Les expériences de Gailleton, Bard et Leclerq ont démontré la réceptivité du lapin : ils l'ont inoculé sans peine avec du virus frais et de la pulpe glycérinée. L'évolution des piqûres à l'oreille

(1) Acad. méd. 1884.

est en retard de 24 heures sur celle des piqûres du dos : les pustules sont petites, mais très-belles L'évolution se fait comme chez le veau et fournit une lymphe abondante, bonne à recueillir le 5e jour. Reportée sur le veau, elle donne des pustules légitimes. Le lapin peut rendre des services au médecin de campagne, et peut, en outre, servir de moyen de contrôle à l'état de conservation d'un virus suspect. La prédisposition toute particulière du lapin à la tuberculose impose le devoir de n'en utiliser le vaccin qu'après autopsie.

Voilà bien des sources de vaccin animal. Et la liste n'en est pas encore close, vraisemblablement.

On reconnaît aujourd'hui que le vaccin animal confère une immunité égale à celle du vaccin Jennérien (Expérience napolitaine de 50 ans; expérience de Warlomont, de 20 ans, etc.). Elle est facile à obtenir en abondance, car une génisse peut donner du fluide pour 1500 personnes (Chambon et Saint-Yves-Ménard). Il assure, pour cette raison peut-être, une proportion beaucoup plus grande de succès, comme le démontre l'observation des médecins militaires, et doit être préféré au vaccin humain, susceptible de dégénérer (Fiard, Bousquet, Steinbrenner, Warlomont, Layet, Deschamps), sans préjudice de ses multiples inconvénients. Cette vérité n'a pas toujours été acceptée, et, en 1881, à l'Académie de médecine, J. Guérin, Burg, de Piétrasanta, on mené contre lui une rude campagne. Il en a si bien triomphé qu'en Allemagne on cherche à le substituer absolument au vaccin humain, et que Philippe a fait, au congrès de 1884, une proposition dans le même sens. Dans l'armée, on n'en emploie plus d'autre, et plus de 20 villes possèdent aujourd'hui des instituts vaccinaux, sans tenir compte des créations particulières et des centres vaccinogènes militaires.

Peut-être le vaccin animal se conserve-t-il moins bien que le vaccin humain et expose-t-il davantage, quand il s'altère, à la septicémie. Cela n'est pas absolument prouvé, et l'on peut se demander si c'est au virus ou à sa préparation qu'il faut s'en prendre. La persistance de l'activité que les Lyonnais estiment à 45 jours, Vallin, Warlomont à 2 mois, Mangenot, Saint-Yves Ménard et Chambon à plusieurs mois, a été vérifiée, après onze ans, par Goldschmitt ; et, avec de la pulpe vieille d'un an, Deschamps, en obtenant des boutons superbes, n'a pas eu d'accident à regretter (1). Chambon et Saint-Yves-Ménard vont plus loin et croient que la pulpe glycérinée n'acquiert sa pleine activité qu'au bout de 40 à 60 jours, par la destruction graduelle des microbes parasites sous l'action de la glycérine. Rien n'empêche de l'additionner d'une dose légère d'un antiseptique. Toutefois, jusqu'à démonstration plus rigoureuse des données

(1) Acad. de méd. 17 juillet 1892.

précédentes, nous recommandons, dans la pratique, les conseils suivants de Lereboullet (1) :

Partout où il existe un centre vaccinal, quand on peut se procurer du vaccin animal recueilli avec précaution et fraîchement mis en tubes, le choix n'est pas douteux : de même quand on pourra se faire adresser rapidement de la pulpe fraîche par un spécialiste consciencieux et expérimenté. Le vaccin d'enfant ne pourra lui être substitué que quand le vaccinateur connaîtra bien et depuis longtemps la famille du vaccinifère. Encore doit-il prendre toutes les précautions antiseptiques nécessaires pour éviter, quand il fait des inoculations successives, que la lancette soit souillée. Quand il s'agit d'envoyer du vaccin très loin, quand on ne peut obtenir de vaccin animal frais et bien préparé, il faut préférer le vaccin Jennérien bien recueilli et sévèrement contrôlé. Il faut sacrifier la pulpe longtemps conservée et prendre, en vaccinant, des précautions antiseptiques minutieuses.

On a, en tous cas, la ressource de se servir de la pulpe pour inoculer un animal ; et le vaccin desséché par la méthode de Reissner a résolu la question du transport au loin.

Les génisses sont inoculées à l'abdomen et aux flancs par scarification, avec du vaccin de génisse au 5e jour. C'est ce même jour qu'on doit faire la

(1) *Gaz. hebd.* 1889, p. 250.

récolte. On recueille à part la lymphe, et on gratte la vésicule avec une curette tranchante. On réunit le tout dans un mortier en ajoutant un peu de glycérine pure, quelques fragments de sucre pour faciliter le mélange, et on triture jusqu'à consistance mielleuse. Chambon et Saint-Yves-Ménard emploient la lymphe pure, un peu moins active que la pulpe qui représente, mélangés, les vaccins de tous les boutons. Bertelé recommande, pour accroître le temps de conservation, de remplir la moitié d'un tube gros et court avec le mélange de pulpe et de lymphe et de verser par-dessus une couche de glycérine pure pour remplir le tube. Au moment de l'usage, la pulpe est broyée avec la glycérine et l'on évite ainsi la présence de l'air en fines bulles que la trituration incorpore à la pâte et qui, à la longue, en affaiblit la virulence (1).

Quand on ne disposera pas de vaccin de génisse et qu'on aura un vaccinifère à sa disposition, on pourra utiliser le retro-vaccin, c'est-à-dire celui qu'on obtient en inoculant une génisse avec du vaccin d'enfant. Celui-ci se renforce par ce passage et se montre toujours supérieur à ce qu'il était. Longet a obtenu ainsi 64 % succès de revaccination après trois jours de culture, et a opéré, avec résultat positif, des sujets réfractaires au vaccin Jennérien. Mais il faut bien savoir que ce moyen

(1) *Arch. de méd. et de pharm. milit.* 1889, décembre, p. 425.

n'est qu'un expédient ; que le retro-vaccin paraît avoir une évolution plus active, et donne des pustules enflammées, d'aspect érysipélateux ou diphthéroïde.

Le plus mauvais vaccin qu'on puisse employer est celui qu'on emprunte à des sujets revaccinés. Trousseau, Bucquoy, Richard, Desnos, Debout, Violi ont soutenu cette opinion contre Antony, Claudot, Maréchal. Les inoculations sont souvent négatives, et l'immunité douteuse. Les accidents sont plus menaçants encore qu'avec toute autre méthode, et Longet en a observé de quelque gravité : boutons purulents, rougeur et tuméfaction des tissus voisins, lymphangites et adénites bien que le prêteur eût paru sain. C'est tout à fait un pis aller, qui impose un choix des plus circonspects.

Des recherches récentes qui demandent confirmation permettent d'entrevoir qu'on parviendra à cultiver le coccus de la vaccine et à se servir des cultures pour inoculer. Quist a réussi à cultiver un microcoque sur l'albumine glycérinée et stérilisée, alcaline, et a inoculé avec succès ses cultures à des enfants, dans plusieurs essais successifs (1). Maljean, au laboratoire de bactériologie du 6e corps d'armée, a isolé un coccus blanc associé à deux autres dans la pulpe glycérinée, dans la lymphe des pustules humaines et des génisses

(1) *Gaz. hebd.* 1891.

au 5e jour, dans les papules de la vaccine rouge, cette éruption modifiée par un certain degré d'immunité que Dauvé et Larue ont récemment décrite. Le bouillon de culture du coccus paraît conférer l'immunité aux génisses, sans lésions locales; le microorganisme lui-même produirait, au 7e jour, des pustules ayant l'aspect d'une éruption vaccinale franche, et capables de vacciner des sujets humains. Il est à souhaiter qu'on réussisse dans cette voie, pour la grande simplification de la vaccine.

*Manuel opératoire.* Le vaccin de génisse s'emploie par la méthode des scarifications. Le sujet, ayant pris un bain et changé de linge, se présente les bras nus. Nous ne sommes pas très partisans de l'inoculation aux membres inférieurs chez les filles, et cette pratique nous a souvent mal réussi. La région deltoïdienne est désinfectée à la solution faible de sublimé et très minutieusement essuyée. On fait trois scarifications à chaque bras pour les vaccinations, trois seulement au bras gauche pour les revaccinations, très superficiellement, à la lancette ou au bistouri, et l'instrument, désinfecté et flambé avant la première opération, est trempé pendant quelques instants, après chaque inoculation nouvelle, dans une solution bouillante de sublimé à 1/1000, essuyé avec une boulette de coton hydrophile et refroidi. La pulpe glycérinée est déposée sur la surface scarifiée avec le même instrument ou un autre, stylet ou spatule vis-à-vis duquel on prend les mêmes soins. Puis les sujets restent les bras découverts jusqu'à exsiccation de la surface. On évitera de faire saigner et de laisser les vaccinés s'approcher du feu pour activer l'exsiccation. Appliquer un pansement à chaque opéré serait parfait, mais peu pratique, du linge bien propre suffit, et on recommandera, pendant quelques jours, l'abstention de tout mouvement violent. Quand les pustules crèvent, un pansement simple peut être indiqué s'il se manifeste quelque tendance à l'irritation.

Il faut multiplier, comme nous venons de le dire, les scarifications pour accroître les chances de pénétration. On n'est pas bien certain que la valeur de l'immunité acquise soit en proportion du nombre des pustules, bien que Hart, Marson, Andrieux, Viteca le soutiennent et que les recherches d'Alison et les statistiques de Small pox hospital semblent leur donner raison, en dépit de la célèbre expérience de Woodwyle. En tout état de cause, il est sage de se mettre dans les meilleures conditions, et une cicatrice de plus ou de moins nous paraît sans importance.

On constate les résultats au 7e jour. Avec Mangenot, nous n'acceptons comme vaccine légitime que la pustule franche, ombiliquée, entourée d'une légère auréole inflammatoire, non déformée par le grattage, et nous estimons qu'il faut renouveler la tentative quand on ne l'a pas obtenue. Nous savons bien que Blache, Chauveau, Cadet de Gassicourt et d'autres sans doute ont vu des papules à peine formées conférer l'immunité. Mais nous n'en avons pas d'autre critérium certain que la pustule vaccinale, et si elle n'est pas indispensable, ce ne saurait être qu'en théorie.

L'immunité n'est acquise que vers le 7e jour après la vaccination, dans l'espèce humaine. Faible à l'origine, elle n'acquiert son maximum de puissance qu'au bout de 10 à 15 jours, et ne dure guère que 7 ou 8 ans; elle est d'autant moins durable que le sujet est plus jeune : l'état bactéricide en est la condition, et c'est le passage des produits bactériens à travers l'organisme qui, en provoquant la diapédèse, assure cet état. La bactérie vaccinale ne passe pas dans le sang, au moins chez l'homme. La décroissance de l'immunité s'explique par la loi du renouvellement des tissus et des humeurs (Hervieux). Pour renforcer l'immunité, Warlomont et Jousset ont proposé la vaccinisation, c'est-à-dire les reinoculations successives, tous les 7 jours, jusqu'à épuisement de la receptivité, c'est-à-dire jusqu'à ce qu'on n'obtienne plus ni pustule, ni fausse vaccine, en se servant, si l'on veut, de la sérosité des boutons de l'individu lui-même. On comprend ce que ce procédé de laboratoire a de défectueux dans la pratique.

La fausse vaccine, qu'on obtient si souvent chez les revaccinés, n'est, au dire d'Hervieux, que la vraie vaccine modifiée par quelque degré d'immunité et capable de protéger comme elle. C'est probablement vrai en théorie, mais cela ne change rien à la règle de conduite que nous avons tracée plus haut.

**La revaccination dans les écoles.** — Nous savons qu'aucun enfant n'est admis à l'école sans être muni d'un certificat de vaccine. L'obligation ne date pas d'hier, et, en 1809, Fontanes l'avait appliquée aux lycées. Malheureusement rien ne prescrit la revaccination. Il en a été question dans une circulaire de 1888, signée par Lockroy. La circulaire du 25 mars 1890 la recommande, et celle du 18 janvier 1893 l'encourage en accordant des médailles aux instituteurs qui ont secondé l'administration par leurs efforts. Un état annuel des opérations, dressé par l'instituteur, est adressé au ministre par le médecin inspecteur ou le maire. L'obligation serait préférable. Mangenot a tenté, à ce sujet, un projet de réglementation : la revaccination serait appliquée aux enfants admis pour la première fois (6 ans), et à ceux qui doivent quitter l'école à la fin de l'année (12 ans), au mois d'octobre; en mai, à tout enfant revacciné sans succès ou admis depuis cette époque. A sa sortie, tout élève aurait droit à un certificat de revaccination.

Dans les lycées et collèges, l'obligation existe à la suite d'un vœu exprimé par la société médicale des hopitaux, depuis l'arrêté ministériel du 30 avril 1893.

# APPENDICE

## L'ALCOOLISME. — SES DANGERS. — SA PROPHYLAXIE PAR L'ÉCOLE.

Il n'est pas sans intérêt de faire suivre cet ouvrage sur l'hygiène scolaire de quelques mots sur la prophylaxie de l'alcoolisme, « véritable péril social » dont les progrès inquiètent tous les bons esprits. Mieux que tout autre, le professeur, dans chacun des ordres de l'enseignement, peut exercer sur ses élèves une influence heureuse et décisive, car les impressions du jeune âge persistent et dominent souvent le reste de la vie. L'université, toujours attentive, l'a compris, et la circulaire du 2 août 1895 a montré toute l'importance qu'elle attache à cette œuvre d'intérêt général : « Il est indispensable, dit le ministre, d'agir tout d'abord sur l'enfant par l'école, de lui inspirer de bonne heure la crainte des boissons alcooliques en lui montrant les accidents irrémédiables qu'elles causent à l'organisme, et les dangers de toute nature que l'abus en fait courir à la famille et à la société. »

Le remarquable rapport de M. Steeg, inspecteur général, au nom d'une commission spéciale chargée d'étudier les mesures à prendre pour combattre le fléau qui nous occupe, constitue, par ses commentaires élevés et ses conseils pratiques, un véritable guide de l'enseignement dans les écoles normales, les écoles primaires supérieures et les écoles primaires élémentaires, sans entraîner le moindre remaniement ou la moindre surcharge nouvelle des programmes.

La circulaire du 30 janvier 1896 a été conçue dans le même esprit : elle insiste sur l'application de la circulaire du 2 août et prescrit d'étendre l'enseignement anti-alcoolique aux lycées et collèges. Le ministre estime, avec raison, que « l'action journalière du maître sur l'élève peut devenir un excellent préservatif, et le meilleur de tous, contre la menace toujours et partout redoutable de cette contagion. » Nous pensons, comme lui, qu'il s'agit d'un danger permanent pour la dignité humaine, pour la tranquillité et l'honneur des familles, pour le bon ordre et le développement moral de la société, et nous devions une mention à l'alcoolisme et aux moyens qu'on peut opposer à ses progrès.

L'alcoolisme, — ainsi baptisé par Magnus Huss en 1852 — paraît avoir existé de tout temps.

M. Lannelongue, dans son remarquable discours à la Chambre des députés, le 6 juin 1895, en a divisé l'historique en deux périodes, l'une antérieure à 1855 où l'on ne buvait que des eaux-de-vie « naturelles, » l'autre postérieure à cette date où, à la suite des maladies de la vigne, les alcools d'industrie ont fait leur apparition et se sont substitués aux premières. — Mais si, de la première à la seconde, le mal d'alcoolisme a progressé notablement, ce n'est pas parce que les alcools d'industrie sont plus toxiques que les autres. L'expérimentation paraît avoir anéanti la légende de l'innocuité des produits naturels et démontré que les alcools d'industrie, de mieux en mieux rectifiés, avaient toutes les chances d'être les plus purs : la vente n'en est d'ailleurs possible qu'à cette condition.

Mais la production croissante des alcools industriels en a mis l'usage à la portée de tous, de sorte que la consommation, par tête, qui ne dépassait pas $1^{l}46$ avant 1850, s'élève aujourd'hui à $3^{l}56$. En réalité, comme on l'a dit et répété depuis quelque temps, c'est moins à la *qualité* qu'à la *quantité* de l'alcool consommé qu'il faut s'en prendre, c'est à l'abus que doit s'adresser la prophylaxie : supprimer les impuretés de l'alcool serait chose extrêmement aisée et qui n'exigerait que quelques perfectionnements de la technique déjà très avancée ; mais c'est précisément à leurs impuretés que les eaux-de-vie naturelles doivent le bouquet spécial qui les fait rechercher, et que le gourmet verrait avec peine disparaître.

Le tant vanté, et soit disant innocent « jus de la treille » n'a pas trouvé grâce devant les expérimentateurs, et ceux-ci ont démontré qu'un vin quelconque est toujours plus toxique qu'une solution au même titre, soit d'alcool naturel de vin, soit surtout d'alcool rectifié. D'où il résulte qu'en consommant un litre de vin à 10°, on risque plus encore de s'intoxiquer qu'en buvant un quart de litre d'alcool à 40° : que le vin rouge est plus toxique que le blanc à cause des impuretés de son extrait ; que, parmi celles-ci, la plus redoutable, le furfurol, se rencontre dans des proportions à peu près pareilles dans un litre de vin et dans un litre d'eau-de-vie de vin, et dans des proportions dix fois moindres dans un litre d'alcool industriel (Daremberg). Conclusion inattendue à coup sûr. L'alcool devient donc désormais, pour ainsi dire, ce qu'il y a de moins toxique dans une boisson alcoolique ; le vin de raisins secs devient préférable aux grands crûs les plus réputés, et les breuvages vendus dans le commerce sous les noms pompeux de malaga, de madère, etc., l'emportent, aux yeux de l'hygiène, sur leurs similaires authentiques.

Cela ressort notamment des expériences de MM. Jacquet et Cuniasse. Nous n'espérons pas que les buveurs se laisseront entièrement convaincre. Signalons, pour tout dire, que les résultats dont nous donnons ci-dessus le résumé ont été obtenus le plus souvent sur le lapin peut-être aussi « follement alcoolique » que « follement tuberculeux. » Nous n'osons pas encore conclure des injections intra-veineuses d'alcool, fussent-elles mélangées de macération de têtes de sangsues, à l'ingestion par les voies digestives ordinaires. D'ailleurs, il est peu à craindre que le cognac à 25 ou 30 francs la bouteille, reconnu si dangereux, contribue beaucoup à l'extension de l'alcoolisme, comme le font très bien remarquer E. Arnould et Surmont.

Des constatations analogues et non moins surprenantes ont été faites en comparant des rhums et des kirschs naturels à des produits artificiels portant le même nom. Le populaire vulnéraire, l'anisette, le vermouth, le bitter, l'absinthe conservent la suprématie du pouvoir toxique grâce à leurs essences et aux alcools de mauvaise qualité dont elles masquent le goût et permettent l'écoulement (1).

En résumé, et nous ne saurions nous attarder davantage sur ce point sans sortir des limites de notre sujet, *l'alcool*, sous quelque forme qu'on l'ingère, *est un vrai poison*. Si, à doses très modérées, il est capable d'activer un peu la secrétion gastrique, comme le pourrait faire une substance irritante quelconque, telle que le poivre, à dose plus élevée, il jouit de la propriété de coaguler, en

(1) Voir DUJARDIN-BEAUMETZ et AUDIGÉ : Recherches expérimentales sur la puissance toxique des alcools ; et les travaux de Cl. Bernard, Perrin, Magnan, Roques, Jacquet, Molher, Cuniasse, Daremberg, etc.

les neutralisant, les sucs digestifs. L'embarras gastro-intestinal qui survit à l'intoxication aiguë témoigne de son action phlogistique sur les muqueuses, et l'énumération des lésions innombrables dont il revendique la responsabilité nous entraînerait beaucoup trop loin.

Si, comme nous le pensons, *l'alcool ne répond à aucun besoin physiologique*, d'où vient qu'il a joui, de tout temps, d'une grande faveur, bien que, de tout temps on en ait condamné l'abus? La vogue qui lui est conservée ne serait-elle pas simplement le fait du désœuvrement, du vice, de l'habitude, de l'imitation, de la contagion morale? Il n'est pas permis d'en douter. L'effort de l'hygiène doit s'appliquer à en limiter l'usage, et à déraciner les préjugés qui l'excusent ou le conseillent.

Non, *l'alcool ne nourrit pas* : son rôle d'aliment d'épargne a été fortement contesté. Il n'est pas bien certain qu'il soit brûlé dans l'économie et qu'il puisse fournir ainsi de l'énergie. Ce qui est, probable, c'est qu'il s'oppose à la réoxygénation du sang et qu'il favorise la destruction des cellules des tissus et du protoplasma, la matière vivante par excellence (Manquat) ; qu'il ralentit les combustions organiques et permet à la graisse de s'accumuler dans les tissus, à la façon de l'arsenic chez les arsenicophages.

Il est bien près de n'être plus un médicament : une réaction nette a succédé à l'abus de la méthode de Twedie et Todd, et Cornil a signalé à l'attention les maladies du foie par « ordonnance du médecin. » Il n'est pas d'adversaires plus convaincus que nous des innombrables vins médicinaux dont on abreuve le public au grand préjudice de son estomac et de sa bourse.

Est-il au moins un fortifiant? Le Dr Parthes, professeur d'hygiène à l'hôpital militaire de Netley, s'est assuré par des procédés ingénieux que, de deux escouades, l'une buvant de l'eau et l'autre du vin, cette dernière fournissait le moindre travail. Demme a obtenu les mêmes constatations sur des écoliers. Des expériences entreprises sur les armées anglaise et américaine ont démontré que, sous tous les climats, aussi bien dans les pays tropicaux que dans les régions polaires, les troupes ne supportaient jamais mieux les fatigues que quand elles étaient privées de toute boisson alcoolique (campagne des Ashantis). Sur les 75.000 hommes de l'armée anglaise des Indes, 25.000 sont abstinents, et c'est la première des conditions de la santé aux Colonies. Il en est de même des baleiniers, qui font, cependant, une grande dépense de forces. Frédéric-le-Grand refusait l'alcool à ses soldats. Les gens qui veulent s'entraîner à n'importe quel sport, les guides des montagnes suisses, les boxeurs anglais s'en abstiennent : ils savent que l'alcool « coupe les jambes. » L'armée russe en marche n'en reçoit pas. Nous avons nous-même reconnu combien son intervention était nuisible dans ce cas. Les voyageurs des mers arctiques n'en emportent plus, car tout le monde sait aujourd'hui que l'alcool stimule à la manière d'un coup de fouet, et réchauffe à la façon d'une brûlure.

Le rôle social de l'alcool est funeste.

Lancereaux déclarait, dès 1865, que la mortalité due à ce toxique s'élevait à 1/20 dans les hôpitaux de Paris. Elle dépasse aujourd'hui beaucoup cette proportion. En Suisse, dans les quinze villes les plus populeuses, elle atteint 11 %. En Angleterre, le nombre annuel des décès prématurés dus à l'ivrognerie est de 40.000 (Dr Normann Kerr), en Belgique de 23.000 (Van Coillie). Le Dr Westergaard, de Copenhague, démontre que chez les aubergistes de 20 à 60 ans, la mortalité est plus élevée de 50 % que dans la moyenne des gens sobres. A 100 décès moyens répondent 120 décès de garçons d'auberges. Beaucoup de sociétés étrangères d'assurances imposent aux non abstinents des conditions qui excèdent de 8 à 25 % celles qui sont consenties aux abstinents.

C'est, assurément, dans la classe pauvre, que l'alcoolisme fait le plus de ravages ; mais les classes aisées sont moins épargnées qu'on serait tenté de le croire. Il n'y a pire alcoolique que celui qui ne se grise jamais, qui s'intoxique « décemment. » Au bout d'une année, deux verres d'absinthe, ou deux litres de vin pris journellement confèrent l'alcoolisme chronique avec toutes ses conséquences.

M. Rochard évalue approximativement à un

milliard 1/2 les dépenses indirectes provoquées annuellement par l'alcoolisme. En Norwège, par exemple, où la consommation, en 50 ans, est tombée de 8 litres à 1 litre 1/2 par tête, la fortune moyenne a doublé : on y compte 30 assistés sur 1000 habitants, alors qu'en Belgique leur nombre est de 140. De même l'Etat du Maine, très pauvre, devint prospère dès que le général Néal Dow eut fait voter et surveiller l'abstinence complète.

L'influence sur la criminalité n'est pas moins évidente. A la prison de Sainte-Pélagie, sur 2922 détenus, 2.109 étaient intempérants (Marambat). Parmi les récidivistes, il y avait 75 °/₀ de buveurs; — parmi les condamnés pour coups et blessures, 88 °/₀ ; — parmi les condamnés pour vagabondage, 79, 4 °/₀ ; — parmi les condamnés pour attentats aux mœurs, 53, 6 °/₀. En Allemagne, la proportion des crimes commis sous l'influence de l'alcool est de 60 °/₀, en Angleterre de 42 °/₀, en Suisse de 37 °/₀. En Irlande, en 1838, à la suite de ses prédications, le P. Mathieu, de l'ordre des Capucins, reçut le serment d'abstinence de 5.640.000 personnes : 6 mois après, la prison de Dublin fut fermée ; la population d'une autre maison de détention tomba, en deux mois, de 3.202 à 1604 et 237 débits durent fermer leurs portes. En Ecosse, la loi qui ordonne la fermeture des débits le dimanche a fait diminuer de près de moitié le nombre des détenus d'Edimbourg.

A Glascow, les crimes et délits attribués à

l'ivresse ont diminué de 80 %; de même en Norwège. Ottolang remarque qu'à Zurich, sur 141 condamnés pour coups et blessures, 60 ont commis leur méfait le dimanche : la proportion des sujets condamnés chez lesquels l'alcool est en cause est de 88, 7 % (1).

L'influence de l'alcool sur le suicide est avérée. De 5 sur 100.000 personnes en 1830, il a atteint 21 en 1881. Brouardel et Pouchet l'ont vu quintupler entre 1836 et 1891. Les morts accidentelles par alcoolisme ont doublé pendant le même temps. 40 % des suicides en Russie, 30 % en Angleterre, 44 en Danemarck, 25 % en Wurtemberg sont imputables à l'abus des boissons. En France, la progression est navrante. Dans les départements du nord les suicides ont sextuplé de 1874 à 1888; les réformes au conseil de révision ont observé la même progression. Dans l'Orne, l'abaissement de la stature suit la marche de l'alcoolisme. En Danemarck, les excès de boissons causent le quart des divorces. En Suède, les suicides ont suivi la marche du fléau auquel on a opposé une vigoureuse répression.

Le nombre des aliénés que l'abus des boissons amène dans les asiles a quintuplé en 20 ans. Près d'un tiers des entrées pour les hommes, près d'un dizième pour les femmes revendiquent cette origine. Les femmes, on le voit, ne sont pas in-

(1) SERIEUX ET MATHIEU. — *L'alcool*, p. 91 et suiv.

demnes : si elles assouvissent rarement leur passion avec le vin ou l'eau-de-vie, elles s'adressent volontiers à l'absinthe, au vulnéraire, aux liqueurs sucrées; quelques-unes, appartenant à un rang social plus élevé, s'enivrent d'eau de mélisse ou d'eau de Cologne. La cirrhose des buveurs les atteint dans 2, 3 % des cas. Et le vice entraîne, pour le sexe dont nous nous occupons, les conséquences les plus effroyables, en raison des fonctions de gestation et d'allaitement. Les rares enfants qui naissent des femmes ivrognes meurent souvent de convulsions ou des suites de la négligence maternelle : 2000 enfants succombent chaque année à Londres, étouffés accidentellement la nuit, dont les 2/3 pendant la nuit du samedi au dimanche (Ogle). L'alcoolique, homme ou femme, engendre des dégénérés, des nerveux, des débiles, des idiots, des épileptiques voués à la mort prématurée; souvent il leur transmet son propre vice. Souvent aussi, et c'est un bienfait, il demeure stérile.

L'expérience de MM. Mairet et Combemale n'est que trop souvent répétée dans l'espèce humaine.

Demme, à l'hôpital des enfants de Berne, s'est livré à d'intéressantes comparaisons. Sur 60 enfants de parents sobres, 50 sont parfaitement sains; sur 57 enfants d'alcooliques, 9 seulement ont vécu et grandi normalement. Sur 300 idiots, 145 sont fils d'alcooliques. — Legrain a relevé l'hérédité similaire chez 63 sujets sur 119; Lonnet a montré la fréquence de la stérilité, ou la fréquence des infirmités chez les enfants des femmes intempérantes, en Bretagne. Les buveurs engendrent des buveurs qui succombent à la tentation du poison, en dehors de tout mauvais exemple, comme par une sorte de fatalité.

Ces diverses observations ne sont pas nouvelles. Elles avaient déjà frappé Hippocrate, et Amyot disait que l'ivrogne « n'engendre rien qui vaille ». A Carthage, une loi défendait toute autre boisson que l'eau le jour de la cohabitation maritale. Les géographes notent la disparition de nombre de peuplades sauvages de l'Afrique empoisonnées par les spiritueux.

Les progrès du mal sont rapides. En 1855 la France occupait encore, en Europe, le $7^{e}$ rang ; elle occupe aujourd'hui le $5^{e}$, distancée seulement par l'Allemagne, la Hollande, la Belgique, le Danemarck. Ce dernier consomme, par tête, $8^{l}85$ d'alcool absolu (1885), en ne tenant compte que des adultes hommes ; la Belgique, $6^{l}5$, sans compter la bière ; l'Allemagne, $4^{l}40$ ; la Suisse, $4^{l}17$ ; la Hollande, 5 litres ou $4^{l}1/2$, la Suède, $3^{l}4$ ; la Norwège, $1^{l}1/2$ (14 litres jusqu'en 1825) ; l'Angleterre, $2^{l}1/2$ ; la Russie, $3^{l}32$ ; l'Autriche, $4^{l}.3$ ; les Etats-Unis, $3^{l}50$ ; l'Espagne, le Portugal, l'Italie, 1 litre.

Le titre moyen de l'eau-de-vie étant de 30 degrés, il en résulte que la consommation, en France, est de $16^{l}96$ par tête ; et si l'on admet avec Claude (des Vosges) qu'environ 1/8 de la population représente la totalité des consommateurs, on en arrive à une consommation annuelle de 97¹28 par tête; et ce chiffre est inférieur à la réalité car il n'embrasse que les alcools soumis aux droits.

La répartition du fléau n'est pas uniforme. Il y a de véritables foyers d'alcoolisme, tels le Nord et l'Ouest. Cherbourg tient la tête, suivi de près par quelques villes normandes. Paris ne vient qu'au 18e rang. La région Nord-Ouest paie le plus lourd tribut à l'intoxication par l'eau-de-vie; l'abus du vin domine à Paris, à Nice; celui de la bière, à Lille, etc.

Le péril est pressant et menace l'existence même de la nation, plus grave que le fléau épidémique le plus redoutable, s'attaquant aux forces physiques et aux facultés morales et intellectuelles, à l'individu, à la famille, à la société. Il est temps de s'opposer à son extension et chacun, en ce qui le concerne, a le devoir d'y concourir de toutes ses forces.

Dès 1871, Bergeron insistait sur l'importance de l'éducation morale des enfants et des adolescents, du culte de la dignité humaine et du devoir envers autrui; De tout temps les hygiénistes se sont préoccupés du mal qu'ont dénoncé les voix les plus autorisées. De récentes discussions à l'académie de médecine ont créé un mouvement d'opinion décisif; les pouvoirs publics se sont émus, et des lois sont en préparation. Mais l'initiative privée, avec les mille formes qu'elle sait revêtir, doit préparer le terrain. L'instruction obligatoire a ouvert l'esprit des classes populaires : c'est à leur intelligence et à leur raison qu'il faut s'adresser. Il faut les frapper par de saisissants exemples, et les préparer à accepter des mesures plus rigoureuses que celles appliquées aujourd'hui vis-à-vis des débitants et des consommateurs d'alcool (Motet).

On ne saurait trouver, pour cette lutte, de plus précieux auxiliaire que l'instituteur, car il s'adresse à l'enfant qui vient demander à l'école, à la fois l'instruction et l'éducation morale. Les circulaires que nous avons citées au début de ce chapitre montrent que l'Université a tourné son espérance de ce côté. L'enfant est facile à intéresser et à émouvoir : les bons livres, les lectures scolaires choisies par des pédagogues habiles à se mettre à sa portée pourront laisser dans son esprit une trace durable et profonde.

A l'étranger, les sociétés de tempérance n'ont cessé d'exercer une salutaire influence. Les exemples de la Suède, de la Norwège, de l'Irlande en témoignent hautement. La ligue scolaire contre l'alcool organisée en Belgique, obtient des résultats qui nous encouragent à l'imiter. Efforçons-nous, comme elle, d'arriver jusqu'au cœur de l'enfant, de toucher son amour-propre, de capter sa confiance, et il tiendra pour sérieux l'engagement qu'il prendra, librement, vis-à-vis de lui-même. Il deviendra, pour sa famille, un élément moralisateur; et, parvenu à l'âge adulte, il s'intéressera à l'œuvre qu'il aura commencée pour sa part. On entretiendrait ces bonnes habitudes à l'aide de conférences dans des réunions choisies d'où seraient exclues toutes les boissons fermentées, où il rencontrerait des jeux, de saines distractions, des lectures imagées, des spectacles, de la musique, etc.

Les exercices physiques et le sport sous toutes ses formes seraient aussi de puissants moyens de diversion.

L'entreprise est grandiose, nullement au-dessus de nos moyens; elle a été commencée récemment avec succès (1), et il ne manque pas en France, de cœurs généreux capables de se passionner pour une aussi belle cause et de la mener à bien. Ce n'est pas en quelques jours qu'elle atteindra son but, et la persévérance est la première des vertus dont les promoteurs de la réforme auront à donner la preuve.

(1) Association de la Jeunesse française tempérante. Président d'honneur M. Gréard, vice-présidents MM. Geoffroy et Magnan. Président effectif M. Lenient, vice-présidents : MM. Voisin et Pizard.

## TABLE DES MATIÈRES





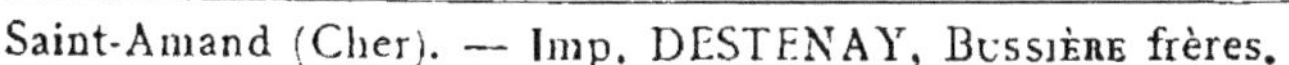

Saint-Amand (Cher). — Imp. DESTENAY, Bussière frères.

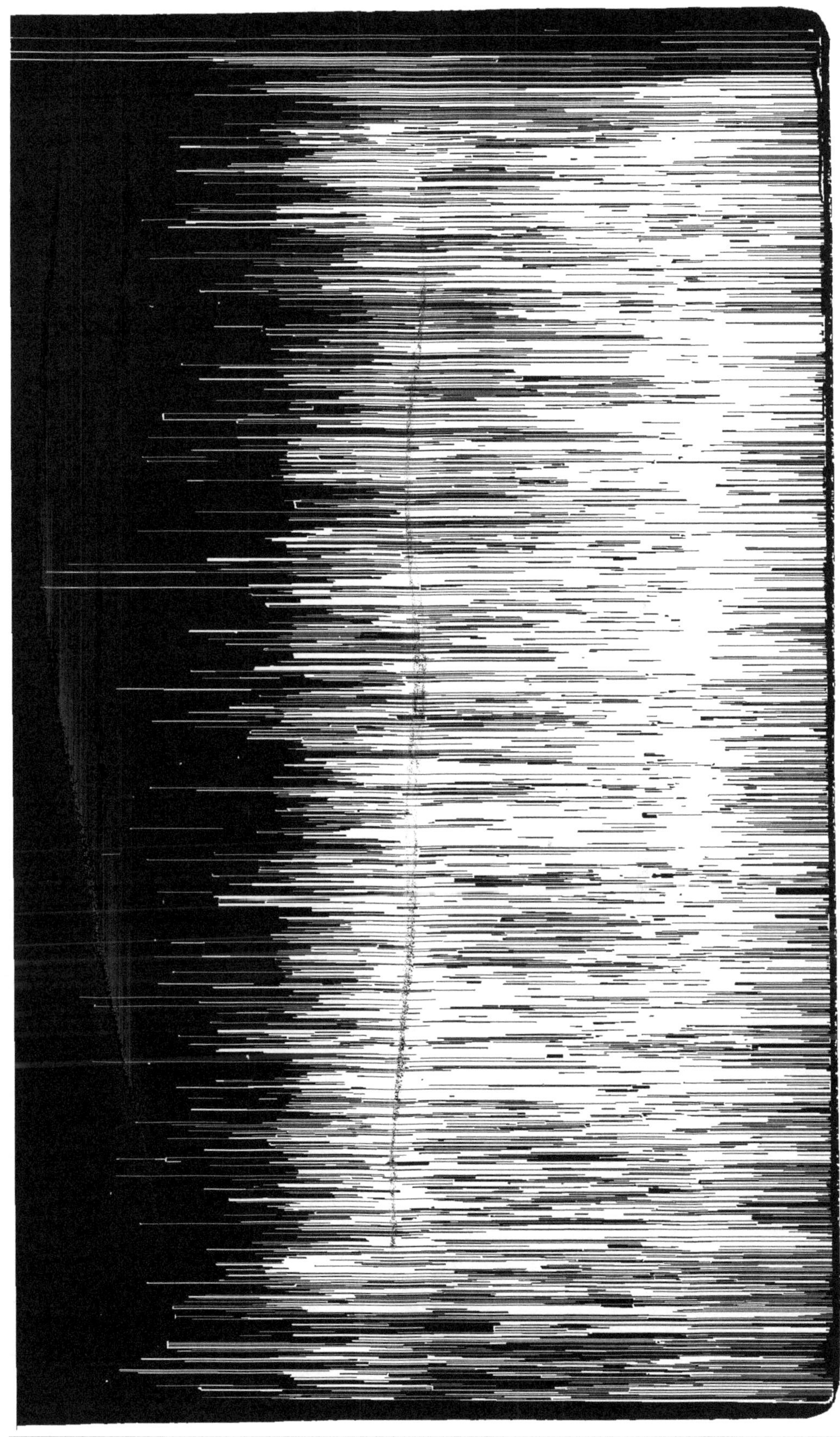